KB099723

# 암과 싸워서
# 이기는 방법

FIGHTING CANCER FROM WITHIN

# 암과 싸워서 이기는 방법

마틴 로스먼 지음 | 문창식·상형철 옮김

암은 놀랍고 무서운 것이다
그러나 죽음을 의미하는 것은 아니다!

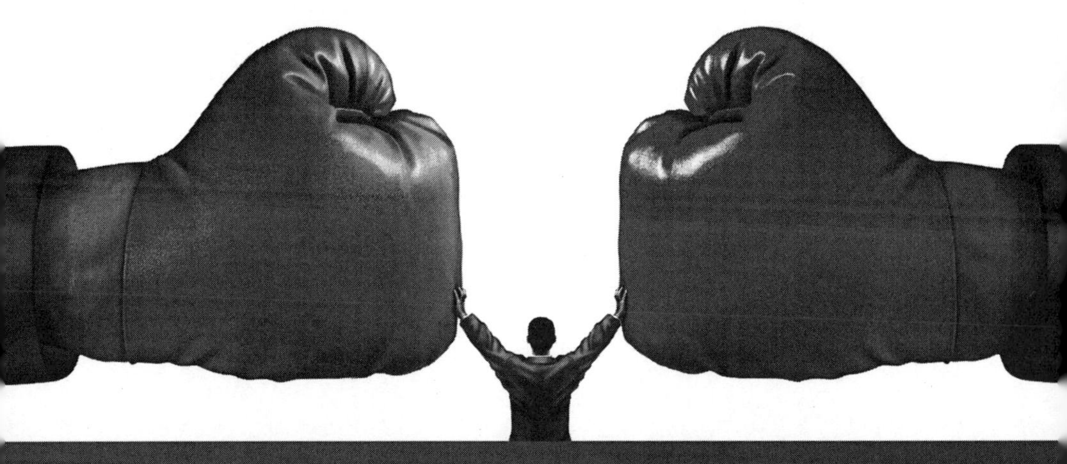

암을 고치는 것은 기술이고 싸워 이기는 것은 전술이다.
당신은 전력을 다해 병이 나을 일만 생각하면 된다.

"인생이 당신을 어디로 데려갈지 당신은 모른다
하지만 당신이 그 방향을 제시할 수는 있다."

한국심리훈련연구소

CONTENTS

제 3 장

## 암으로 인한 스트레스와의 투쟁 64



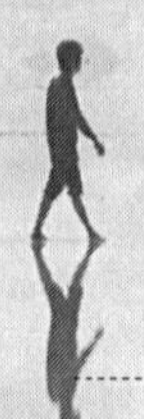

제 4 장

## 왜 심상이 중요한가? 109

제 5 장

## 치유에 대한 자극 131



제 6 장

## 최선의 결정 만들기 172

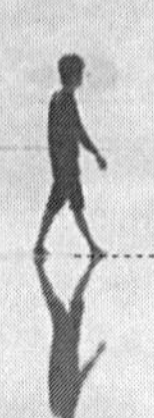

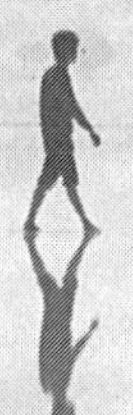

# 1. 서문

암(癌) 진단은 '살려는 의지'를 지닌 한 사람에게 커다란 충격을 준다. 살려는 의지에 대해, 그리고 그 의지와 당신이 어떻게 한 편이 될 수 있는가에 대해 다룰 이 책은 그런 점에서 상당히 유용하고 힘이 될 것이다. 살려는 의지는 완전무결을 바라는 욕구이다. 이는 모든 생명체의 가슴 깊숙이 담겨 있다. 이것은 질병이나 장애물에 맞설 수 있도록 하고, 살아남도록 하며, 난관을 이기고 성장하도록 한다. 또 책을 읽어서 아는 게 아니라 살면서 깨닫게 되는 것이다.

상처받을 때마다 살려는 의지는 우리를 일깨워준다. 하지만 우리 대부분은 이 소생의 힘을 눈치 채지 못한다. 적지 않은 사람들이 살려는 의지의 살아 있는 예가 되어 보여주고 있다. 그럼에도 우리는 이를 알아보지 못한다. 우리 중 겨우 몇몇만이 자신의 살려는 의지를 믿을 뿐이다. 이를 믿지 않는 대부분의 우리는 아직도 이런저런 치료의 자국으로 얼룩져 있다.

의료 활동 40년 동안 나는 종종 항암제나 수술, 방사선 치료를 통해 암에서 회복되었다는 사람들을 봐왔다. 그들이 살아남기 위해 그들이 결과가 그리 바람직하지 못한 '최종적' 치료법에 서둘러 자신을 내맡기는 것 같아서 축하보다는 걱정이 앞섰다. 최종적 치료 이전에 달리 생각할 수 있는 길이 우리에겐 아직 있을 것이다.

'암 치료란 장미 덤불을 가지치기하는 일과 그리 다르지 않다.'

이런 접근이야말로 우리 안의 살려는 의지가 스스로를 펼칠, 최상의 기회를 가질 상태를 만들어준다. 항암제나 방사선이 '아마도 회복될 것'이라는 의미를 가질지는 모르나, 우리가 회복하는 이유는 무언가 상당히 다른 것이라고 느껴진다. 이는 우리가 병원에 가서 찾는 무엇이 아니라, 병원에 갈 때 우리가 가지고 가는 무엇인 것이다. (즉 의사가 우리에게 제공해주는 게 아니라, 바로 우리 자신 안에 있는 어떤 것이라는 의미이다.)

살려는 의지는 측정될 수 없는 것이며 과학의 영역을 벗어나 있다. 과학은 그 나름대로 생명을 정의하지만, 생명은 과학보다 훨씬 더 크다. 과학이 짐작하거나 설명할 수 없는 것들이 아직도 많다. 암이라는 존재 앞에선 생명을 보다 크게 정의하는 것이 중요하다. 생명을 너무 미약하게 정의하면, 우리 자신 또한 작고 약하게 정의될 것이다.

오늘날 많은 사람들이 스스로 자신을 미미한 존재로 만든다. 참여할 수도 없고 스스로 돌볼 수도 없는 복잡한 현대의학에 길들여져, 그저 몸을 내맡길 수밖에 없는 상황에 이르러 있는 것이다. 이는 당신이 생명을 위협받는 질병에 직면했을 때, 당신을 대신하여 세상의 전통적 치료 방법을 모두 끌어올 뿐만 아니라, 온 힘을 다해 과학적 의술을 사용하는 데 동의한다는 의미기도 하다.

하지만 우리 자신도 나름대로 내 안의 살려는 의지에 대해 연구할 수 있으며, 그것(질병의 치료)을 도울 수 있다. 그리고 그 힘을 기르기 위해 개발된 방법들은 우리가 암이라고 진단받았을 때 성공적으로 맞서 대응할 수 있도록 도와줄 뿐만 아니라, 암 때문에 오히려 만족하고 세련되게 살 수 있는 법을 터득하도록 도와줄 수 있다.

우리만이 우리 자신을 도울 수 있는 그곳에 방법이 있다. 본성처럼 인간으로서 타고난 능력을 끌어낼 수 있는 방법들도 있다. 그 중 마음속 이미지화(심상화, imagination)는 치료에 대한 연구에서 흔히 간과되어 온 인간의 힘이다. 이 책 『암과 싸워서 이기는 방법(Fighting Cancer From Within)』은 당신에게 심상화(마음속 이미지 만들기)를 터득할 수 있는 도구들, 그리고 당신의 생명을 치유할 수 있는 도구들을 제공할 것이다.

우리는 마치 지문처럼 자기에게만 해당하는 독특하고 유일한 방법으로 치유한다. 닥터 로스만은 이를 알고 있다. 이 책에서 그는 우리를 '내 안에 있는 치유 영역(the place of healing)'으로 인도한다. 수년간의 임상 경험을 통해 얻을 수 있었던 어느 정도의 신빙성을 갖고, 그는 우리가 한 단계 한 단계 혼란한 과정을 거쳐 치유 과정(process of healing)을 선택할 수 있도록 이끌어주었다. 전문적인 기술과 자신감을 제공하여 우리로 하여금 능숙하게 내적인 힘을 발견하도록 도와주었다. 이 책을 읽을 필요가 있는 사람이라면 누구나 이 책의 도움을 받게 될 것이다.

— 레이첼 네오미 리먼(Rachel Naomi Reman, M.D. : Author of Kitchen Table Wisdom, My Grandfather's Blessing, Professor of Clinical Medicine, University of California San Francisco, School of Medicine)

## 도입(Introduction)

"인생이 당신을 어디로 데려갈지 당신은 모른다. 하지만 당신이 그 방향을 제시할 수는 있다."

— 웬델 베리(Wendell Berry)

당신이 암을 진단받은 후 그로부터 살아남을 최상의 기회를 얻고자 한다면, 그때 이 책은 바로 당신을 위한 책이 될 것이다. 당신이 마음먹기에 따라 당신에게 일어나는 일은 엄청난 차이가 생긴다. (이 책에서 말하는) 치유 과정을 통해 정서적인 행복감을 증진시키고, 치료의 부작용을 줄이며, 생존율을 높이고, 심지어 생존의 질을 향상시켜주는 효과가 있음을 알게 될 것이다.

이 책은 이완을 돕는 방법, 스트레스를 줄이는 방법, 통증을 없애는 방법, 치료 과정에서 나타나는 부작용을 줄이는 방법 등에 대해 알려줄 것이다. 당신이 완쾌를 원하든 완화를 원하든, 면역을 비롯한 체내의 여러 치유 반응들을 자극함으로써, 최선의 결과를 위해 당신의 재능을 발휘하거나 어려운 결심을 할 수 있는 방법을 안내해줄 것이다.

지난 30년 동안 나는 암 환자들이 암과 싸울 수 있는 마음의 힘을 다지고, 인내력을 기르고, 최상의 치료를 받고, 심각한 병의 도전에 대해 정면으로 맞설 수 있도록 도와왔다. 당신이 여기서 배울 많은 방법들을 인생에서 다른 용도로 사용할 수도 있겠지만, 나는 암에 직면한 이들에게 중점적으로 사용하려고 한다.

암으로 진단받는 순간, 당신의 지혜가 가장 집중되어야 할 그 순간에, 당신은 감정적으로 압도되어버린 자신을 발견할 수 있을 것이다. 나는 당신이 스스로의 내적인 인내력과 정신적 재능에 다시 다가서게 함으로써, 당신이 가장 필요한 순간에 최상으로 쓸 수 있게 하려고 한다.

암은 종류가 다양하다. 새롭게 암 진단을 받은 환자들 대부분이 가장 먼저 듣고 싶어 하는 말은 자신이 그 암으로 죽지 않을 것이라는 말이다. 오늘날 암 진단을 받은 환자의 50퍼센트 이상은 통상적인 치료만으로 치유된다. 반면 그만큼의 환자는 암에 의해 굴복당하고 만다. 당신이 살아 있는 동안, 희망을 갖고 있는 동안에, 당신은 선택할 수 있다. 당신은 자신의 마음을 이용하여 내적 의지, 마음속 이미지 만들기(심상화), 강력한 자연치유 능력을 자극할 수 있다.

암과 싸우거나 맞서는 데에는 많은 방법이 있다. 이 책은 당신이 가장 좋은 치료법을 발견하도록 도울 것이다. 우리가 사용하는 주요 도구들은 당신의 집중력, 의지, 그리고 가장 중요한 마음속 이미지 만들기(심상화)이다. 나는 이를 진행하면서 당신이 건강과 질병의 균형을 이룰 수 있는 방법을 터득하도록 돕고자 한다.

## 2. 암과 싸우는 당신에게

### 암 관리 101 : 질병 치료, 사람 치료

암의 관리와 치료에는 상호보완의 2가지 목표가 있다. 하나는 암 세포와 종양을 죽이거나, 성장하고 재생산하고 퍼져나가는(전이) 세포의 숫자와 능력을 줄이는 통상적 의료의 목표이다. 다른 하나는 치료 목적 중 최상이라 할 수 있는 것으로서, 환자의 안녕을 지키고 저항력을 길러주는 것이다. 여기서 나는 저항력(resistance)이라는 단어를 사용하고 있는데, 이는 우리가 의식하고 있든 아니든, 암의 발달과 확산으로부터 우리를 지켜주는 모든 기전(mechanism)을 말한다.

암에 대한 통상적 의료는 전인체인 환자의 타고난 치유 능력을 향상시키지 않고, 암 세포를 파괴하는 데만 집중해왔다. 최근까지 환자들은 대부분 종양학자(암 전문의)에게 맡겨지고, 그들이 말하는 대로 행해왔다. 물론 당신을 위해 처방하고 경과를 지켜봐줄 훌륭한 종양 전문

의도 필요하다. 하지만 암으로부터 생존하기 위해서는 그보다 더한 무언가가 있어야 한다. 찰스 스미스(Charles Smith) 박사는 수년간 전립선암을 치료해온 저명한 비뇨기과 종양 전문의인데, 어느 날 악성 전립선암에 걸렸다. 그는 모든 치료 과정을 마친 뒤 다음과 같은 글을 남겼다.

> 암이란 방사선이나 항암제에 의해 제거되거나 죽임 당할 수 있는, 당신 몸 안의 단순한 혹이 아니다. 그것은 당신 삶의 모든 양상을 변화시킨다. 종종 환자들은 나에게 되풀이하여 이 점을 이야기한다. 심지어 누군가는, 결국 암이 그들에게 일어난 일들 중 최상의 것이었다고 말할지도 모른다. 이 같은 진술은 수술이나 방사선 치료나 절제술에만 전념하는 의사에게는 아무 의미가 없을 것이다. 하지만 나는 환자인 당신의 생명과 암의 관리가 당신을 맡은 의사의 좁은 관점에 의해 제한되도록 둘 수 없다는 결론을 내렸다(강조는 스미스 박사가 한 것이다).

닥터 스미스는 통상적인 암 치료 접근법에 중대한 문제가 있음을 지적했다. 통상적인 암 치료들이 암 세포 제거를 위해서는 공격적인 시도들을 하는 반면, 막상 암과 싸우는 환자의 건강이나 생명력, 안녕을 증진시키는 데에는 거의 노력하지 않는다는 것이다. 영양 공급이 잘되지 않고 지원이 잘 안 되며 감정에 압도돼버린 환자는, 영양 공급이 잘되고 지원이 잘되며 감정의 균형이 잡힌 환자에 비해 훨씬 어려운 시간을 보낼 것이다.

수년 전 나는 아내와 어린 딸을 데리고 새 집으로 이사를 했다. 딸아이 방 창문 너머에는 병든 관목들이 우거져 있었다. 몇 명의 정원사를 면접하고, 그 중 한 명을 불렀다. 나이에 비해 2배 정도는 늙어 보이고 빼빼 마른 이 정원사 친구는, 나무들이 4가지 병에 감염되어 있으니 4가지 살충제를 뿌려야 한다고 했다. 그런 약은 독성이 있지 않느냐고 물었다. 그러자 그는 담배를 물고 마치 내가 화성에서 온 사람이라도 되는 양 물끄러미 쳐다보았다. 그리곤 담배를 깊이 들이마시더니 "아니요. 수년간 이것을 사용했지만 전혀 해가 없었어요."라고 말했다.

어린애를 키우는 나는 유기농을 한다는 정원사를 불러 다시 의견을 듣기로 했다. 상냥하고 젊은 이 친구는 주의 깊게 나무를 관찰하고 주변 환경을 살펴보았다. 진단은 앞사람과 같았으나, 치료에 대한 접근법은 완전히 달랐다. 그는 "이 식물은 어느 땐가 잘 돌보지 않아서 꽤 큰 병에 걸렸다. 그들이 필요한 것을 주어야 하고, 그들 스스로 할 수 있는 것을 하도록 해야 한다"고 말했다. 그는 나에게 죽은 가지를 치는 법, 토양에 산소를 공급하는 법, 식물에 영양을 공급하는 법, 그리고 규칙적으로 물을 주는 법을 가르쳐주었다. 4개월 후 관목은 다시 건강을 되찾고, 스스로 병을 떨쳐버렸다. 이듬해에는 예쁜 꽃들을 활짝 피웠다.

접근법에 있어서 이 두 정원사의 차이점은 암 환자 관리에 대입해볼 때, '엄격한 통상적 의료'와 '통합 의료'의 차이점과 거의 일치한다. 그 나무들이 스스로 회복할 수 없다면 살충제가 필요했을 것이다. 그러나 필요한 양은 처음 진단한 정원사가 제시한 것보다 훨씬 적은 양이거나 아주 미세한 양이었을 것이다. 마찬가지로, 암 환자도 약물이나 수술 치료로 효과를 볼 수 있을 것이다. 하지만 그와 함께 스스로의 치유력을 회복하도록 돌본다면, 더 많은 치료 효과가 날 것이다.

당신의 타고난 치유 능력을 유지하면, 그것은 당신이 선택한 치료가 최상의 효과를 내도록 도와준다. 반면에 그 치유 능력을 소홀히 하면 치료에 있어 상당히 어려움을 겪을 것이다. "당신도 알다시피 이 식물들에게 규칙적인 물과 적당한 영양소가 공급되지 않으면, 세상의 그 어떤 살충제도 그들을 치료하지 못할 겁니다."라고 두 번째 정원사가 나에게 말했듯이 말이다.

당신의 건강을 유지하고 질병을 없애는 데 있어서는 지원과 강화라는 2가지 상호보완적 접근법이 있다. 내 경험에 의하면, 하나가 제대로 작동하지 않으면 결국 둘 다 작동하지 않는다. 자신의 치유 능력을 효과적으로 올리기 위해서는 우선 아래의 사항을 먼저 체크해볼 필요가 있다.

당신의 생명 안에 '죽은 나무', 즉 아무리 힘을 쏟아도 당신의 안녕에 도움이 되지 못하는 부분이 있는가? 당신은 그것을 제거할 수 있겠는가? 없애야 할 해충이나 기생충이 있는가? 당신은 스스로에게 제대로, 그리고 고르게 좋은 영양분과 충분한 물을 제공하고 있는가? 당신에게는 빛(즐거움)과 그늘(휴식)의 균형이 잘 잡혀 있는가? 당신 스스로 만족할 만한 균형을 이루기 위해 당신이 할 수 있는 일은 무엇인가?

건강한 체력을 기르면, 어렵다고 생각되는 치료들을 잘 견디게 해주고, 치료가 원하는 대로 차례차례 잘 반응할 수 있는 가능성을 증가시켜준다. 건강을 유지하고 암에 대한 저항력을 강화하는 방법은 보통 다음 3가지 범주로 요약된다.

(1) 영양적인 지원 : 식단 개선을 시작으로 비타민, 미네랄, 허브, 필수지방산 그리고 천연 생체반응조절인자(BRM) 등과 같은 건강 보조식품의 체계적이고 개별화된 프로그램화.

(2) 심신 접근법 : 그룹 카운슬링을 지원하는 것부터 명상, 스트레스 해소, 유도심상요법, 요가, 기공법, 태극권, 손발지압법(jin shin jyutsu) 등.

(3) 전통 치유의 체계적 접근 : 예로부터 내려온 전통 중국의학이나 동종요법, 고대 인도의 아유르베다 치료 등이 그것이다.

방법은 다르나 이들의 궁극적인 목적은 같다. 바로 우리 몸, 마음, 정신의 타고난 치유 시스템이나 생명력을 지원하고 자극하는 것이다. 이것은 현대의학이 모든 것을 다 할 수 있으리라는 광신(狂信)에 의해 우리의 시야에서 사라진 옛 유물들이다. 전통 중국의학에서 이것은 보정(補正, Fu Zheng) 체제 치료법으로 알려져 있다. Fu Zheng은 '올바름을 지원한다(supporting the righteous)'로 번역된다. 중국에서 보정(Fu zheng)은 단순히 암 치료가 아니라, 종양과 암 세포를 제거하는 데 있어서 전통적인 방법과 현대적 방법을 모두 아우르는 유용한 보조요법이다. 많은 연구에서 좋은 영양, 허브, 침술, 신심요법은 통상적인 치료의 부작용을 덜어주는 효과가 있고 치료 결과를 개선해준다고 나타난다.

이 책은 이런 목적을 위해 '유도심상요법(마음속 이미지화를 유도하는 요법)'을 어떻게 사용하는지 보여줄 것이다. 유도심상요법은 사용이 쉽고, 비용이 적게 들고, 심리적으로 빠른 효과가 있다. 따라서 암 환자의 치료에 유용한 보조요법으로 널리 받아들여지고 있다. 이것을 오랫동안 수련하면 자연살해세포(바이러스 감염세포나 종양세포를 공격하는 세포)의 개체수를 증가시키고 공격력을 증가시킨다고 나타났다. 또 통증을 줄이고 항암제의 다양한 부작용도 줄이는 것으로 나타났다. 유도심상은 회복의 가능성을 증가시키는 심리적이면서도 내과적인 치료법인 것이다.

**암과의 내적 게임(the inner game of cancer)**

'병도 고치고 건강도 좋아진다'는 말처럼, 이 책은 암 치료에 관한 책이라기보다는 당신 자신을 치료하는 책이라고 말할 수 있다. 그러므로 당신은 암과의 전쟁에서 자신에게 필요한 자원과 힘을 최대한 동원하고 발휘할 수 있다. 나는 이것을 암과의 '내적 게임'이라 부른다. 즉 최상의 체험이 되도록 당신을 도와주고, 게임이 끝났을 때 당신을 최상의 단계까지 끌어올리도록 해주는 마음가짐, 기술, 그리고 기교의 사용법을 말한다.

수년 전 티모시 골웨이(Timothy Gallway)는 테니스나 골프에 관한 『내적 게임(inner games)』이라는 베스트셀러를 집필한 적이 있다. 그 책은 선수들에게 타고난 재능을 믿고 긴장하지 않도록 격려하는 내용을 담고 있다. 치료에 대한 내적 게임 역시 스포츠 경기와 마찬가지로 많은 훈련을 통해 성과를 얻는 것이다.

치료를 게임으로 생각한다는 것은 이상할지도 모른다. 그런 용어를 사용한다고 해서, 심각한 상황을 대수롭지 않게 여기자는 것이 아니다. 다만 당신이 선수가 될 수 있음을 깨닫고, 당신이 어떤 것을 생각하고 어떤 효과를 얻을지에 대해 깨닫도록 도와주고자 하는 바람이다. 또한 이는 반드시 당신이나 당신을 둘러싼 암에 대한 것만도 아니다. 이 게임을 실행하는 방법에 따라 암 치료에는 커다란 차이가 생길 수 있다. 더불어 당신의 생존에도 커다란 차이가 생길 것이다.

많은 방식에서 암과의 싸움은 운동경기와 같다. 최고의 운동선수는 심리적 요소(mental game)의 중요성을 안다. 축구선수나 골프선수, 그리고 카레이서 등 대다수 프로 선수들은 공통적으로 "나의 목표는 나 자신을 극복하기 위해 몰입하는 것"이라고 말한다. 그들은 컨디션 조절이 잘되는지, 적의 의도가 어떤지, 이루기 원하는 것은 무엇인지에 초점을 맞추고, 얼마만큼 집중하느냐에 따라 결과가 달라질 수 있음을 잘 알고 있다. 가끔은 우연히 승리할 수도 있다. 그러나 최상의 준비를 하고 집중한다면, 기량을 최대한 발휘할 수 있고 승리할 가능성이 더 높아지는 법이다.

최상의 결과를 얻기 위해서 어떻게 준비해야 하는지 아는 것과 더불어, 가끔은 예기치 않은 일이 생길 수 있다는 것도 선수들은 잘 알고 있다. 예를 들어 half-court를 넘어가면서 엉뚱한 바운딩이 되거나, 최종 라운드에서 상대편 선수가 갑자기 10언더파를 기록한다거나, 또 심판의 오심이 발생한다거나 하는 것 등이 변수이다. 그러나 승리하기 위해 스스로 몰입한다면 최상의 기회를 얻을 것이다. 암과의 전쟁을 포함해 그 어떤 게임일지라도….

암과 심리적 게임을 한다는 것은 수행이나 경쟁과 같은 것이다. 그것은 정확한 초점, 집중력, 의도, 계획 그리고 기꺼이 최선을 다할 의지를 요구한다. 승리를 위한 최선의 기회를 갖기 위해서는 마음과 몸의 컨디션을 잘 조절해야 한다. 그리고 이를 수행하기 위해 충분한 시간과 에너지가 투입되어야 한다. 승패 상황에서 경쟁을 싫어하고 계획된 인생 설계를 싫어하는 사람도 있을 수 있다. 물론 항상 결과를 예상할 수는 없을지라도, 당신의 모든 재능을 집중하여 준비하고 노력하면 최상의 효과가 날 수 있다는 것을 내적 게임을 통해 배울 수 있다.

## 3. 이 책의 사용법

이 책은 암과의 정면승부를 돕는 데 그 의의가 있다. 이것을 처음부터 끝까지 읽을 필요는 없다. 그러나 그것이 가장 도움이 된다면 그렇게 읽도록 하라. 필요할 때, 당신과 가장 관련 깊다고 생각되는 장이나 섹션을 읽어라. 필요할 때 필요한 것을 쉽게 찾을 수 있도록 장 제목에 주제를 명확히 밝혔다.

암과의 여정은 일직선의 순차적인 과정이 아니다. 순환형이며 반복형이다. 결정을 하고, 문제를 해결하고, 생명을 확인하는 훈련을 반복적으로 행하는 것이다. 이 책은 치료와 회복의 과정을 겪어나가는 동안 당신이 가장 바라는 생명의 표상을 만들 수 있도록 도와주는 교과서라고 여기면 된다.

내가 당신에게 집 짓는 법을 가르친다면, 나는 가장 먼저 당신이 정확히 설계할 수 있는지를 확인하고 싶을 것이다. 그 다음 톱으로 나무를 자르고, 망치로 못을 박고, 드릴로 구멍을 뚫을 수 있는지를 확인할 것이다. 그러나 실제 건물을 지을 때는 기계적인 순서대로 기술을 사용하지는 않을 것이다. 먼저 설계를 하고, 다음 구멍을 뚫고, 판지를 자르고…, 하는 식으로 말이다. 대신에 집의 부분마다 적절한 시기에 맞춰 다른 기술을 이용할 것이다.

암과 싸우는 것도 이와 똑같다. 수술이나 항암제를 시행할 예정이라면 첫 세 장을 읽은 다음, 곧장 7장('성공적인 수술을 위한 준비') 또는 8장('최상의 항암제 효과 만들기')을 읽어라. 정보를 수집하고, 치료자를 선택하고, 치료 방법을 결정하고자 한다면, 앞에 있는 장들을 잘 활용하라. 일반적인 암에 대한 도전을 소개하는 자료, 심상요법(imagery, 마음속 이미지화하는 방법)이 도움이 되게 하는 방법, 그리고 그것을 어떻게 적용할 것인가 하는 방법을 알고자 한다면, 앞에 있는 몇 개의 장이 가장 도움될 것이다. 그 후 당신에게 가장 중요하고, 절박하고, 관심 있는 장이나 섹션을 선택하라.

심상요법(이미지요법, imagery)이 어떤 것이며, 어떻게 작용하는지를 알고 싶으면 4장을 읽어라.

5장은 치유 심상요법(healing imagery)의 효과를 강화시키는 방법을 가르쳐줄 것이다.

6장은 수집한 정보들을 평가하는 방법을 설명할 것이고, 수집한 정보를 가지고 치료 결정을 하는 데 도움을 줄 심상요법 과정(imagery process)을 가르쳐줄 것이다.

7~9장은 수술이나 항암제 그리고 방사선 치료가 최대의 효과를 이룰 수 있도록 하는 심상요법(마음속에 하나의 이미지를 만드는 법)을 가르칠 것이다.

10장은 통증을 없애는 심상기법(imagery techniques)을 가르치고,

11장은 생명을 위협하는 질병의 강도를 변환시키는 데 집중할 것이다.

12장은 암에서 회복된 후 일상에 적응하는 데 있어 환영할 만하지만 여전히 까다로운 도전을 집중적으로 다룰 것이다.

이 책은 암 환자가 직면하는 여러 복잡함을 가능한 한 군더더기 없이 이해하기 쉽게 만들려고 노력했다. 각 장의 마지막에 간단한 요약을 해놓고, 각 장의 기본과 가르치고자 하는 심상요법 과정을 굵은 점으로 표시하고 요약해놓았다. 만약 충분히 다 읽을 시간 또는 에너지가 부족하거나, 심상요법이 어떤 것인가를 이해하고 빨리 익히기 원한다면, 이 장 요약을 먼저 읽어라. 그리고 그 장에 있는 심상요법 과정을 수련해나가면서, 그것으로부터 무엇을 얻을 수 있는지를 보라. 약간의 시간을 내어 수련한 것에 대해 후기를 쓰고, 그림을 그리고, 사색을 하라. 이 과정을 통해 얻을 수 있는 중요한 통찰력이나 사고력을 기록할 '치유 여정 일기'를 쓰라.

심상(마음속 이미지)이 아주 낯설거나 수련하기 전에 보다 많은 정보를 얻고자 한다면, 먼저 모든 장을 다 읽어라. 그리고 손으로 써서 대본을 만들거나 녹음해서 한동안 그것으로 수련하라. 언제든지 당신에

게 맞는다고 여겨지는 심상수련 방법으로 바꿀 수 있다는 것을 염두에 두어라. 여기서 목적은 진단, 치료의 선택, 치료 그리고 생명에 대한 결정 등을 다루는 데 있어 당신을 도울 수 있는 새로운 테크닉을 개발하는 것이다.

어떤 방법으로 접근하든지 1장의 치유자 심상(마음속 이미지) 대본을 탐구하고, 3장의 내적 치유자 심상 대본을 기본으로 하라. 이 두 가지 대본은 다양한 방법으로 활용할 수 있는 기초적인 기술과 재능을 제공해줄 것이다. 또한 이어지는 심상 과정에서 가끔씩 언급될 것이다.

이 책에 있는 모든 심상(마음속 이미지)을 탐구하기 위해서는 그 속에 당신 자신을 몰두시키기 전에 대본을 전체적으로 한번 읽어라. 그런 후 스스로 대본을 녹음할지, 친구에게 읽어달라고 할지, 전문적으로 제작된 테이프나 CD를 구입할지를 결정하라.

당신 스스로 대본을 녹음하고자 한다면, 느긋한 속도로 발성을 하고, 말없음표(…)가 표시된 곳에서는 3~4초간 쉬는 여유를 두어라. 그러면 심상의 형성에 집중할 수 있을 것이다. 한 단락이 끝나는 곳에서는 약 10초 정도를 쉬어라. 누군가가 스크립트를 읽어줄 경우, 떠오르는 심상에 좀 더 집중할 시간이 필요하다고 판단될 때는, 손가락이나 손을 들어 시간 여유를 달라고 요청하라.

좋은 녹음 장치, 방음 장치, 타이밍을 맞추는 경험 등이 없는 경우, 스스로 테이프를 녹음하면 시간낭비나 실패의 가능성이 높다는 것을 경고한다. 경험에 의하면, 이 방법으로 하다 보면 당신은 용기를 잃을 수도 있다. 그러므로 시간이나 에너지 절약이라는 점에서 이 방법은 최선이 아닌 것 같다. 당신이 좀 더 편리하게 하려면 전문적으로 제작된 테이프나 CD를 구매하여 사용하는 것이 좋다.

심상 연상 과정에서 교착상태나 혼동에 빠질 때 당신을 이끌어줄 수 있는, 잘 훈련되고 경험 많은 전문가와 같이 수련하는 게 도움이 될 것이다.

과정을 진행하기 위해 어떤 방법을 선택하든지, 당신은 스스로 각각의 심상 과정을 경험할 약간의 시간을 가질 것을 권유한다. 그리고 당신이 초보자임을 받아들여라. 마음을 열고 호기심을 갖고 여행하듯이 각각을 탐구하고, 당신에게 일어나는 것들을 인식하라. 그리고 떠오르는 어떤 생각이나 암시적 의미를 기록하거나 그림을 그릴 약간의 시간을 갖도록 하라. 만약 장의 요약 부분만 한두 가지 탐구한다면, 그에 대한 지원 부분을 좀 더 읽고 싶을 것이다. 그러면 과정에 대한 이해가 좀 더 깊어질 것이다.

수련에 왕도는 없다는 것을 명심하라. 따라서 당신에게 가장 유용하다고 생각되는 방법을 찾아라. 목표가 회복이든, 치료 반응을 촉진하는 것이든, 좋은 유지를 위한 것이든, 또는 안락함이나 평화로움이든, 당신이 원하는 목표를 이루는 방법을 각 과정으로부터 배울 수 있다는 것을 염두에 두어라. 당신은 이 같은 수련을 통해 축복받고 인도되고 치료될 것이다.

요약

- 암은 놀랍고 무서운 것이다. 그러나 죽음을 의미하는 것은 아니다.
- 넓은 의미에서의 암 치료란, 암 세포를 파괴하는 것과 함께 환자의 생명력과 치유 능력을 지원하는 것이다.
- 마음을 사용하는 많은 방법들은 암을 극복해나가는 데 다양한 방법으로 당신을 도울 것이다.
- 이 소개서는 암을 치료하는 동안 가장 효과적으로 이 책을 이용하도록 하는 중요한 가르침을 포함하고 있다.

제1장

# 암 진단: 악몽, 도전, 아니면 인생의 장애물?

"진단은 암이지만, 그 진단은 보이는 것에만 머물러 있다."

— 레이첼 내오미 리만(RACHEL NAOMI REMAN, M. D.) —

암 진단을 받으면 거의 모든 사람들이 한동안은 충격, 멍한 상태, 그리고 믿을 수 없다는 반응을 보인다. 이것은 많은 충격적 정보와 감정이 스스로 감당키 어려운 상태로 진행되는 것으로부터 자신을 보호하려는 하나의 방어 기전이다. 그리고 이는 상당기간 지속된다. 그러다가 시간이 지나면서 조금씩 현실을 받아들이게 될 것이다.

그러나 이 병을 앞으로 어떻게 다룰 것인가 하는 것은 당신이 그것을 어떻게 인식하느냐에 달려 있다. 즉 당신이 일반적인 위기 상황에 대처하는 방법에 의해 좌우되는 것이다. 초기에 겪는 고통은 암 자체보다는 암에 대한 선입견과 같은 인식과 믿음에서 온 것일 것이다. 당신의 반응에 집중하는 것이 중요한 이유가 바로 이것이다.

초기 충격을 받고 나면 암 진단에 대한 공통된 4가지 반응 중 하나를 갖는 경향이 있다. 즉 악몽, 도전, 인생의 장애물, 또는 멍한 상태로 있고자 하면서 현실로 받아들이려 하지 않는 반응을 보이는 경우가 대부분이다. 이 같은 각각의 반응은 단기적으로는 정신적인 이득이 있으며, 길게는 다른 사람들에게 그의 심정을 받아들이게 하는 장점이 있다.

암과의 전쟁은 대부분 마라톤에 가깝다. 현대의학이 암을 짧은 시간 내에 결판나는 병에서 오래 사는 병으로 변화시켰기 때문이다. 그러므로 불치병이 아닌 만성질환으로 바뀌었다는 것은 (치료에 있어) 하나의 가능성으로서 그 어떤 것보다 더 도움이 될 수 있으며, 또한 당신의 예상과 달라질 수 있다. 그러므로 당신의 자율신경반응은 (치료와 회복을 위한) 시험과 탐구를 버텨내야 한다.

당신의 목표가 생존이라고 가정하고 (앞서 얘기한 진단 후 반응이) 암과 싸우는 데에 어떤 영향을 주는지 유심히 관찰해볼 필요가 있다.

악몽으로 받아들이는 것은 가장 일반적인 반응일 것이다. 암은 인류의 문화에서 보면 가장 최악을 상징한다. 가혹하고 조절이 안 되고, 비열하고 사악하고, 죽을 것 같으며 건강을 해치는 요괴라 할 수 있다. 그것은 통증, 죽음, 조절 상실, 수술과 시술, 독한 항암제, 방사선 부작용이라는 공포감을 가져온다. 그리고 고립, 열등감, 심지어 수치심까지 느끼게 만들 것이다. 그리고 갖고 싶지 않으나 소홀할 수 없는 것들을 당신의 인생에 가져다준다. 많은 시간과 금전을 소모하게 하고, 주변 모든 사람들의 생활에까지도 영향을 준다. 그리고 당신의 생명을 앗아가고자 위협을 한다. 때문에 왜 당신이 악몽으로 여기는지 아는 것은 어렵지 않을 것이다.

당신으로 하여금 그 악몽을 받아들이도록 독려하는 데에는 몇 가지 전제가 있다.

그것이 당신의 치료 목표에 소용이 있느냐 없느냐? 또 암을 극복하고 생존하는 것을 목표로 할 때 이 같은 관점이 도움이 되겠는가? 그것이 당신의 의지를 암과 싸우는 쪽으로 돌려 세울 수 있는가? 당신의 의지는 견뎌낼 수 있는가? 그것은 어떤 희망, 밝은 등불, 싸울 만한 가치가 있는 것을 제공해줄 수 있는가? 등이다. 악몽을 있는 그대로 받아들이는 것이 그 목적 실현에 커다란 도움이 될 수 있다.

악몽 시나리오에서 볼 수 있는 하나의 장점은, 그것이 당신의 분노를 치료 의지로 전환할 수 있는 능력과 이 침입자를 이겨낼 수 있는 결단력을 갖게 해줄 수 있다는 것이다. 우리는 용에게 굴복할 수도 있고 그들과 맞서 싸울 수도 있다. 즉 우리의 선택에 달려 있는 것이다.

스위스의 저명한 심리학자 칼 융(Carl Jung)은, "의식적인 마음은 두려움을 가지지만 무의식적으로는 이겨낼 수 있는 도전이 성 조지(St. George)와 용(Dragon)의 전설에 의해 상징된다"라고 했다. 그의 결론은 이렇다.

"당신이 용을 정복하라, 그렇지 않으면 먹힐 것이다. 그러니 모든 방법을 동원해 용에 맞서야 할 것이다."

암의 양상을 심신(心身)의 관점에서 보면, 암은 정신적인 질환이 아니다. 그러나 치유 여정에서 암에 대해 심리적으로 어떻게 반응하느냐에 따라 삶의 질이나 생존 기간은 많은 차이를 보일 수 있다. 악몽 모드에 빠져 있을 때 그것은 피곤하고, 소모적이고, 힘 빠지는 일이다. 그리고 그것은 질병에 바로 영향을 준다. 암을 단순히 악몽이라는 현상으로 보는 것은 이를 극복할 가능성을 모호하게 할 수도 있다. 하지만 그 경험을 통해 무언가 가치 있는 것을 배울 수도 있다.

국립 건강연구원(NIH : National Institute of Health)의 암 생존사무국(Office of Cancer Survivor-ship) 국장인 줄리아 로우랜드 박사(Dr. Julia Rowland)가 국립 암 연구원I(NCI : National Cancer Institute)의 지원 아래 보고한 통계자료에도 이에 대한 것이 나타나 있다.

자료에서는 유방암을 가진 2000명의 환자에게 "암 생존자로서 여기에 당신의 경험을 나누어줄 만한 것이 있는가?"라고 질문했다. 비평가들은 이와 관련해 자아발견, 통찰력, 희망 그리고 회복에 대한 수많은 답변이 있음을 보고 충격을 받았다. 그리고 "이 같은 발견을 촉진한 것이 암이라는 것을 받아들이기 어렵다면, 당신은 이 유방암 환자들이 경험했던 것들을 잘 찾아보아야 한다"고 언급했다.

이 같은 예기치 못한 선물을 받은 환자들을 포함하여 어느 누구도 일부러 암을 선택하지는 않을 것이다. 주안점은, 암에 부수적으로 따를 수 있는 '선물들'이라는 것이다. 단지 어려움을 경험하고 헤쳐 나가야만 (그 선물을 받을 수 있게) 된다는 것은 유감스러운 일이다. 왜 암과 싸우는 과정에서 그것이 내게 주는 선물을 찾아내고 새로운 인생을 열어주는 이정표로 삼으려 하지 않는가?

암에 대한 공통된 반응 중 두 번째는 '길에 있는 장애물'로 여긴다는 것이다. '그것은 누구에게나 일어날 수 있고, 특별한 의미도 아니며, 치료법도 있다. 단 누구는 치료가 되고 누구는 치료가 되지 않을 뿐이다'라고 담담히 여기는 것이다.

조지(George)는 70세 된 퇴역군인으로 장기간 흡연을 한 애연가였다. 2년 전에 담배를 끊었는데, 그의 폐에서 혹이 하나 발견되었다. 그가 상당히 두려웠을 것이라고 확신하지만, 그는 큰 부작용 없이 진단과 치료의 과정을 진행해갔다. 치료는 단계별로 차근차근 진행됐고, 그는 주치의의 지시에 충실히 따랐다. 2차적인 치료나 대체요법에 대한 필요성을 느끼지 않고 삶이 가져다주는 어떤 것으로 단순하게 받아들였다. 마치 그가 전에 경험한 적이 있는 것처럼 태연하게 말이다. 그는 폐 부분 적출 수술을 받았다. 수술 결과는 좋아서 수개월 뒤 골프를 칠 수 있을 정도로 회복되었다. 그는 더 이상 그것에 관해 언급하지 않았고 걱정도 하지 않았다. 그것에 에너지나 시간을 낭비하지 않은 것으로 보인다.

많은 사람들이 이 같은 과정으로 가는 것을 볼 수 있다. 이런 방향으로 자신의 생명에 대한 도전을 받아들이는 사람들이 존경스럽고, 한편으로는 질투심도 느껴진다. 그러나 이것은 배워서 할 수 있는 부분은 아니라고 생각한다. 이것은 기후, 문화 그리고 유년기부터 성장하면서 터득하고 배우는 과정에서 형성되었을 것이다. 당신이 그것을 인생길의 장애물이라고 생각할 만큼 행운아라면, 당신은 악몽의 고뇌나 모험에서 오는 흥분이나 심지어 즐거움까지도 겪지 않으려 할 것이다. 그럼에도 불구하고 이 책에서 제공하는 많은 심상기법들은 당신이 어쨌든 조금이라도 겪을 스트레스를 조절하고, 치료를 준비하고, 어려운 결정을 하는 데 많은 도움을 줄 것이다.

세 번째 공통된 반응은 도전 또는 모험으로 받아들인다는 것이다. 그들은 일상의 단조로움을 버리고 영웅적인 도전에 자극받음으로써 해방된다고 느끼는 사람들일 것이다.

척(Chuck)은 40대 초반에 폐암 진단을 받았다. 어린 자식이 있는 그는 당연히 충격을 받고 겁을 먹었다. 그러나 곧 "오케이, 이것이 나에게 무엇을 가져다주는가, 그리고 그것과 관계없이 무엇을 할 수 있는가 보자" 하는 태도로 마음을 추슬렀다. 그리고 현대의학이나 대체의학에 관해 할 수 있는 한 모든 것을 조사했다. 왜냐하면 그에게 적용될 현대의학이 현실적으로 거의 없었기 때문이다(불행하게도 발견 당시 그의 암은 수술 불가능한 상태였다).

그는 영양요법부터 심신요법, 그리고 전통 하와이언 가후나스(Hawaiian Kahunas)까지 많은 치유자와 치유 방법들에 대해 조사했다. 가장 어려운 치유 여정을 겪으면서도 진지하고 낙관적인 성격으로 인해 많은 사람들에게 영감을 얻고, 용기와 훌륭한 유머로 새로운 도전에 정면으로 맞섰다.

척을 진단한 의사들은 "알다시피 척이 암 진단을 받았을 때, 흥미롭게도 그는 별로 긴장하지 않은 것 같았다!"고 말했다. 그것은 사실이었다. 그는 진정한 모험가였다. 또한 가족이나 친구 그리고 자신의 인생을 끔찍이 사랑했다. 그는 매일매일 일하러 가는 것도 멈추지 않고 하던 일을 꾸준히, 열심히 했다. 그는 자연스럽고 영웅적으로 암에 대해 정면으로 도전했으며, 생명력과 깨달음으로 그 자신을 충만하게 했다. 그는 생존을 위해 최선을 다해 싸우고, 어려운 고비마다 용기와 호기심으로 극복의 전환점을 만들었다.

암에서 배울 만한 가치가 있는 마음자세(attitude)와 대가에 관한 몇 가지 과학적인 연구가 있다.

당신에게 주어진 기회와 도전이 당신에게 최상으로 작용하도록 하는 마음자세를 발견하기 위한 것이라는 단서와 함께, 영국의 과학자 왓슨 그리어(Watson Greer), 그리고 그의 동료들은 유방암으로 진단받은 여성의 생존율을 조사했다. 그들은 4가지 다른 반응을 보였다.

(1) 싸우려는 정신력 - 싸워서 병을 이기려는 욕망.

(2) 부인 - 진단에 대해 의미 있는 정신적 반응이 없음.

(3) 단념 - 그 상황을 그대로 받아들임. 즉 '인생 여정의 장애물' 반응과 유사함.

(4) 절망과 속수무책 - 악몽 반응 등이다.

연구팀이 생존율을 조사한 결과 또한 위에 나열된 것과 같은 순서였다. 즉 마음자세나 반응이 생존율과 밀접한 관련이 있다는 의미다.

그러나 한편으로는 이 같은 결과를 지지하지 않는 연구자료도 있다. 1998년에 배리 캐실렛(Barrie Cassileth)과 동료들은 진단 후 3년에서 8년 사이의 진행 암에 대한 생존율을 검토했다. 그들은 생존 기간을 연장하는 데 있어서 정신사회적 요소가 관련이 있다는 것을 확인할 수 없었다고 한다. 그러나 이런 결과는 어떤 방법으로 측정하느냐에 따라 달리 나온 결과가 아닌가 생각된다.

여기에 보다 고무적인 데이터도 몇 개 있다. 위에 언급한 2개의 연구 자료는 암에 대한 초기 적응이나 마음자세에 대해 연구한 것이고, 암으로 인해 생길 수 있는 스트레스나 도전을 다루는 방법또는 새로운 연습 기술을 터득했을 때 일어나는 것에 대해서는 관찰이 안 돼 있다. 반면 이 같은 요소들까지 다룬 연구들이 있기에 상당히 고무적이라는 것이다. 그와 관련한 뛰어난 연구 중 하나가 UCLA 정신과 의사인 포지(Fawzy) 박사에 의한 것으로, 악성 흑색종양을 진단받은 환자에 대한 연구다.

포지 박사는 진단 후 6주 코스의 일반적인 치료에 참여하고 일반적인 관리를 받은 무작위 선발의 '대조군'과 6주 동안 1주일에 90분씩 이완요법과 활동적 행동연습 요령(스트레스를 다루는 법)을 배우고, 그들의 감정을 표현할 기회와 질문할 기회를 가진 '치료 그룹'과의 결과를 비교했다. 6년 후, 포지 박사는 '치료 그룹'의 환자들에게서 주목할 만한 성과를 나타내는 데이터를 확인 수 있었다. 그들은 잘 적응하고 행복해하며 대조군보다 훨씬 우수한 결과를 보였다.

가장 중요한 것은, 치료 그룹에 속한 34명 중 단 3명이 사망하고 7명이 재발한 데 비해, 대조군에 속한 34명에서는 10명이 사망하고 13명이 재발했다는 것이다. 이 연구가 무작위 선발이었고 전향적 연구 계획이었다는 점에서, 이것은 암 환자의 안녕뿐만 아니라 암을 극복할 가능성에도 기여할 수 있는 방법임을 보여준다. 또한 환자가 이런 심신요법을 배울 필요가 있다는 강력한 증거이기도 하다.

또 다른 연구는 심리학자인 딘 슈록(Dean Schrock)에 의해 조사된 것이다. 칼 박사(Drs. Carl)와 스테파니 사이몬튼(Stephani Simonton)이 개발한 학습법에 기초한 것으로, 새로 진단된 유방암과 전립선암 환자에 대하여 8주간 그룹 수련의 효과를 조사했더니 위와 유사한 결과가 나왔다.

보다 최근 사례는 토론토 대학의 심리학자인 알라스테어 커닝햄(Alastair Cunningham)에 의한 연구다. 의학적으로 치료가 불가능한 것으로 판정받은 전이암 환자 22명을 관찰한 것인데, 1년간 일주일에 한 번씩 이완요법, 유도심상요법(마음속으로 하나의 이미지를 그리도록 유도하는 방법), 그리고 활동적인 연습과 치유 기법을 가르쳤다.

종양의사들은 연초에 치료 그룹 환자들의 기대수명 연장을 평가했다. 그리고 그 해가 지난 후 암의 진행 정도와 기법교육 참여도에 따라 참여자들을 3가지 부류(저급, 중급, 그리고 고급 단계의 참여도)로 분류했다. 그들은 그룹 활동의 참여도와 생존기간이 비례한다는 것을 발견했다. 그리고 지속적으로 다양한 심리적 주제에 대한 반응을 관찰한 후, 특별히 생존에 관련이 있는 것으로 여기는 5가지 주제를 발견했다.

커닝햄(Cunningham)은 그것이 "(1) 실행하고 전환할 수 있는 능력 (2) 변화를 시도할 수 있는 의지 (3) 자기수양에 몰입 (4) 다른 사람과 유대관계 (5) 수련의 질 등이다"라고 말했다. 5가지 척도로 심리적인 노력이 질병에 영향을 줄 것이라는 기대치를 측정한 결과는 또한 생존율에도 강한 관련이 있음을 보여주었다. 반대로 치료 초창기에 채택했던 4가지 표준 심리 측정 척도와 생존율 사이에는 관련이 없었다. 캐시릿(Cassileth)의 연구에서 생존율과 상관관계를 입증하지 못한 것은 치료 초창기에 사용한 표준 표지자를 사용했기 때문으로 보인다.

암에 대한 마음자세와 적응능력 또는 암으로부터 생존하는 법에 관한 또 다른 전망이 샌프란시스코에 있는 캘리포니아 태평양 의료센터의 심리학자 존 어스틴(John Astin)에 의해 연구된 자료에서 나왔다. 어스틴은 단념하고 절망하는 것에 반하여 암과 싸우려는 정신에 대한 그리어의 모델에 대해 상세히 기술했다. 또 적극적이거나 유연성을 갖고 유방암에 도전하려 하는 여자는, 조절(control)을 너무 경직되게 유지하려 하거나 조절을 아예 포기해버리는 여자들에 비해, 적응도 잘하고 힘든 고뇌도 잘 하지 않는다는 것을 발견했다. 달리 말하면, 암에 있어서 최상의 결과를 갖기 위해서는 최고의 의지로 싸우고, 그 모든 것을 내 것으로 받아들이려는 최선의 도전정신이 있어야 한다는 것이다. 최선의 도전이란 주어진 시기에 가장 적절한 반응이 어떤 것인가를 발견하는 것을 의미한다.

그러므로 암에 대한 당신의 초기 반응이 어떤 결과를 만들지 예상하는 것은 어려우나, 당신이 이제부터 하려고 하는 것, 그리고 시간을 할애해가며 하고자 하는 것은-특히 할 수 있다고 굳게 믿는다면-결과에 커다란 영향력을 미치게 될 것이다. 당신의 초기 반응이 무엇이든간에, 당신은 마음을 사용하는 새로운 방법, 스트레스를 이해하는 새로운 방법, 그리고 내적 치유 시스템을 지원하는 새로운 방법을 배우는 기회를 가질 수 있다. 어려움에 처할 때 당신이 어려움을 극복하는 통상적인 방법이 무엇이든, 이 책은 암 진단에 대한 초기반응으로부터 당신에게 더 좋은 것을 제공할 수 있는 상태로 전환하도록 돕는 방법을 가르쳐줄 것이다. 그리고 이를 위해서는 암과 관련해 가장 강하고 가장 일반적인 감정인 '두려움'을 다루기 위한 약간의 도움이 먼저 필요할 것이다.

## 4. 두려움 다루기

『전환점으로서의 암(Cancer as a Turning Point)』의 저자인 리샨 박사(Dr. Leshan)는 "당신이 암을 진단받았을 때, 당신이 가지고 있는 모든 두려움의 유령과 악귀가 당신의 정체성을 갈가리 찢어놓고 찢어진 틈으로 돌진해올 것이다"라고 했다. 이 같은 두려움은 정상이며 불가피한 것이다. 그리고 우리는 그것을 제각각의 방식에 따라 다르게 다룬다. 어떤 사람들은 두려움에 정면으로 맞서서 그것을 뚫고 지나가는 방법을 찾으려 하고, 어떤 사람들은 두려움이 그들을 압도할까봐 피하려 한다. 당신은 두려움을 피하려 하거나, 억압하려 하거나, 그것을 생각할 시간을 갖지 않기 위해 매우 바쁘게 움직이려 할지도 모른다.

두려움은 하려고만 한다면 당신을 마비시켜버릴 수 있다. 그리고 두려움이 잠깐의 묵상에 잠길 시간은 될지라도, 오랫동안 마비 상태로 있을 때는 아니라고 주변사람들이 말할 것이다. 의사나 친구 그리고 가족들로부터 많은 압박이 있을 것이고, 또한 이 문제에 관해 '무언가 하라'는 당신 영혼으로부터의 강한 압박을 받을 것이다. 그러다 보면 그 문제가 촉진시키는 감정과 교류할 시간이 거의 없을 것이다.

두려움이 생기는 것은 자연스럽다. 그러나 그 두려움을 잘 다루는 것 또한 중요하다. 두려움에 대한 각성이 최고조에 달했다고 느낄 때쯤, 마음속 저 깊은 곳으로부터 도움이 될 만하고 문제를 해결하도록 당신을 움직이게 하는 유용한 무언가가 조금씩 느껴질 것이다. 그러나 두려움이 너무 강하면 그 두려움을 부숴버리지 못하고 오히려 더욱 위축될 수도 있다. 최고의 불안감, 불면증, 괴로움, 우울증이 생길 것이다. 그러나 두려움에 압도되어 입는 가장 큰 상처는 그 두려움이 당신에게 가장 필요하고 절실한 체력과 심리적인 의지 사이로 끼어들어 온다는 것이다.

감정은 원래 잘 변할 수 있다. 우리는 당신이 원하거나 필요할 때, 감정을 전환하는 몇 가지 방법을 당신이 배울 수 있도록 하는 데 심신요법을 이용하려고 한다. 그리고 이런 심신요법은 암 투병 과정에서 감정을 보다 효과적이고 긍정적으로 전환할 수 있도록 당신을 도울 것이다.

다음은 당신의 감정을 전환하는 데 도움을 주는 간단한 심상(이미지) 수련 방법이다. 이는 이완을 돕고, 안전한 내적 치유 장소를 만들고, 당신의 정신적인 힘과 다시 연결하도록 도울 것이다. 이것은 기본적으로는 의도적으로 만든 상상을 이용한다. 아름답고, 안전하고, 편안하고, 보살핌 받고, 보호받을 수 있는 당신 마음의 치유지로 당신을 데려가는 것이다. 이 심상(이미지)을 통한 이완 과정은 정신과 육체적 이완 상태를 만들어, 당신의 자연치유 능력이 방해받지 않고 작용할 수 있도록 돕는다. 이 책에서 체험할 모든 심상 과정을 수련해나갈 때 어떤 반응이 일어나는가를 유심히 관찰하기 바란다.

20~30분 동안 전혀 방해받지 않을 곳을 찾아 편안하게 자리를 잡는다. 다른 사람으로 하여금 이 시간 동안에는 프라이버시가 필요하다는 것을 알게 하고, 급한 일이 아니라면 방해하지 않게 한다. 이것을 읽어줄 누군가를 구하여 조용한 목소리로 아래의 대본을 읽어달라고 하고, 말줄임표(…)에서는 심상이 머릿속에서 만들어지도록 몇 초의 여유를 갖는다. 그리고 문단이 끝나는 곳에서는 조금 더 여유 있는 시간을 갖도록 한다.

아래 글을 스스로 녹음해서 그것을 들으며 할 수도 있고, 기존에 제작되어 있는 테이프나 CD를 주문하여 사용할 수도 있다. 심상을 하려고 할 때는 철저하고 적극적인 탐구가 되어야 하며, 어떻게 심상화(이미지 형성)가 되어가는지를 유심히 살펴봐야 한다.

**치유 장소(your healing place)**

역) 마음 속의 한 장소 또는 편안한 자신만의 침대나 의자 및 다락방 같은 곳

그곳이 어떤 곳인지 아래 빈 박스에 그림을 그리거나 글을 써보세요.

편안한 곳에 자리를 잡고 당신 나름대로의 방법으로 이완을 시작하라…. 당신의 호흡이 좀 더 깊어지게 하고 충만하게 하라…. 그러나 아직은 편안하게….

숨을 들이마실 때마다 당신의 몸을 채울 신선한 공기, 신선한 산소, 신선한 에너지가 들어오는 것을 인식하라…. 숨을 내쉴 때마다 한 움

큼의 긴장…, 한 움큼의 불편…, 한 움큼의 걱정을 내보낼 수 있음을 이미지화하라…. 신선한 에너지를 들이마시고 심호흡을 해서 긴장과 걱정을 내뱉는다. 그럼으로써 심신의 이완을 시작하라…. 편안하고 자연스러운 움직임이 되도록 하라…. 어떤 외부의 힘도 가하지 말라…. 인위적인 어떤 것도 만들지 마라…. 자연스럽게 일어나도록 하라…. 이제 숨을 마시고 이완을 하고…, 숨을 마시고 에너지를 채우고….

보다 깊게 이완하고자 한다면 몇 번 심호흡을 하라…. 그러나 지금은 자연스러운 횟수와 리듬으로 호흡하라…. 숨을 쉬는 당신 몸의 부드러운 움직임을 느끼며 편안하고 자연스럽게 긴장을 풀어라…. 의식하지 말고 편안하게….

당신의 오른발이 이제 어떻게 느껴지는지를 인식하라…. 그리고 왼발이 어떻게 느껴지는지를…. 바로 직전까지, 아마 자신의 발을 전혀 느끼지 못했을 것이다…. 그러나 이제 두 발에 집중했기 때문에, 그것을 인지할 수 있고, 어떻게 느껴지는지 알 수 있을 것이다….

당신의 발에 지능이 있다는 것을 인식하라…. 그리고 조용히 당신의 발을 이완하려 할 때 무슨 일이 일어나는지를 느껴라…. 부드럽고 편안하게 하라….

같은 방법으로 당신의 양 다리에 지능이 있음을 인식하고, 그것들을 자유롭게 풀어주어라…. 그리고 그것들이 나름대로 반응하도록 내버려두어라…. 그리고 어떤 긴장의 완화나 이완이 일어나는가를 인식하라…. 인위적인 어떤 노력도 가하지 말라…. 부드럽고 자유스럽게 내버려두어라…. 그리고 편안하고 즐거운 경험이 되도록 하게 하라….

당신이 원한다면 보다 깊고 편안하게 이완을 할 수 있다….

같은 방법으로 신체의 다른 부위들 역시 부드럽고 편안한 상태를 만들라…. 그리고 그들이 어떻게 이완되는지를 보라….

이제 당신은 스스로의 이완상태를 조절할 수 있으며, 당신이 편안할 만큼만 깊게 이완을 한다…. 만일 당신이 바깥세상으로 의식을 돌리려 한다면, 눈을 뜨고 주위를 둘러봄으로써 완전히 깨어날 수 있다….

당신이 무언가에 반응할 필요가 있다면, 하면 된다…. 당신이 필요하다면, 그것을 할 수 있다는 것을 알아두라…. 다시 긴장을 풀고 당신이 심상화한 내적 세계로 집중하라….

위와 같은 방식으로 당신의 등과 척추, 그리고 고관절 부위를 자유롭게 하고 이완하라…. 복부와 중앙부를…, 흉부와 늑골 부위를…, 어떤 노력이나 몸부림도 없이…, 자연스럽게 진행되도록 하라. 그러나 당신이 그렇게 하고 있다는 것을 의식하라….

역시 같은 방법으로 당신의 등과 척추를 부드럽게 하고 자유롭게 하라…. 허리 아래쪽을…, 허리 위쪽을…, 양측 날개뼈 사이를…, 목과 어깨를…, 팔 위쪽을…, 팔꿈치를…, 팔뚝을…, 손목과 손을 경유하여…, 손바닥을…, 손가락을…, 그리고 엄지손가락을….

얼굴이나 턱의 지능을 인식하고 그들을 이완시켜라…. 부드럽고 편하게 되도록…. 그리고 머리와 이마…, 양 눈…, 당신의 혀도 편할 수 있도록 하라….

이완이 됐을 때, 집중력을 보통 때의 외부세계에서 당신의 내적인 세계라고 부르는 곳으로 옮겨라…. 당신만이 보고, 듣고, 냄새를 맡고, 느낄 수 있는 내적인 세계…. 당신의 기억력, 당신의 꿈, 당신의 느낌, 당신의 계획 모두가 내재된 세계…. 당신이 어떤 것들과 연결되는 법을 배우는 세계…. 그곳은 당신이 치유여행을 하는 동안 당신을 도와줄 것이다….

당신이 내부에서 발견한 아주 특별한 장소를 상상하라…. 당신이 편하게 느끼고 긴장을 풀 수 있는 매우 아름다운 곳, 그러나 대단히 잘 알고 있는 곳…. 이곳은 살면서 몇 번인가 실제로 가본 적이 있는 곳일지도 모른다…. 외부 세상에서, 또는 이곳 내적인 세상에서…, 또는 어느 곳에선가 본 적이 있는 곳일지도 모른다…. 어쩌면 그곳은 전에 한 번도 가본 적이 없는 새로운 곳일지도 모른다…. 대단히 아름답고, 당신을 기꺼이 받아들이고, 그리고 안에서 좋은 기분을 느낄 수 있는 곳이라면, 어디든 문제가 되지 않는다…. 안전하다고 느끼고, 치유된다고 느끼는 곳이라면….

이제 시간을 가지고 그 장소를 둘러보라…. 그리고 당신의 상상 속에서 본 것을 인식하라…. 당신이 본 모든 것…, 그것들이 어떻게 보이는지…. 그곳이 아름답고 편안하며 치유되는 것처럼 느껴진다면, 그곳을 어떻게 상상하느냐는 전혀 문제가 되지 않는다…. 당신의 상상 속에서 들리는 소리가 있는가…. 아니면 단순히 정적만 흐르는가…. 당신의 상상 속에서 어떤 향기가 느껴지는가, 혹은 특별한 공기가 흐르는가…. 그런 것이 있든 없든, 그곳에서 치유됨을 느낀다면 전혀 문제없다…. 그곳은 상상할 때마다 조금씩 변할 수도, 같을 수도 있다…. 이는 큰 문제가 되지 않는다…. 조금씩, 조금씩 탐구를 계속하라.

그곳은 하루 중 언제인 것 같은가…? 일 년 중 언제인 것 같은가…? 기온은 어떤 것 같은가…? 당신의 옷차림은 어떤가…? 천천히 시간을 들여 당신이 안전하고 편안하게 느낄만한 장소를 발견하라…. 그리고 그곳에 있는 당신을 상상하라…. 만일 다른 생각 때문에 집중이 안 된다면, 심호흡을 한두 번 한 후 다시 그곳으로 돌아가라…. 지금 이 순간만은…, 다른 모든 가야 할 곳, 해야 할 일을 접어두어라…, 지금 이 순간만은….

이곳이 당신에게 치유를 느끼게 해줄 곳이라는 것을 당신 스스로에게 알게 하라…. 그곳에는 아름다움이 있을 것이다…. 평화로움이 있을 것이다…. 쾌적한 기온, 향기, 또는 이들 모두가 조화를 이루고 있을 것이다…. 아마 당신의 인생에서 당신에게 헌신하고 당신을 지원하는 무언가에 대한 느낌을 가질 것이다…. 당신이 여기서 치유를 찾을지 못 찾을지는 문제가 되지 않는다…. 또는 당신이 특별히 그것을 확인할 수 있을지 없을지도 문제가 되지 않는다…. 그러나 거기에서 당신을 위한 어떤 치유가 있는지를 당신 스스로 경험하게끔 하라…. 그리고 그곳에서 편하게 이완하라…. 당신이 이완하고 있는 동안, 당신 몸의 자연치유 시스템은 최상의 효력으로 작용할 수 있다는 것을 알아라…. 마음의 혼란 없이…, 그리고 하고자 하는 것을 말할 필요도 없이….

평생을 당신과 함께하며 상처를 치유하고, 손상을 재건하고, 감염을 박멸하고, 그리고 암 세포를 파괴하는 공통된 고유의 능력은 이제 총력을 기울여 기능할 수 있을 것이다…. 당신의 귀중한 에너지를 분산시키지 않으며…. 그러므로 이완을 하는 동안 당신의 몸은 그 능력을 치유하는 데에 이용할 수 있다…. 당신의 근육이 이완되었을 때, 당신의 혈액은 모두 적절한 곳으로 흘러들어갈 것이다…. 당신의 면역 방어력을 그들이 필요한 모든 곳으로 가도록 할 것이다…. 그래서 그들이 건강하지 못한 모든 세포들을 효과적이고 명확히 공격하게 할 것이다…. 그들을 삼키고 제거할 것이다…. 당신이 건강치 못하다고 여기는 것을 방출할 때마다 이것을 제거할 것이다…. 당신의 내쉬는 숨을 통해…. 당신의 소변과 대변을 통해…. 심지어 당신의 땀을 통해…. 그리고 숨을 들이마실 때마다, 신선한 공기와 산소로 당신의 에너지를 충만케 해주고…, 영양분과 신선한 음식을 공급해주고…, 당신에게 힘, 용기, 그리고 심지어 즐거움을 주는 생각을 하도록 할 것이다….

이제 당신 안에 내재된 추진력과 힘을 스스로 깨닫게 하라…. 당신의 생명에 대한 수많은 도전을 뚫고 헤쳐나가게 할 추진력을…. 그리고 우선 당신에게 생명을 불어넣어주는 에너지의 힘…, 그것은 당신의 몸속으로 흘러들어간다…. 그것은 당신의 생명을 유지하게 해준다….

그리고 당신의 몸 안에서 가장 강하게 느껴지는 곳이 어디인지를 알게 한다…. 당신이 원한다면 그것이 더욱 강하게 되도록 하라…. 즉 당신이 끌어올 수 있는 추진력과 힘의 원천을…, 당신이 할 필요가 있다고 생각하는 모든 것으로 하여금 그것을 알게 하고, 자신을 개방하여 그것을 느껴라….

당신에게 흘러 들어오는 그런 느낌을 받아들일 때, 그 힘과 정신력을 표상하는 이미지를 만들어라…. 그리고 이제 그 이미지가 기억에 남도록 하여라…. 떠오르는 이미지가 이 같은 특성의 힘과 용기를 어떻게 표현하고 수행하는지를 인식하고, 그것을 관찰할 시간을 갖도록 하라….

아마 이 같은 힘을 당신에게 상기시켜줄 짤막한 문구가 떠오를 것이다…. 당신이 원하거나 이 정신력과 힘에게 연결할 필요가 있을 때마다, 단순하게 숨을 깊게 들이마시고, 이완하고, 이 이미지나 문구를 생각하라….

당신의 내적인 정신력을 느끼고 그것이 당신을 위해 작용하게끔 하라…. 그리고 그것이 좋은 느낌이 되게 하라…. 그리고 당신이 필요한 시간을 갖도록 하라….

**30초를 쉬도록 하라**

이제…, 당신이 바깥세상으로 집중력을 돌리려고 할 때…, 조용히 당신의 마음속에 특별한 치유 장소를 가졌음을 인식하는 표현을 하라…. 자연스럽게 당신의 마음속에 치유 능력이 만들어졌음을 인식하는 표현을 하라…. 당신 마음속에 갖게 된 정신력과 힘의 느낌을 인식하는 표현을 하라…. 이 같은 방법으로 당신의 심상을 이용할 수 있음을 인식하는 표현을 하라….

그리고 당신이 준비되었을 때, 모든 이미지가 희미해지고 안으로 사라지게 하라…. 그러나 치유는 항상 계속되고 있음을 알아라…. 그리고 부드럽게 당신의 집중력을 당신 주변의 방 그리고 현재의 시간과 장소로 돌아오게 하라…. 중요하고 흥미롭다고 생각되는 것을 가지고 나오라. 편안하고, 이완되고, 치유되는 느낌을 같이 가지고 나오라…. 그리고 완전히 돌아왔을 때, 가볍게 스트레칭을 하고 눈을 뜨도록 하라….

그리고 당신이 경험한 것을 쓰고 그릴 시간을 갖도록 하라.

## 5. 감정 전환을 위한 심상수련법

### 당신의 경험을 보고하라

심상(이미지화) 과정을 끝낸 후에는 잠시 동안 기록을 하거나 그림을 그려놓는 것이 도움이 된다. 이것은 당신이 배우고 경험한 것을 구성하고 다시 심상에 들어갈 때 도움이 될 뿐 아니라, 그 심상을 재검토할 때 이용된다. 주기적으로 당신의 심상과 치유 경험을 재검토하다 보면, 그들이 심상화(이미지화)되는 동안 교감이 되고 일관되며 의미가 있는 '내적 실재'가 만들어진다는 것을 발견할 것이다.

시간을 갖고 최근의 심상 경험에 관해 인식되는 것은 어떤 것이라도 쓰고 그려놓자. 당신의 예술적인 능력에 대해서는 걱정하지 말라. 그리고 아래 질문에 대한 반응을 적고, 그에 대한 답이 번뜩이는 무언가를 가져다주는지를 인식하자.

— 이 과정을 수행한 후 어떤 것을 느끼나?
— 그것을 하기 전과 달리 느껴지는 것이 있는가?
— 이 경험을 하면서 중요하고 흥미로운 것이 무엇이라고 생각하나?
— 이 경험에서 무언가를 배우고 있다고 느끼나? 있다면 어떤 것인가?
— 이 경험에 관해 다른 무슨 생각이나 질문이 있나?

**치유 일지를 작성하자**

당신의 심상(이미지)에 관해 어떤 형태로든 쓰고 그릴 수 있지만, 나는 치유 경험에 관한 일기나 일지를 작성할 것을 강력히 권유한다. 그것은 치유 일지라고 부를 수도 있고, 아니면 당신에게 의미가 있는 제목을 붙여줄 수도 있다. 당신에게 정보를 주고, 영감을 주고, 치료에 관해 상기시켜주는 것들을 그곳에 넣어두라. 그것이 심상(마음속 이미지)에서 왔든 아니면 외부 자료에 의한 것이든 말이다. 당신이 개인적으로 지키거나 또는 당신이 옳다고 느낄 때는, 다른 사람과 공유할 수 있는 전용 기록지가 되게 하라.

여러 가지 방법으로 그런 일지를 만들 수 있다. 시간 순서대로 만들어 그날그날의 식견, 경험, 느낌을 기록할 수 있다. 또는 치료, 의미 있는 대화, 상담, 의사나 치유자에게 한 질문, 내적 치유자에게 한 질문, 치유 여정과 관련 있는 꿈들, 명상 그리고 당신의 심상(마음속 이미지)에 관한 정보를 넣어둘 구역을 만들기 바란다. 이 일지에는 당신을 움직이게 하고 영감을 주는 인용구를 삽입할 수도 있고, 사진, 기사, 친구의 메시지 또는 치유 여정을 상기시켜주는 것 등을 삽입할 수도 있다.

매력적이고, 특별하고, 가치가 있는 일지를 만들도록 하라. '의식 있는 치료'는 주의력, 집중력, 헌신 그리고 정직성을 내포한다. 당신의 가장 깊은 내면의 생각, 느낌, 통찰력 그리고 의문점 등을 표현하고 수집할 장소를 갖는 것이 좋다. 그래서 당신의 치유 일지가 심상 치유를 할 수 있는 심미적이고 특별한 장소가 되도록 만들라.

당신은 당신 나름의 방법대로 일지를 정성스럽게 만들기를 원할 것이고, 당신 스스로 신성시하기를 원할 것이고, 진행되고 있는 것에 대해 본질을 밝히려 할 것이다. 당신이 좋아하는 것을 어느 땐가 재구성해보자, 당신의 심상(이미지)이나 당신의 생명에 관해. 그것은 오로지 당신 자신의 것이다.

심상(마음속 이미지)을 이용하여 다음 과정으로 진행할 준비가 되었다고 느낄 때까지 이완을 배우고, 치유지의 깊은 내면의 장소로 가는 방법을 배우고, 정신력을 기르도록 한다. 적어도 하루에 한두 번, 30분 정도 시간을 내서 이완과 치유 심상요법(마음속 이미지로 치료하는 방법)을 수련하자. 심상요법의 생리적인 효과를 인정하는 대부분의 연구자료는 하루에 2회 정도 수련할 것을 요구한다. 뒤에 나오는 장에서 우리는 당신에게 맞는 방법을 찾아줄 것이다.

이 책을 읽어가면서 당신을 위해 심상(마음속 이미지)을 사용하는 많은 방법들을 배우게 될 것이다. 다음 장에서는 암을 새롭게 진단받은 사람으로서 당신이 맞닥뜨리는 과제에 대해 주목하고, 당신의 치료 목표를 정립하도록 도우며, 치료에 주목하는 다른 방법도 가르칠 것이다.

요약

- 새로 암 진단을 받은 사람은 보통 충격, 멍함 그리고 어느 정도의 불신을 경험한다. 그리고 그것은 자연스러운 것이다.
- 이것을 겪은 후나 동시에 보다 개인적인 반응이 나온다, 이는 일반적으로 어떻게 위기나 커다란 변화를 조절할 것인가에 기반을 둔다.
- 많은 연구들은 암을 가진 사람에게 도움되는 기교나 마음자세가 있다는 것을 말하고 있다. 그 기교들은 배울 수 있고, 또 마음자세는 다시 바로잡을 수 있다.
- 두려움이나 다른 강한 감정적 충격을 다루는 것은 진단 초기에는 가끔 중요한 도전이 된다. 이 장에서 배운 유도심상요법(마음속 이미지를 이끌어내 치유하는 방법)은 그것을 다루는 데 도움을 줄 수 있다.

제 2 장

# 진단 후: 첫 3주간

암 진단을 받은 후 당신의 목표가 완전 치유라면, 가능한 한 빨리 심신치유 요법을 시작해야 한다. 충격과 혼미 상태가 거의 항상 동반되는 힘든 시기일지라도, 빨리 시작하면 할수록 당신의 심리적인 재능은 더욱 더 역할을 잘할 것이다. 왜 그럴까?

첫째, 이때는 아직 다른 치료방법이 결정되기 전의 몇 주간일 것이다. 그러나 치유 심상요법은 암의 종류나 정도에 관계없이 시작할 수 있다. 심상요법은 몸과 마음을 이완하고, 스트레스를 완화하고, 치유 반응을 자극하도록 즉각 시작할 수 있다. 유도심상 수련은 조절능력을 되돌려놓는다. 여기서 조절능력이란 진단을 받는 동안, 결과를 기다리는 동안, 치료 선택에 관해 교육받는 동안 스스로를 돕기 위해 당신이 할 수 있는 그 어떤 것을 말한다.

둘째, 당신은 상처입기 쉬운 감정적 상태에 있다. 진단 후 암 환자의 거의 60퍼센트가 불안증과 우울증 상태라는 연구 결과가 있다. 그것은 참으로 이해할 만하고, 대부분은 회복 가능하다. 암으로 인한 고통과 마찬가지로 불안증이나 우울증 또한 당신의 생존에 직접적으로 영향을 줄 수 있다. 왜냐하면 치료 계획을 세울 때 결정에 영향을 주고 치료의 반응에도 영향을 주기 때문이다.

항암치료 환자의 30퍼센트 이상이 감정적인 어려움 때문에 치료를 조기에 중단한다. 면역 시스템 또한 불안증과 우울증이 미치는 영향으로 인해 좋지 않은 영향을 받을 수 있다. 당신의 면역방어 시스템이 항상 잘 기능하도록 유지해야 한다. 불안증이나 우울증 약물요법은 단기간 사용으로 가끔 효과가 있을 수 있다. 하지만 이 같은 약이 암에 미치는 영향에 관해 우리는 잘 알지 못한다. 우울증에 처방되는 최소한 한 가지 이상의 약물이 암 재발에 영향을 미친다는 약간 혼란스런 증거가 있다.

1999년 5월 Journal of Epidemiology에 게재된 논문에서, 항 우울제인 팍실(Paxil)을 복용한 유방암 환자들은 다른 항 우울제를 복용한 환자보다 재발률이 7배나 높았다고 보고되었다. 그러나 이에 대해 믿으려 하지 않았다. 만약에 비타민 C나 인삼이 이 같은 결과를 초래했다는 논문이 발표됐다고 상상해보자(미국에 있는 모든 의사들은 이것을 사용하지 말라고 모든 환자에게 경고했을 것이다). 대단히 좋은 구실이 되었을 것이다. 그렇다면 약을 복용치 않고 감정을 조절할 수 있다면, 그것은 가장 이상적인 방법이 되지 않을까? 그러나 만약 스스로 조절이 안 된다면 약의 도움을 받아야 할 것이다.

심신요법을 조기에 해야 좋은 세 번째 이유는, 당신의 정신적·감정적 상태가 가족이나 친한 친구들에게도 중요하기 때문이다. 당신 가족이나 친구들도 당신과 같이 이완과 심상요법을 배우기 바란다. 이를 통해 그들 스스로의 스트레스를 조절하고, 당신을 보다 더 정성껏 도울 수 있을 것이다.

심신요법을 바로 시작해야 하는 네 번째 이유는, 치유 과정에서 항암제나 방사선 치료 또는 수술 치료를 아주 일찍 하기로 결정할지도 모르기 때문이다. 이런 치료들은 중요하지만 상당한 피로를 야기하여, 맑은 정신으로 집중하고 생각하는 것을 방해할 수도 있다.

케모브레인(Chemobrain : 화학요법으로 인한 두뇌 피로, 집중력 저하, 정신적 혼란, 기억력 감소 등의 부작용 야기)은 많은 항암 약물들의 공통된 후유증 중 하나이다. 또 방사선, 마취제 그리고 수술 전 처치 약물들은 여러 가지 피로와 집중력, 기억력 장애를 야기한다. 이런 치료법을 시행하기 수일이나 수주 전에 집중적인 심상 수련을 하는 것은 당신으로 하여금 이 수련 방법에 익숙해지도록 도와줄 것이며, 좋은 출발이 되도록 도와줄 것이다. 그와 동시에 치유 심상 과정은 항암이나 방사선의 부작용을 줄이는 데 도움을 줄 것이고, 이런 치료에 대해 좋은 결과를 낳도록 도와줄 것이다.

## 6. 첫 3주간의 과제

이 단계의 과제는 3가지이다.

(1) 당신의 감정적 반작용이 감추어지거나 붕괴되지 않도록 관리하는 것.

(2) 치료 선택, 의사 그리고 다른 지원 자료들에 관한 정보를 수집하는 것.

(3) 당신에게 최상의 결정이 되도록 하는 것.

이것은 암 치료를 수행해가면서 계속 반복적으로 해야 할 하나의 순환 과정이다. 왜냐하면 모든 성공적인 치유는 한 번에 이루어지지 않기 때문이다. 당신은 많은 치료 방법을 선택할 것이고, 재발하기도

할 것이고, 또 다른 변경된 치료 방법들이 필요할 것이다. 그러므로 단계적인 과정의 순환을 계속해야 할 것이다.

진단 후 수 주 내에 암 치료에 이용할 수 있는 선택에 관해 당신이 알고자 하는 정도보다 훨씬 많은 양의 정보가 당신에게 쏟아질 것이다. 당신이 살아오는 동안 만난 의사 숫자보다 훨씬 많은 의사들을 만나게 될 것이고, 그들은 당신의 치료 선택에 대해 이런저런 수많은 의견을 제시할 것이다. 그리고 아마 많은 정보를 가진 사람, 도움을 줄 사람, 당신의 컨디션에 관한 질문에 답해줄 사람, 그리고 암 전문가라는 많은 사람들에 의해 끌려다닐 것이다. 그 안에는 당신을 진정으로 돌보고 도와줄 수 있는 사람이 있는 반면, 당신으로부터 무언가 얻고자 하는 사람, 치료에 대한 사견을 당신에게 확신시키고자 하는 사람, 그리고 단순히 시끌벅적한 사람들까지 모두 섞여 있다.

이 같은 쓸데없는 과정을 겪는 동안 당신은 혼미해지고, 놀라고, 불신 상태가 될 것이다. 이런 일련의 과정들이 당신을 정신없게 만들고, 남의 일 같은 느낌을 받기도 하고, 어떤 때는 당신의 참여나 허락도 없이 그 사람들 마음대로 휘젓고 다니는 것 같다는 생각이 들 것이다. 이런 상황은 아마 대부분의 환자들에게 일어나는 일반적이고 공통된 반응들일 것이다.

이런 상황을 해결하기 위해서는 먼저 이 기간 동안 당신의 목표를 명확히 해야 한다. 왜냐하면 이 같은 상황을 전혀 겪어본 적이 없어서 당신의 목표가 무엇인지도 모를 것이기 때문이다. 대부분의 사람들은 단순하다. 그러므로 주변인 등에게 당신을 편하게 대해달라고 요구하라. 이때 당신은 스트레스가 쌓이고 정신이 혼미한 상황이다. 그러므로 현실적으로 가장 중요한 과제에 집중할 필요가 있다.

이미 앞의 1장에서 내적 치유지 심상요법으로 두려움을 줄이는 법,

그리고 치유 반응을 자극하는 법을 배우기 시작했다. 그리고 우리는 6장에서 보다 상세하게 정보를 모으는 법과 결정 내리는 법을 검토할 것이다.

## 7. 당신의 목표를 명확히 하라

첫 3주간의 목표나 장기적인 목표를 설정하는 것이 향후 치료에 갈림길이 될 것이다. 이 시기는 오랜 치유 과정의 시작이자 앞으로의 치료 방향을 결정하는 선택의 기로가 될 수 있기 때문이다. 암과의 전투를 어떤 방향으로 진행할 것인가를 결정해야 하고, 여기서 결정되는 방향에 따라 앞으로 치료 전략이 달라질 것이다.

치료에 관한 장기적인 목표를 세우기 위해서는 목표 항목의 우선순위에 따라 순서를 매기고, 일지에 그것을 기록하라. 이런 목표를 기록으로 남겨놓으면 앞으로의 진행 과정에서 결단을 내리는 데 많은 도움이 될 것이다.

암을 앓은 한 여성은 '내 몸의 암 박멸'을 궁극적인 제1목표로 했는데, 그것이 치료를 진행하는 동안 시간과 에너지를 어떻게 사용할지를 결정하는 데 도움이 되었다고 했다. 매일 자신의 목표를 되새김으로써 먹는 것, 운동과 휴식의 양을 결정하는 데 영향을 주었고, 이런 목표가 (치료에) 영향을 준다는 확고한 신념을 갖게 되었다. 나중에는 어느 것은 치유에 도움될 수 있고 어느 것은 반대로 작용할 수 있다는 것을 판단할 수 있게 됐는데, 그것을 자신의 기준으로 사용한다고 말했다.

또 다른 환자는 '심·신, 그리고 정신 치료'에 대한 자신의 목표가 주변 사람들이 얼마나 중요한지를 깨닫고, 명상 수련이 자신의 안녕에 얼마나 중요한지를 깨닫는데 도움을 받았다. 항암제가 암 치료에 중요하다는 것을 깨달으면서, 거기(암 치료 과정)에는 자신이 참여할 수 있는 것이 많다는 것도 알게 되었다. 이런 인식은 그로 하여금 훨씬 전인적인 느낌의 치료가 되도록 했다.

암에 대한 당신의 체험을 위해 당신의 목표와 목적을 기록할 약간의 시간을 갖도록 하라. 이것은 당신을 위한 것이다. 목표가 없다는 것은 어떻게 보면 차라리 다른 것을 가지고 있는 것보다 나을 수도 있다. 수정하지 않고 새롭게 만들 수 있기 때문이다.

당신에게 진정으로 중요한 목표를 만들어라. 암을 겪어내는 데 있어서 가장 중요한 1차 목표는 무엇인가? 두 번째로 중요한 목표는 무엇인가? 세 번째는? 또 다른 목표가 있다면 그것도 기록하라. 그것들을 다 기록한 후, 당신의 장기적인 목표와 관련하여 아래의 질문을 자문해보아라, 그리고 당신의 답을 치유 일지에 기록하라.

— 이 목표들을 수행하기 위해 필요한 외적 자원(사람, 정보, 물건들)들은 무엇인가?

— 이 목표들을 수행하기 위해 필요한 내적 자원(기교들, 특성, 강인한 정신력)들은 무엇인가?

— 내게 필요한 자원을 어디서 얻을 수 있는가?

— 이 목표를 수행하는 방법으로는 어떤 것들이 관여하는가?

— 이것에 대한 장애물이 나타난다면 이를 어떻게 다루어야 하는가?

이제 3주 동안 궁극적인 목적을 명확하게 세웠다면, 당신은 그 목표를 확실히 진행시켜야 한다. 이 3주라는 짧은 시간에 어느 정도 할 수 있는지 실제적으로 시도하고 실현시켜라. 만약 이 시기에 5가지 이상의 목표를 설정한다면, 중요한 순서대로 우선순위를 매겨야 한다. 시간이 부족하다면, 우선순서에 의해 조절해야 한다. 당신의 1차적인 목표가 명백해지는 것을 먼저 확인하고, 다음, 또 다음 순서의 3가지 중요한 목표를 확인하라. 만약 각각의 목표를 진행할 시간이 부족하다면, 우선순서에 의해 결정된 몇 가지만을 집중적으로 시도하고 실현시켜라. 후에 다른 목표에 대한 시간이 아마 있을 것이다.

당신의 치유 일지에 기록하라.

— 이 3주 동안 나의 가장 중요한 제1의 목표는 무엇인가?

— 이 3주 동안 나의 두 번째로 중요한 목표는 무엇인가?

— 이 3주 동안 나의 세 번째의 목표는 무엇인가?

— 이 3주 동안 내가 해야 할 다른 목표는 무엇인가?

당신이 이 같은 목표를 결정했다면, 장기적인 목표에 대해서도 똑같은 질문을 하고 답을 하라.

## 8. 걱정을 없애는 심상

(근심과 싸우는 전사의 심상)

심상을 함에 있어서 가장 많은 형태가 걱정을 심상화하는 것이다. 걱정할 때 대부분의 사람들은 마음속에 갖고 있던 두렵고 곤란한 생각들을 반복한다. 걱정은 심상을 통해 치유 사고와 긍정적인 효과를 매개하기도 하지만, 같은 심신 연결을 통해 두려움과 스트레스 반응을 야기하기도 한다. 그러므로 이 시기 동안에 (대부분의 사람들처럼) 많은 걱정을 하는 자신을 발견한다면, 그 과정을 역전시키고 오히려 치료에 도움이 되는 방향으로 전환하는 방법을 배우는 것이 도움이 될 것이다.

그러나 그것을 배우기 전에 걱정이 갖고 있는 중요한 기능이 있다는 것을 알아야 한다. 걱정은 문제의 해결책을 찾으려 할 때 다양한 양상의 상황을 설정하도록 시험한다. 그것은 큰 실타래에서 매듭을 푸는 과정과 같다. 당신은 걱정을 느슨하게 하고, 실타래가 잘 풀리도록 하는 방법을 찾는 데로 관심을 돌려야 한다.

암과 투병하는 초기 단계에서 저절로 생기는 두려움과 관심들은 자연스럽게 걱정으로 유도된다. 그리고 그 하나에 초점이 맞춰진다. 그것은 걱정을 멈추게 하고 유용하게 이용해 단순한 스트레스가 되도록 할 수도 있지만, 오히려 휴식, 수면 또는 중요한 다른 논제에 집중하는 것을 방해할 수도 있다.

1장에서는 이완을, 연상 치유의 시작을, 그리고 보다 더 강하게 느끼는 것을 도울 수 있는 심상 과정을 배웠다. 두 번째 심상 과정은 치료 의지를 상징하면서 쓸데없는 걱정을 전환시키는 이미지나 문구를 식별하는 것을 도와줄 것이다.

근심과 싸우는 심상요법은 대단한 해독제이다. 왜냐하면 걱정이 떠오를 때마다, 그리고 그것을 없애려고 마음먹을 때마다, 그것을 당신이 의도하고 바라는 치유 과정을 확인하는 이미지로 전환할 수 있기 때문이다. 이 과정을 배운다면, 걱정하면 할수록 오히려 치유 심상을 빨리 끝낼 수 있을 것이다.

5장에서는 치유와 회복에 대한 심상을 강화시킬 수 있는 다양한 방법들을 상세하게 가르칠 것이다. 그러나 이 과정은 가능하면 간단하고 직설적으로 하려고 한다. 심상 치유지에서 이완이 되었을 때, 치유 이미지와 치유에 대한 확신을 갖도록 당신이 초대될 것이다. 이 이미지는 걱정하려는 경향에 대한 역반응으로 작용할 것이고, '긍정적인 걱정'이 자리를 잡도록 도울 것이다.

그것이 어떻게 작용하는지를 여기서 보여줄 것이다. 즉 그것을 통해 당신은 긍정적인 치유 과정을 이미지화하고, 먼 훗날 인생을 즐기는 건강한 당신을 이미지화하고, 아마 '내 몸은 완벽하게 자가 치유를 하는 기계이다'라는 신념을 심어줄 것이다. 그때 당신은 암에 대한 걱정을 떨쳐버리고, 오히려 암이 당신에게 선물이 되었음을 발견할 것이다.

약 1분 정도의 시간을 갖고 이 걱정이 도대체 무엇 때문에 온 것이며, 당신이 처리할 수 있는 것인지를 생각해보아라. 예를 들어 그것이 보험서류 확인에 관한 걱정이라면, 당신의 가족이 해결할 수 있는 범위에 있다. 스스로 하거나 대리로 맡길 수도 있고 당신이 직접 처리할 수 있다. 이런 식으로 걱정을 직시하여 긍정적으로 전환시켜라. 그리고 그것이 막연한 걱정이고 불안감이라는 것을 생각하라. 만약 이것을 계속 지속한다면, 그것은 당신한테 도움이 안 될 뿐만 아니라, 치료에 이용해야 할 에너지마저 빼앗아갈 것이다.

걱정을 없애는 전사가 되는 심상을 하기 위해, 한두 번 심호흡을 하고, 이완을 하고, 가운데 사선이 그어진 커다란 빨간 원형의 고무 스탬프를 가지고 있는 심상을 연상하라. 그리고 쓸데없는 생각이나 걱정을 스탬프로 지워버리고, 그곳에 당신의 긍정적인 생각이나 확신을 살짝 집어넣어라. 어떤 의미에서는 당신이 당신 스스로에게 말하는 것이다 (그리고 실제적으로 당신은 자신에게 말하기를 원했을 것이다).

"이것은 나의 두려움이야-그것은 사실이다. 그러나 그것은 단순한 두려움일 뿐이다. 대신에 이루어지기를 원하는 것이 여기에 있다. 그것이 나에게 달려 있다면 여기서 이루어지기를 원한다. 나는 이제 에너지가 넘치고 확실한 치료를 원한다."

즉 당신의 두려움을 스스로 인정하라, 그러나 그들이 당신을 괴롭히지 않고 오히려 당신을 돕도록 만들어라.

다음은 치유와 치유에 대한 확신의 이미지를 유발하는 것을 돕는 심상 대본이다. 항상 이 과정을 수행할 때마다, 수행 시 무엇이 일어나는가를 조사하고 인식하라. 이 심상에 대한 확신을 인식하고 발전시키기 위해서는 가능한 한 자주 반복하라.

20~30분 동안 방해받지 않을 적당한 곳을 찾아라. 그동안에는 다른 사람에게 사적인 시간이 필요함을 알리고, 특별히 급한 일이 아니라면 방해받지 않게 하라. 치유 일지와 그림 그릴 도구를 가까이 두고, 어떤 것이 전개되는지를 알기 위해 전체적으로 한번 읽어라, 그리고 미리 녹음된 테이프나 CD가 없다면, 대본을 읽어줄 사람을 찾거나 스스로 읽도록 하라.

## 9. 근심과 싸우는 전사의 심상

편안한 곳에 자리를 잡고 당신 나름대로의 방법으로 이완을 시작하라…. 당신의 호흡이 좀 더 깊어지게 하고 충만하게 하라…. 그러나 아직은 편안하게….

숨을 들이마실 때마다 당신의 몸을 채울 신선한 공기, 신선한 산소, 신선한 에너지가 들어오는 것을 인식하라….

숨을 내쉴 때마다 한 움큼의 긴장…, 한 움큼의 불편…, 한 움큼의 걱정을 내보낼 수 있음을 이미지화하라….

신선한 에너지를 들이마시고 심호흡을 해서 긴장과 걱정을 내뱉는다. 그럼으로써 심신의 이완을 시작하라…. 편안하고 자연스러운 움직임이 되도록 하라…. 어떤 외부의 힘도 가하지 말라…. 인위적인 어떤 것도 만들지 말라…. 자연스럽게 일어나도록 하라….

이제 숨을 마시고 이완을 하고…, 숨을 마시고 에너지를 채우고…, 보다 깊게 이완하고자 한다면 몇 번 심호흡을 하라…. 그러나 지금은 자연스러운 횟수와 리듬으로 호흡하라…. 숨을 쉬는 당신 몸의 부드러운 움직임을 느끼며, 편안하고 자연스럽게 긴장을 풀어라…. 의식하지 말고 편안하게….

당신의 오른발이 이제 어떻게 느껴지는지를 인식하라…. 그리고 왼발이 어떻게 느껴지는지를…, 바로 직전까지, 아마 자신의 발을 전혀 느끼지 못했을 것이다…. 그러나 이제 두 발에 집중했기 때문에 그것을 인지할 수 있고, 어떻게 느껴지는지 알 수 있을 것이다….

당신의 발에 지능이 있다는 것을 인식하라…. 그리고 조용히 당신의 발을 이완하려 할 때 무슨 일이 일어나는지를 느껴라…. 부드럽고 편안하게 하라….

같은 방법으로 당신의 양 다리에 지능이 있음을 인식하고, 그것들을 자유롭게 풀어주어라…. 그리고 그것들이 나름대로 반응하도록 내버려두어라…. 그리고 어떤 긴장의 완화나 이완이 일어나는가를 인식하라…. 인위적인 어떤 노력도 가하지 말라…. 부드럽고 자유스럽게 내버려두어라…. 그리고 편안하고 즐거운 경험이 되도록 하라….

당신이 원한다면 보다 깊고 편안하게 이완할 수 있다….

같은 방법으로 신체의 다른 부위들 역시 부드럽고 편안한 상태를 만들라…. 그리고 그들이 어떻게 이완되는지를 보라….

이제 당신은 스스로의 이완 상태를 조절할 수 있으며, 당신이 편안할 만큼만 깊게 이완을 한다…. 만일 당신이 바깥세상으로 의식을 돌리려 한다면, 눈을 뜨고 주위를 둘러봄으로써 완전히 깨어날 수 있다….

당신이 무언가에 반응할 필요가 있다면, 하면 된다…. 당신이 필요하다면 그것을 할 수 있다는 것을 알아두라…. 다시 긴장을 풀고 당신이 심상화한 내적 세계로 집중하라….

위와 같은 방식으로 당신의 등과 척추, 그리고 고관절 부위를 자유롭게 하고 이완하라…. 복부와 중앙부를…, 흉부와 늑골 부위를…, 어떤 노력이나 몸부림도 없이…, 자연스럽게 진행되도록 하라. 그러나 당신이 그렇게 하고 있다는 것을 의식하라….

역시 같은 방법으로 당신의 등과 척추를 부드럽게 하고 자유롭게 하라…. 허리 아래쪽을…, 허리 위쪽을…, 양측 날개뼈 사이를…, 목과 어깨를…, 팔 위쪽을…, 팔꿈치를…, 팔뚝을…, 손목과 손을 경유하여…, 손바닥을…, 손가락을…, 그리고 엄지손가락을….

얼굴이나 턱의 지능을 인식하고 그들을 이완시켜라…. 부드럽고 편하게 되도록…. 그리고 머리와 이마…, 양 눈…, 당신의 혀도 편할 수 있도록 하라….

이완이 됐을 때, 집중력을 보통 때의 외부세계에서 당신의 내적인 세계라고 부르는 곳으로 옮겨라…. 당신만이 보고, 듣고, 냄새 맡고, 느낄 수 있는 내적인 세계…. 당신의 기억력, 당신의 꿈, 당신의 느낌, 당신의 계획 모두가 내재된 세계…, 당신이 어떤 것들과 연결되는 법을 배우는 세계…, 그곳은 치유 여행을 하는 동안 당신을 도와줄 것이다….

당신이 내부에서 발견한 아주 특별한 장소를 상상하라…. 당신이 편하게 느끼고 긴장을 풀 수 있는 대단히 아름다운 곳, 그러나 매우 잘 알고 있는 곳…. 이곳은 살면서 몇 번인가 실제로 가본 적이 있는 곳일지도 모른다…. 외부 세상에서, 또는 이곳 내적인 세상에서…. 또는 어느 곳에선가 본 적 있는 곳일지도 모른다…. 어쩌면 그곳은 전에 한 번도 가본 적이 없는 새로운 곳일지도 모른다…. 대단히 아름답고, 당신을 기꺼이 받아들이고, 그리고 안에서 좋은 기분을 느낄 수 있는 곳이라면 어디든 문제가 되지 않는다…. 안전하다고 느끼고, 치유된다고 느끼는 곳이라면….

이제 시간을 가지고 그 장소를 둘러보라…. 그리고 당신의 상상 속에서 본 것을 인식하라…. 당신이 본 모든 것…, 그것들이 어떻게 보이는지…. 그곳이 아름답고 편안하며 치유되는 것처럼 느껴진다면, 그곳을 어떻게 상상하느냐는 전혀 문제가 되지 않는다…. 당신의 상상 속에서 들리는 소리가 있는가…. 아니면 단순히 정적만 흐르는가…. 당신의 상상 속에서 어떤 향기가 느껴지는가, 혹은 특별한 공기가 흐르는가…. 그런 것이 있든 없든, 그곳에서 치유됨을 느낀다면 전혀 문제없다…. 그곳은 상상할 때마다 조금씩 변할 수도, 같을 수도 있다…. 이는 큰 문제가 되지 않는다…. 조금씩, 조금씩 탐구를 계속하라.

그곳은 하루 중 언제인 것 같은가…? 일 년 중 언제인 것 같은가…? 기온은 어떤 것 같은가?…. 당신의 옷차림은 어떤가?…. 천천히 시간을 들여 당신이 안전하고 편안하게 느낄 만한 장소를 발견하라…. 그리고 그곳에 있는 당신을 상상하라…. 만일 다른 생각 때문에 집중이 안 된다면, 심호흡을 한두 번 한 후 다시 그곳으로 돌아가라…. 지금 이 순간만은…, 다른 모든 가야 할 곳, 해야 할 일을 접어두어라…, 지금 이 순간만은….

이 특별한 치유지에서 완전히 이완이 됐을 때…, 내적으로 이미 진행되고 있는 치유력을 상징할 수 있는 이미지를 상상하라…. 치유 시스템의 힘과 능력이 내적으로 만들어지고 있음을 상상하라…. 이것을 표현하는 이미지가 간단하게 당신에게 나타나도록 하라. 그것은 아마 다양한 형태를 갖고 있을 것이다. 혹은 에너지나 빛을 발하는 당신처럼 보일 것이다….

몸에서 파괴되어야 하고 기능을 상실한 세포들을 제거키 위해 밀려오는 면역 반응을 당신은 상상하고 느낄 수 있다…. 아마 그것은 건강하고 행복한 미래 당신의 이미지일 것이다…. 그러나 다른 어떤 것일 수도 있다…. 당신은 어떻게 치유 에너지와 생명력으로 충만한 당신을 상상할 것이며, 전인적이고, 건강하고, 강함을 느낄 것인가…? 이제 당신 스스로 자신을 이미지화하는 것을 시작하라…. 당신이 만든 이미지가 최상의 이미지나 가장 강한 이미지일지에 대해서는 전혀 걱정하지 마라…. 이 과정을 하다 보면 수많은 치유 이미지가 떠오르게 될 것이다…. 이 과정을 이해하는 동안 보다 적합하다고 생각되는 이미지가 수차례 변할 것이다…. 그러나 이제 이 이미지가 안정되도록 하라…. 그리고 이 이미지가 당신의 몸과 마음과 정신이 이룰 수 있는 상징이 되게 하라…. 이제 이미지가 당신의 몸속에서 생겨나는 것을 상상하라…. 가능한 한 그것이 가장 강하고, 힘차고, 효과적인 이미지가 되는 것을 상상하라…. 보다 더 강한 힘이 필요하다면, 당신이 사랑하는 사람이나 좋아하는 무언가에 연결할 수 있음을 상상하라…. 당신이 상상한 생명과 에너지의 어떤 근원에라도 연결하여, 당신의 이미지에게 먼저 주게끔 하라…. 그래서 그들이 치유가 필요한 부위의 치료를 위해 당신의 몸과, 마음과, 정신을 관통할 수 있는 강한 치유 에너지 원천을 공급하는 것을 상상하라…. 제거되어야 할 필요가 있는 것을 제거하기 위해…, 수선이 필요한 것을 수선하기 위해….

이제 잠시 시간을 갖고, 당신이 원하는 대로 이 같은 이미지가 만들어지는 것을 상상하라, 당신이 이미지화하고자 하는 방법이 어떤 것이건 간에 이제는 선명하게 나타나도록 하라…. 당신의 무의식은 의식이 그것에 관해 무엇을 말하려는지 이해한다…. 그리고 그것은 당신의 관심이 스스로 가지고 있는 치유력을 자극하고 활성화하는 데 있다는 것을 이해하고 있다…. 그리고 그것은 당신이 치유력을 어떻게 이미지화하는지, 어떻게 반응해야 하는지를 안다….

자, 이것이 이제 당신의 치유 이미지가 되게 하라…. 그 중에 있는 특별한 이미지나 한 장면이 이전 과정의 표상이 되게 하라…. 이 치유 과정을 의미하는 단어나 문구를 기억하게 하라…. 또한 내적인 치유의 느낌을 나타내거나 자극할 수 있는 단어나 문구를…. 그것은 당신이 전에 들은 적이 있는 것일 수도 있고, 이제 방금 생각난 것일 수도 있다….

이제 당신이 의도해서 만든 이 치유에 대한 이미지를 떠올려줄 단어와 문구를 결정할 시간을 스스로에게 주어라….

### 20초간 휴식을 취하라

이제 엄지손가락으로 다른 손가락의 손끝을 터치하라…. 이 동작이 내적인 치유의 과정이나 치유의 느낌과 연결되었음을 상징하게끔 하라…. 언제라도 이 조그만 신호는 내적인 치유 과정의 느낌에 즉시 연결할 수 있고, 당신이 가지고 있는 치유 능력을 보다 더 상기시켜줄 문구와 심상에 연결할 수 있다….

따라서 나중에 언젠가 암을 걱정하고 그것이 어떤 영향을 줄지를 걱정하고 있는 자신을 발견할 때, 그 근심이 당신으로 하여금 숙고하게 하는지를 생각해보아라…. 만약 그렇다면, 어떻게 그 근심을 해결하고 치유 능력에 영향을 줄 것인지에 관해 스스로 독창적으로 생각하게끔 하라…. 그러나 당신의 두려움과 걱정이 단순한 두려움이고 걱정이라는 것을 깨닫는다면, 그 순간 그들을 순순히 인정하라…. 그리고 깊은 숨을 들이마시고 이완을 시작하라….

두려움과 걱정을 지워버리는 것을 연상하라…. 한가운데 사선이 그어진 빨간 원형의 도장을, 그리고 그것이 걱정을 없애버리는 것을 연상할 수 있다….

당신의 엄지손가락으로 다른 손가락 끝을 터치하라…. 그러면 치유에 관한 이미지가 인지될 것이다…. 또한 치료에 대한 당신의 의도를 상기시켜줄 단어나 문장이 인지될 것이다….

그리고 치유에 관한 그 상징이나 이미지가 당신의 의식을 완전히 채우게 하라…. 이제 치유가 일어나고 있는 느낌이 어떻게 다가오는가를 주시하라…. 몸 안에서 그것을 느낄 수 있는가를 연상하라…. 당신이 이것에 깊게 들어가면 갈수록, 떠올리거나 느끼기가 더 쉬울 것이다…. 당신이 이것을 하면 할수록, 치료를 지원하는 당신의 능력이 강해질 것이다….

이 방법으로 치유를 연상하면, 당신은 이에 따르는 좋은 느낌들이 내적으로 더욱 강력히 커지게 할 수 있다…. 당신이 좋다면 그곳에 계속 머물러 있도록 하라….

그리고 당신이 바깥세계로 관심을 돌리려 할 때, 그들을 가지고 나오도록 하라…. 치유는 항상 당신 내부에서 일어난다는 것을 명심하라…. 당신이 그것을 격려하면 할수록, 그것은 더욱 강하게 될 수 있다….

당신이 필요한 만큼의 충분한 시간을 갖도록 하라…. 그리고 관심을 바깥세상으로 돌리고자 할 때, 당신 안에 특별한 치유지가 있다는 것을 알았음을 조용히 표현하라…. 이 방법으로 당신이 이미지를 사용할 수 있음에 대한 깨달음을 표현하라…. 그리고 자연스럽게 당신 안에 만들어진 치유 능력에 대한 깨달음을 표현하라….

이제 준비가 되었으면, 모든 이미지를 희미하게 하고 안으로 돌아가게 하라…. 그러나 항상 당신의 내부에서는 치유가 계속되고 있다는 것을 명심하라….

자, 이제 관심을 당신의 방 주변, 그리고 현재의 시간과 장소로 조용히 돌려라…. 돌아올 때, 중요하고 관심을 가질 만한 것이 있으면 가지고 나오라. 안락한 느낌, 이완된 느낌, 또는 치유감 같은 것…. 그리고 완전히 돌아왔을 때, 천천히 기지개를 켜고 눈을 떠라….

체험에 대해 기록하고 그릴 몇 분의 시간을 갖도록 하라.

**당신의 체험을 보고하라**

이 체험에 관해 당신의 치유 일지에 기록하고 그림을 그릴 약간의 시간을 가져라. 몇 가지 제안을 한다.

- 치유에 관한 이미지나 상징을 그리기
- 이 같은 치유 의지를 확신하는 단어나 문구
- 이 경험에 다시 연결을 만들어주는 동작
- 내적으로 일어나는 치유를 어떻게 연상할 것인가?
- 이렇게 하는 것을 어떻게 느낄 것인가?
- 이 체험에 관해 중요하고 흥미로운 것은 무엇이라고 생각하는가?
- 이 체험으로 무엇을 배웠는가?
- 앞으로 그것을 어떻게 사용할 것인가?

이 치유 이미지를 이용함에 있어서 가장 유용한 점은, 걱정을 하기 쉬운 사람일수록 치유 이미지를 만들기 더 쉽다는 것이다. 궁극적으로 그것은 기질이 될 것이고, 두려움을 치유할 의지나 긍정적인 힘으로 전환시킬 것이다. 그것은 확실히 기능을 한다! 그것을 반드시 하도록 하라-그리고 그것에 충실하라. 그것을 실행하려면, 엄지손가락을 다른 손가락에 터치하고, 하루 중 필요하고 원하는 때에 언제라도 치유 이미지나 이미지를 상징하는 단어들을 다시 부르고, 3회 정도 심호흡을 하고, 약 1분간 그들에 주목하라…. 또는 다른 일을 하고 있을 때도 항상 마음속에 그들을 기억하고 있어라. 당신에게 최선이 되는 방법들을 찾아라. 당신이 진정으로 긍정적인 걱정을 하는 사람이 되려면, 처음에는 하루에 수백 번씩 스위치를 켜고 이 생각을 해야만 할 것이다. 두려움이 사라지고, 꽤 재빠르고 유능한 걱정을 없애는 전사가 되었다는 확신이 설 때까지 그것을 끈기 있게 지속해야 한다.

요약

- 암 진단 후 첫 수 주간은 혼미하고, 감정적 충격에 쌓이고, 최선의 치료를 찾아야 한다는 압박감이 짓누르는 시기이다.
- 당신의 암과 치료에 관해 장기적이고 궁극적인 목표를 명확하게 하고 우선순위를 매겨라. 이것을 할 때, 첫 3주 동안의 목표를 정하고 우선순위를 매겨라. 목표를 설정하는 것이 우선순위를 결정하는 데 도움될 것이다. 그리고 이것은 하나의 순차적인 과정으로 진행되어야 하고, 한번에 모든 것을 할 수 없다는 것을 알아야 한다.
- 대부분의 암 환자들에게 가장 급하고 당면한 목표는 강한 감정과 스트레스를 관리하고, 의학적인 선택을 안내하는 정보를 수집하고, 초기 치료 결정을 하는 것이다.
- 이 장에서 걱정을 없애는 전사의 이미지 요법은 걱정을 긍정적인 기질로 전환하고 자신을 긍정적으로 조절(control)할 수 있도록 도울 것이다.
- 여기서부터는 이 시점에서 가장 중요하다고 생각되는 순서로 읽을 장을 선택하라.

제 3 장

# 암으로 인한 스트레스와의 투쟁

스트레스와 감정적인 혼란은 암 진단 후 수 주간에 일어나는 대부분의 고통을 야기하는 원인이 된다. The Healing Companion의 저자이고 약 20년 동안 암 지원 그룹의 리더로 활약한 제프 케인(Jeff Kane, M.D.)은 "초기 며칠간은 종양 그 자체는 보통 대단히 큰 의미는 없지만, 자아상에 나타나는 그것으로 인한 황폐함, 최악의 두려움의 유리가 나타난다. 진단을 받고 나면, 마치 납치되어 외국으로 끌려가는 것 같다. 모두 낯설고, 외롭고, 무섭다. 어떤 접촉도 도움이 안 되고, 어떤 설득력 있는 조언도 아무 가치가 없다"라고 했다.

이 장은 당신과 당신의 내적 지원 원천(평화로움과 강인한 정신력을 만드는 당신 자신의 능력)을 연결하는 심상요법을 가르치고, 내적 현명함을 가속하도록 도울 것이다. 그러나 처음에는 외적 지원 자원의 사용과 발굴에 관해 논의하자. 그것이 가끔은 결정적이다. 특히 진단 후 몇 주나 몇 달간에는 그렇다.

정말로 많은 힘든 일이 이 시간 동안 진행되고 암을 어떻게 치료할지에 대해 의견이 너무 다양하기 때문에, 안내자로서 의지할 만한 누군가를 찾는다는 것은 대단히 중요하다. 일반적으로는 이 역할을 의사가 할 것이다. 이 의사는 주치의나 암을 전문으로 치료하는 종양의사일 것이다. 대체의학을 고려한다면 (보완의학보다는) 먼저 종양의사를 찾거나 통상의학이 제공하는 것을 파악하기 위해 둘 다 고려하기를 권한다. 당신은 제공되는 것을 언제라도 거절할 수 있기 때문에 상관이 없다.

이상적으로는 의사나 다른 암에 대한 특별한 지식을 갖춘 전문가, 즉 당신에게 확신을 줄 수 있는 사람이나 말이 통하고 이해할 수 있다고 느끼는 사람을 찾는 것이 좋을 것이다. 상호 존중이 있어야 하고, 치료에 관한 당신의 목표와 철학이 잘 조화를 이루는 느낌이 있어야 한다. 의료와 치료에 대한 당신의 철학이 의사와 조화를 이루지 못하면, 전인적인 또는 통합치료 의사, 간호사, 상담사, 또는 심지어 새로운 부류의 건강 준전문가(모순된 정보로 복잡하게 얽힌 사람들을 돕도록 훈련받은 가이드)나 안내자들을 찾을 필요가 있을 것이다.

과거 『뉴욕 타임즈』의 기사에서는 의사나 암 치료 팀의 수장을 선택하는 일을 1800년대에 머나먼 땅 오레곤이나 캘리포니아로 자신들을 데려다줄 수송대장을 구하는 개척자 가족의 사례에 비유했다. 그들은 '약속의 땅'으로 가기 바라지만, 그것이 수많은 위험이 도사리고 있는 긴 여정이라는 것을 알고 있었다. 가뭄, 무더위, 공격적인 인디언, 전염병, 도둑, 초원의 폭풍, 그리고 예기치 못한 홍수 등이 도사리고 있었다. 그리고 그해에 너무 늦게 출발하면 산에 갇혀 동사할 위험도 있었다. 상당히 많은 개척자들이 제 날짜에 준비하지 못해 가족이나 중요한 공동체 동료들을 잃는 아픔을 겪어야 했다. 그러나 그들은 좀 더 나은 삶의 가능성을 꿈꾸며 여행을 준비했다.

개척자들은 식량, 장비, 거쳐 가야 할 노선 등에 대한 중요한 결정을 해야 했다. 그 중 가장 중요한 것은 위험하고 한 순간의 실수도 용납하지 않는 지역으로 그들을 데리고 가야 할 수송대장을 선택하는 일이었다. 당신과 당신의 암 치료에 같이할 파트너를 정하는 결정만큼 중요한 일이었다.

당신은 이상적인 수송대장이 무엇을 갖추어야 한다고 생각하는가? 틀림없이 당신과 똑같은 암을 치료한 경험이 있는 사람을 원할 것이다. 전에 그와 같은 여행을 한 번도 한 적이 없는 수송대장을 원하지는 않을 것이다. 마찬가지로 경험 있는 종양의사를 원할 것이다. 그 종양의사는 당신과 반드시 공감하지는 않을지라도, 당신의 가치를 존중할 줄 아는 명쾌한 판단력을 가진 사람이어야 한다. 또한 사려 깊고, 암 치료에 있어서 정신적·감정적으로 민감한 고뇌를 인식하고, 잘 돌봐줄 수 있는 의사를 원한다. 돌봐준다는 배려를 느끼는 것은 신나는 일이다. 그것은 당신을 위해 그 의사가 최선을 다한다는 것을 의미한다.

과거 서부에서 수송대장은 권위적이었다. 그들의 법칙은 자신들이 말한 대로 해야 한다는 것이다. 그들은 길을 알고, 당신은 길을 모른다. 그들은 안내자이고, 그것이 그들의 직업이다. 그들은 여행 과정에서 불필요한 위험으로부터 일행을 보호할 의무와 권한이 모두 있었다. 그들은 여행에 관해 거의 모르는 사람들과 논쟁하기를 바라거나 할 필요를 느끼지 않았다. 어떤 의사들은 (수송대장과) 같은 개념을 가질 것이다. 당신이 그들을 믿는다면, 그것이 가장 좋은 것이다.

대부분의 사람들은 의사가 수송대장이 되기를 원한다, 그러나 모두 그렇지는 않다. 가끔 의사가 아닌 사람이 수송대장일 때가 있는데, 이때는 거의 항상 의사가 그들의 팀에서 '고용된 총잡이' 역할을 했다. 그러나 어떤 의사들은 한 환자의 '치유 팀'이 된다는 생각을 불편해한다.

한편으로 이렇게 얽매이지 않고 개방된 관계를 유지하는 경우가 오히려 환자나 의사 모두에게 커다란 장점이 될 수 있다. 의사가 치료의 장점과 위험에 관해 정확하게 설명해줄 수 있다면, 그 환자는 가장 적절한 치료를 선택하는 데 열정적이 되고, 그것은 환자에게 힘을 보태준다. 그리고 의사가 단순하게 선택한 치료라 할지라도, 훨씬 더 믿을 수 있다. 이런 유형의 유대관계에 있어서는, 환자나 의사 모두 치료 계획이 적절한지, 그리고 참여할지 안 할지를 서로 선택할 수 있다.

치유 팀이 당신과 뜻이 맞지 않거나 의사가 들으려 하지 않는다면, 뜻이 맞는 사람을 찾아라. 당신이 거주하는 곳에 그런 의사가 없다면, 최소한 치료받는 동안이라도 옮겨보도록 하라. 물론 모든 사람이 다 이런 선택을 하는 것은 아니지만, 다른 지원 시스템을 이용하여 당신 의사의 부족한 부분을 항상 보충할 수 있다. 치료를 위해 거주지를 벗어나는 것은 비용이 많이 들고, 당신의 지원 시스템이 와해될 수 있는 일이다. 그러므로 그 장점과 비용을 고려하여 심사숙고해야 한다. 골수이식 같은 특별한 치료를 요하는 경우나, 그곳에서 상당히 치료가 되지 않는 경우와 같은 희귀 암인 경우에는, 치료 선택을 도와줄 일류 암 센터의 컨설팅을 받을 가치가 있을 것이다.

## 10. 불확실성을 다루는 법

초기에 맞닥뜨릴 수 있는 스트레스 중 하나는 전문가들의 의견이 서로 맞지 않음으로써 야기될 수 있다. 의학 치료의 다양함은 대부분의 사람들이 아는 것보다 훨씬 더 넓다.

미카엘 밀렌슨(Michael Millenson)은 그의 저서 Demanding Medical

Excellence에서 다양한 문제점들을 미국에서는 어떻게 치료하는가를 연구했다. 그는 심지어 작은 지역에서조차 엄청난 차이점이 있다는 것을 발견했다.

한 연구논문에서는 시애틀에 있는 1차 진료 의사들에게 단순 요로감염증을 가진 젊은 여성들을 어떻게 진단하고 치료하는지를 물었다. 이는 의학적 치료에서 가장 간단하고 수월한 시나리오 중 하나이다. 하지만 놀랍게도 인터뷰한 82명의 의사들로부터 137개의 다른 접근법이 있다는 것을 들었다. 명확히 말하자면, 단순히 질병을 치료하는 것이지만 여러 가지 효과적인 방법이 있기 때문에, 어떤 의사들은 몇 가지 치료법을 제시하기도 했다.

암 의학의 프로토콜은 다른 의학 분야보다 표준화되는 경향인데도, 아직도 많은 논쟁과 변이성이 있다. 지역별로, 연구소별로, 심지어 같은 병원 같은 과의 종양의사 사이에서도 차이가 있다. 이는 암 치료에 있어서 다양한 방법이 있다는 것을 나타낸다. 과학적인 현대의학뿐만 아니라, 어느 정도는 '전인 치료'가 이 과정의 한 부분으로 포함된다. 전인 치료 중에는 치료를 질병에 맞추는 것도 있으나, 대부분은 치료의 중점을 질병을 가진 사람에게 맞춘다. 이런 전인 치유를 위해서는 당신이 신뢰할 수 있는 암 치료 의사와의 유대관계가 중요하다.

스탠포드 대학의 정신과 의사인 데이비드 스피겔(David Spiegel)은 암을 가진 사람을 지원하는 연구 분야에서 개척자적인 인물인데, 다음과 같은 글을 남겼다.

> "우리는 당신이 주치의와 좋은 유대관계를 갖는 데 3가지 열쇠가 있다는 것을 알았다. 교류, 조절, 그리고 친절이다. 당신이 원하는 바를 정확히 알리고 주치의와 오해가 생기지 않도록 하라. 그들을 치료 결정에 참

여시키고, 당신이 기존에 가지고 있는 자료에 관한 정보를 제공하라. 병을 치료해주는 것뿐만 아니라, 인간으로서 당신을 진정으로 돌보아주는 의사를 찾아라. 그리고 당신이 그 의사의 진정성을 깨닫고 있음을 그에게 표현하라."

## 11. 보살핌과 치유에서의 균형적 활동

정보를 모으고, 의학검사를 계속하고, 그리고 좋은 조언을 듣는 데 매진하기 때문에, 처음 몇 주간은 정신이 없을 것이다. 그 경험이 감정적으로 정리될 틈도 없다. 또한 이 기간 동안에는 불안의 정도가 너무 높아, 다음에 무슨 일이 일어날지 알게 될 때까지는 잠시도 쉬지 못할 것이다. 낮에는 그것을 모으고, 저녁에는 잠이 안 와 수면제가 필요할 것이다. 이때는 그것이 나을지도 모른다. 이런 초기에는 당신에게 도움되는 것은 무엇이든 하라, 치유 심상도 포함해서…. 당신 자신과 자신의 내적치유 능력과 접촉하여 머물러 있을 수 있는 시간을 내어 이완과 심상치유를 하는 것이 이때도 도움이 될 것이다.

암 진단 후 치유 여정을 시작하기 전, 초기 충격에 익숙해지기 위해 며칠간 숨 돌릴 시간을 갖는 것이 도움될 것이다. 이때는 그동안 수집한 정보를 모아 어떤 선택을 할지 생각할 시간이 필요하기 때문이다. 어떤 암들은 가능한 한 빨리 신속하게 치료를 요하는 것도 있지만, 대부분 응급 상황은 거의 없다. 그리고 치료 결정이나 정보 분류를 위한 수일에서 수 주간의 시간을 갖는 것이 필요하다. 이때가 결정을 위한 중요한 시기이다.

이 시기에는 친구나 가족이 매우 중요할 수 있다. 유도심상 아카데미의 공동 창설자이자 심리학자인 데이비드 브레슬러(David Bresler Ph.D.)는 지원에 관해 다음과 같이 추론했다.

"당신이 도시의 한 외딴 곳에서 홀로 방황하고 있는 것을 연상해보아라. 그곳은 어둡고 낯설고, 그리고 젊은 놈들 한 패거리가 도로를 가로질러 당신한테로 오고 있는 것이 보인다-신경이 곤두서고 겁이 덜컥 나는가? 이때 친구가 같이 있다면 어떨까-그러면 당신은 조금 덜 불안하지 않겠나? 주변에 돌봐줄 사람을 가지고 있고, 싸워줄 사람이 있고, 같이 고민해줄 사람이 있고, 그리고 그냥 슬프고 친구가 필요할 때 같이 있어 준다는 것은 이 시기에 큰 도움이 된다. 이때 중요한 것은 어떤 것이 가장 도움되는가를 판단하는 것이고, 필요한 도움을 요청할 수 있다는 것이다. 또한 외로움에 대해서도 마찬가지다."

## 12. 지원에 대한 평가

암에 의해 충격을 받을 때, 전에 본 적 없는 상당수의 사람들이 당신의 인생에 끼어들 것이다. 어떤 사람들은 도움이 되고 지원을 해줄 것이다. 그러나 어떤 사람들은 당신의 에너지나 기분을 고갈시키고 떠나갈 것이다.

뛰어난 심신요법 연구자의 한 사람이고 저자이면서 심리학자인 제니 아처버그(Jeanne Achterberg)는 암으로 심각한 위협에 시달리며 2년간 투병했다. 저널 Alternative Therapies가 후원하는 컨퍼런스에서 그녀는 지원(support)을 주제로 자신의 투병 경험을 발표하고, 그들을 몇 가지 부류로 분류했다.

먼저 인생에 진정으로 도움이 되는 사람들을 '양식이 되는 지원(support pie)'이라고 분류하고, 친한 친구들, 사랑스런 지원자들, 믿을 만한 충고자들, 현명한 코치들, 재정적·물질적인 도움을 주는 사람들을 포함했다. 그리고 이들을 편하게 친구들로 영역을 분류했다. 한편으로 '독이 되는 지원(toxic support)'이라는 특징으로 불리는 한 부류를 보고 했다. '집적대는 사람(badgers)', 즉 "무언가를 하라-또는 무언가 특별한 것을, 그것을 즉시 하라!"라고 하는 부류. '나쁜 운명(doom)과 우울한 사람에 붙어 다니며 치료 후 증상을 가져가는 사람(gloomers)', 즉 당신을 죽은 사람으로 쳐다보고, 길게 도움도 안 되고, 비탄 어린 얼굴을 하고 있는 부류. '설계자(projector)', 즉 그들이 의도하는 대로 당신이 따라하도록 종용하며-두려움과 믿음은 당신 몫이다-당신의 감정에는 아무 관심이 없는 부류. '사용자(users)', 즉 그들의 이익을 위해서 당신이 필요하고, 그들에게 도움되는 것만 말하는 부류. 잘못을 탓하는 '새 지도자(New Agers)', 즉 무엇을 잘못해서 암에 걸렸느냐고 묻는 부류. 그리고 '암에 대한 파시스트 또는 근본원리주의자(cnacer fascist and fundamentalists)', 즉 암에 대해서 모든 것을 알고 있다고 생각하는 부류(의학적이건 종교적이건, 전인적이건 또는 예지적이건 간에) 등으로 분류했다.

암 치료에 있어서 각 단계마다 다양한 사람들과 같이 논의하고자 할 때는 항상 어느 정도 에너지와 시간을 할애할지를 스스로 결정하는 것이 중요하다. 이 부분은 다른 사람에게 괜한 부담을 줄 필요 없이, 스스로 자신의 의중에 따라 결정하는 것이 바람직하다. 당신의 응답기에 새로운 메시지를 남기고, 당신의 지원자 중 한 사람에게 필요할 때마다 당신을 불러줄 것을 요청하라. 매번 암으로 투병하는 사람에게 경험을 요구하지 말고, 암 환자 동호회나 카페에서 정보를 얻거나 도움을 받는 것도 하나의 방법이다.

## 13. 암 환자 후원 그룹들

후원 그룹은 암 환자에게 상당히 유용하다. 그들은 많은 암 환자의 스트레스를 줄이고, 정신적인 기능을 개선시켜주는 효과가 있다. 그러나 후원 그룹이 항상 모든 사람에게 필수적으로 도움되는 것은 아니다. 많은 후원 그룹 중에서 당신의 상태나 암의 단계, 당신의 관심사나 믿음에 대해 진정으로 도움이 되는 후원 그룹을 찾아야만 한다.

어떤 조기 암 환자에게는 후원 그룹이 오히려 두려움을 일으키는 역할을 할 수 있다. 왜냐하면 심각한 상황인 환자를 포함하여 다양한 단계에서 다양한 치료를 받는 환자들과 같이 있는 자신을 발견하고는 오히려 불안해할 수 있기 때문이다. 이런 이유 때문에 새로 진단받은 환자들만을 위한 별도의 후원 그룹을 형성하는 경우도 있다. 그런데 문제는 당신의 투병에 관해 도와줄 노련한 대가, 또는 스트레스를 관리하고 좋은 치료법 결정에 도움을 줄 딱 맞는 후원 그룹을 만나기가 쉽지 않다는 것이다. 어떤 그룹은 회원 관리를 도와주고 어려운 문제를 공평하고 균형 있게 처리하도록 도와주는 전문가가 있는 반면에, 또 어떤 그룹들은 그렇지 못한 곳도 있다. 어떤 암에만 특별한 정보를 갖는 그룹이나, 어떤 의사나 치료에만 특별한 정보를 갖는 그룹도 있다. 이런 경우는 처음 진단을 받은 경우에 특별히 유용할 수 있다.

수많은 그룹들 중에 당신을 위한 것이 있는지 없는지를 보기 위해 몇 개의 그룹을 방문할 필요가 있다.

어네스트 로젠바움(Ernest Rosenbaum)은 종양의사이며 치료사인 그의 아내 이사도어(Isadore)와 함께 일을 하는데, 암 환자들이 그들의 관리 프로그램에 참여하도록 권유하는 지도자이다. 그들은 저서 Coping with Cancer에서 후원 그룹을 평가하는 간단한 지침을 정했다.

즉 "후원 그룹이 당신에게 맞는지 안 맞는지를 판단하는 가장 좋은 방법은 미팅에 참여하는 것이다. 그래서 그것이 마음에 들지 않으면 가지 말라"라고 했다.

자, 방향을 바꿔 외적인 자원으로부터 이제는 암에 대한 스트레스를 줄이고, 없애고, 긍정적으로 전환하기 위해 당신 내부에서 할 수 있는 내적 자원으로 관심을 바꾸어보자.

## 14. 스트레스와 암

스트레스란 우리가 위협받고, 과로하고, 조절이 안 될 때 우리 자신에게 일어나는 반응을 표현하는 용어이다. 암을 새로 진단받은 사람은 이 모두를 엄청나게 느낄 것이다. 우리는 다양한 양상으로 스트레스에 반응한다. 어떤 사람들은 직접적으로 느끼는 스트레스에 화를 내고, 눈물 흘리고, 또는 불안한 감정 표현을 한다. 반면에 어떤 사람들은 스트레스에 대한 표시를 폭식, 과음, 흡연, 약물과 같은 습관이나 행위를 함으로써 감소시키려 한다. 또 다른 경우는 물리적인 증상이 나오는 경우인데, 빈맥 또는 부정맥, 숨 가쁨, 불면증, 식욕부진, 오심(구토), 두통, 또는 목이나 허리 통증 등의 증상으로 표시한다.

스트레스를 관리하는 데는 3가지 주요 요소가 있다.

1. 외적 상황을 변화시키기
2. 상황에 반응하는 방법을 변화시키기
3. 상황을 인식하고 해석하는 방법을 변화시키기.

외적 상황을 변화시키기 위해 시작할 수 있는 것에 관해서는 이미 앞에서 몇 가지 이야기된 바 있다. 좋은 의사와 협력자를 찾는 것. 친구나 가족, 전문가나 후원 그룹 등 누구이건 간에 바람직하고 질적인 후원이 되도록 하는 것. 정보를 모으고 좋은 치료 선택을 하는 것. 당신의 목표와 의도를 뚜렷이 하는 것 등. 자, 이제는 반응하는 양상을 변화시킬 수 있는 몇 가지 방법에 주목해보자. 보통 이것은 예측과 반응 모두에 전환이 있어야 한다. 그러나 먼저 반응의 단순한 전환에 주목해보자.

당신이 느낄 스트레스 반응은 틀림없이 외부 사건(암 진단)에 의해 유발된다. 그리고 그 반응은 자연스러운 현상이며, 당연한 반응이다. 이런 스트레스 반응은 내적 지원에 의해 전환시키고, 스트레스를 유발하는 감정적·생리적인 반응을 차단할 수 있다. 여기에는 이완, 명상, 자기 최면, 그리고 유도심상이 다양한 형태로 역할을 하게 될 것이다. 1장에서 배운 치유지(healing place)를 찾기 위한 방법 같은 이완 기술을 주기적으로 수행하다 보면, 내적 지원에 의해 여러 각도에서 도움을 받을 것이다.

## 15. 이완의 장점

전에 마음속에 간직한 불안 또는 감정적인 어려움을 제거하거나 완화하기 위해, 당신의 마음속에 치유와 편안함을 느낄 수 있는 곳을 만들어본 경험이 있는 사람들은 이해하기 쉬울 것이다. 규칙적이면서 자주 이 내적 치유지를 경험한다면, 당신이 느끼는 스트레스의 전반적인 레벨을 감소하는 데 큰 도움이 될 수 있다. 규칙적으로 이완할 때, 그것을 하는 동안 좋아짐을 느낄 뿐만 아니라, 자극과 스트레스 레벨을 전반적으로 낮추고 보다 조절이 잘되는 느낌을 알게 될 것이다.

이완의 많은 장점들은 수천 년 동안 많은 문화권에 알려져 있었고, 현대 서양과학에 의해 재발견되고 입증되었다.

1972년에 허버트 벤슨(Herbert Benson, M.D.)과 리차드 월리스(Richard Wallace)는 Scientific American 지에 '명상의 생리(The Physiology of Meditation)'라는 획기적인 기사를 실었다. 그 연구는 명상을 훈련받은 사람들은 명상 도중이나 사이에 스트레스 반응과 반대되는 특별한 생리적 변화를 나타낸다는 것을 발견했다. 명상하는 동안 저혈압, 서맥, 호흡수 감소, 세포의 산소 소비량 감소가 확인된 것이다. 심지어 자는 동안 평소보다 4~5배 이상 근육의 노폐물을 제거하는 효과도 나타났다. 오리지널 연구는 특정한 양식(직관적인 명상)의 명상으로 훈련된 사람들을 대상으로 한 것이지만, 다른 다양한 양상의 이완에서도 같은 효과가 있다는 것이 또 다른 연구들에서 발견되었다.

하버드 의과대학의 심신 클리닉 과장을 오랫동안 역임하고 있는 벤슨 박사(Dr. Benson)는 이를 이완 반응(relaxation response)이라고 불렀다. 치료 장소(Your Healing Place)에서 이미 배운 적 있는 유도심상 과정은 이 반응을 유도하는 완벽하고 뛰어난 방법이다.

이완 반응은 완전히 깨어 있는 상태나 자고 있는 상태와는 다른 특별한 생리적인 상태이다. 그리고 그 상태에서는 몸과 마음이 에너지를 보존하고 원기를 회복하고 재생할 수 있는 것으로 보인다. 원시인들이나 침팬지 또는 고릴라 같은 영장류들이 집단생활을 하며 시간 보내는 것을 보면, 아마 생리적으로 깨어 있는 시간에도 이완 상태를 유지하는 방향으로 진화된다는 결론을 내릴 수 있다. 바쁜 현대사회에서 우리의 생리는 특별히 그렇게 되도록 시간을 만들지 않는 한, 원기를 회복하고 재생할 수 있는 기회를 거의 갖지 못한다.

이완에 대한 규칙적인 수련을 연마함으로써 몸과 마음이 휴식을 취하고, 소생하고, 재생할 수 있는 규칙적인 시간을 얻을 수 있다. 이런 상태에서 몸은 재생과 치유를 위한 에너지를 보다 효과적으로 사용할 수 있다.

스트레스 반응을 제거하고 이완 반응을 유도하는 것은 규칙적인 이완 수련의 커다란 장점이다. 그러나 그것뿐만 아니라 또한 다른 것도 있다. 이완하는 동안이나 그 사이에는 기분이 훨씬 좋아짐을 느낄 것이다. 원한다면 언제든지 이완할 수 있다는 것을 알 수 있다. 이완할 때 자신이 조금 더 잘 조절되는 것 같고 손쉽게 문제를 극복할 수 있을 듯할 것이다.

부언으로, 이완은 내적으로 집중하는 법을 가르친다. 그리고 이완을 하기 위해 유도심상을 사용하는 것은 그것을 쉽게 해줄 뿐만 아니라, 뒤에 탐구할 다른 심상 기교의 응용을 도와준다.

앞에서 배운 유도심상 과정은 이완의 시작을 유도하고, 내적인 치유 반응을 연상하는 대로 옮겨가도록 하고, 당신이 그것을 보다 더 쉽게 느낄 수 있도록 해준다. 이것은 아마 당신의 예지력과 반응 전환 능력의 조합으로부터 나오는 것으로 추측된다. 치유 심상을 경험한 대부분의 사람들은 가망 없는 희생양이라는 느낌을 덜 받고, 결과에 강한 힘을 발휘할 수 있는 참여자라고 느끼는 것 같다.

## 16. 환기 심상(Evocative Imagery)

암 진단에 대한 반응을 변환시키는 다른 강력한 심상 기술을 소개하고자 한다. 이 기술은 환기 심상이라고 부른다.

초기에는 암을 가졌다는 생각으로 마음이 공황 상태에 빠져서 치료에 대한 상담도 하기 어렵고, 의견 교환도 어렵다. 의지도 약하고, 힘도 없고, 불안하고 겁에 질린 상태가 될 것이다. 이완이나 치유 심상을 하려는 생각이 이 당시에는 요원한 것처럼 보인다. 집중도 안 되고 기력이 없기 때문에, 심지어 어떤 치료를 해야 할지 상상하기도 어렵다. 치유 심상을 시작하기 전에 감정적으로 강인한 무장을 할 필요가 있다. 환기 심상은 정신력, 용기, 결심을 돕는 데 효과적인 방법이 될 것이다. 그것은 무력감을 떨쳐버리게 하고, 스스로(또는 다른 사람)를 돕는 데 최선의 노력을 경주하도록 할 것이다.

감정 변환에 사용하는 환기 심상 테크닉은 피츠버그에 있는 카네기 멜론 대학에서 연구되었는데, 기분전환을 돕는 데 아주 효과적인 것으로 밝혀졌다. 무력감에서 희망 찬 상태로 마음대로 전환할 수 있음을 배우는 것은 특히 두려움에 압도된 사람에게는 막강한 경험이 된다. 다음 이야기는 이 테크닉을 어떻게 사용할 수 있는가에 대한 좋은 예이다

40세, 직업이 간호사인 에밀리(Emily)는 유방암 재발을 진단받은 환자이다. 그녀는 그저 흐느끼면서 "내가 이제 다시 직장생활을 할 수 있을지 정말 모르겠다. 할 수 있을지 모르겠다"라고만 반복했다.

처음 유방암 진단을 받은 후 그녀는 4년간 재발 없이 잘 지냈고, 생활양식 또한 이전 상태보다 훨씬 건전한 상태로 변했다. 그녀는 식단을 개선하고, 개인적으로 뚜렷한 목표를 설정하고 생활했다. 치료하는 동안 나쁜 습관을 버렸고, 치료 이후 전보다 훨씬 활기찬 생활을 해왔다. 그런 그녀에게 재발은 충격이고 잔인한 일격이었다. 특히 그녀는 "옳다고 생각하는 것만 했는데…"라며 안타까워하고, 새롭게 발견한 건강함을 신뢰하고 있었기 때문에 더욱 좌절했다.

그러나 에밀리는 새롭게 마음을 가다듬고 심상을 하려는 의지가 있

었다. 그녀에게 닥친 도전을 이겨내기 위해서 필요한 것이 무엇이라고 생각하는지를 묻는 질문에 "힘이 필요하고…, 그리고 용기가…, 내가 이것을 다시 헤쳐나갈 힘이 있는지 모르겠습니다"라고 했다.

그녀에게 지금은 놓치고 있지만 힘과 용기를 가지고 있던 때의 기억 속으로 돌아가도록 요구했다. 그러자 그녀는 20년 전 그녀의 어머니가 유방암에 걸렸던 때로 돌아가기를 택했다. 그곳에 다시 있는 것을 연상하고, 보고 듣고 느낀 것을 회상하고자 했다. 그녀는 그 경험을 생생하게 상상 속으로 재현할 수 있었다. 그녀의 어머니가 흐느끼고 위협받고 있는 것을 기술할 때가 에밀리의 심상 과정의 출발선이었다. 그녀가 어떻게 느끼는지에 대해 주목할 것을 요구했다. 그녀는 조용하고 차분하게 어머니를 격려하고 있다고 말했다. "겁을 먹고 슬픔을 느꼈다. 그러나 한편으로는 이것을 이겨내기 위해 필요한 어떤 과정이라도 받아들일 힘과 믿음을 느꼈다"라고 했다.

그녀로 하여금 이런 특징의 힘과 믿음을, 그리고 평온함과 명쾌함을 인식하게 하고, 몇 분 후 그녀의 몸에서 가장 강하게 그들을 느낄 수 있는 것을 연상하라고 했다. 그러자 그녀는 그렇게 했다. 그녀 안에서 이런 새로운 느낌들을 경험할 수 있었고, 눈을 떴을 때 조용하고 차분해졌다. 그리고 "당신도 알다시피 이제 필요한 힘은 있어요. 그런데 바로 착수할 수가 없네요"라고 말했다.

이것은 암이 생겼을 때 빈번히 일어나는 일이다. 많은 두려움과 스트레스 때문에, 그들이 가장 필요할 때 한꺼번에 그 힘을 가속하지 못한다. 환기 심상은 당신이 정신적 무의식의 전능한 능력에 재연결되도록 해주며, 효과적으로 그것들을 사용하도록 도와준다. 에밀리는 아직 다뤄야 할 재발성 암을 가지고 있다. 아직도 다른 치료 선택을 고려해보아야 하고, 어려운 결정을 해야 하고, 유쾌하지는 않지만 강력한 치료를 겪어야 한다. 그녀는 아직 예후나 암이 가져다주는 다수의 다른 도전에 관한 불확실성을 다뤄야만 한다.

그러나 이제는 상황이 달라졌다. 이제는 정신적인 강인함, 용기, 그리고 명확한 판단력과 접촉되어 있다. 앞으로 수개월 동안 주기적으로 수행할 방법을 깨달았으며, 이 능력과 접촉이 끊어졌을 때 그녀는 다시 그들과 연결할 방법을 깨달았다. 그녀는 자신의 정신적인 힘과 다시 연결해주는 유용한 도구인 환기 심상을 배우고, 그것을 자주 수련했다. 특히 암 재발 진단을 받은 후 첫 몇 주 동안은 더 열심히 수련했다. 몇 주 후 그녀를 만났을 때, 그녀는 "당신도 알다시피 이 심상은 감정적인 보디빌딩(body building) 같아요, 안 그런가요? 하면 할수록 강해지는 것을 느끼고, 하는 것이 쉬워져요"라고 의견을 말했다.

비유가 참 좋은 것 같다. 왜냐하면 심상과 그 효과는 대부분의 경우 하면 할수록 더 좋아지고 훨씬 더 효과적이 되기 때문이다. 그것은 육체적인 효과로 연결되는 정신적인 수련 과정이다. 그리고 그 결과는 수련으로 개선된다.

## 17. 환기 심상의 수련

내적 세계로 들어가기 전에 느끼기 원하는 특별한 심상에 관해 잠시 생각할 시간 여유를 가져라. 그것은 정신적인 힘과 용기, 평온함, 인내심, 믿음, 평정심, 또는 당신이 특별히 느끼기 원하는 또 다른 특성들일 것이다. 이것은 당신이 앞으로 계속 체험하고 수련해야 할 과정이다. 그러므로 선택한 특성에 관해 너무 걱정하지 마라. 그것을 아무리 많이 사용한다 할지라도, 닳아 없어지지 않을 것이다. 사실 그 과정을 계속 반복할 때마다 그것은 강력해질 것이고, 당신이 변화시킨 특성 또한 강화될 것이다.

가끔 느끼기 원하는 것이 여러 가지 특성인 경우가 있다. 하나의 과정에서 두세 개의 특성을 찾고자 하는 것은 나쁘지 않다. 그러나 효과가 희석될 가능성은 더 높다. 당신은 아마 보다 용감함, 명석함, 그리고 강인함을 갖고자 생각할 수 있고, 집중해서 그 3가지를 사용할 수 있다. 그러나 동시에 평온하고, 용감하고, 자신만만하고, 참을성 있고, 유머가 있고, 철학적이고, 그리고 맹렬함을 느끼려 하지만, 그만큼 성공을 거두기는 어려울 것이다.

환기 심상을 조사할 준비를 하고, 치유 일지에 다음과 같은 것을 기록하라.

지금 당신의 느낌은 어떤가? 어떤 특성들이 내적으로 더 느껴지는가?

내적으로 이 특성을 느꼈던 때를 상기하여 기록해놓아라. 당신이 그것을 경험한 적이 없다면, 이 특성에 대해 누군가 다른 사람이 경험한 것을 관찰한 때를 기록하라.

당신이 연상한 것이 자신 안에서 이 특성을 보다 강력하게 해주는 것 같은가? 어떻게 생각하는가? 느끼는가? 활동은 하는가? 지금 그것은 어떻게 이 특성들이 잘 표현되도록 도와주는 것 같은가?

기록을 끝냈을 때, 마음을 편하게 하고 다음의 환기 심상 과정을 탐구하기 위한 20~30분 정도의 방해받지 않을 시간을 준비하라. 숨을 들이쉬고, 이완을 하고, 치유지로 가는 것을 시작할 것이다.

## 18. 환기 심상

편안한 곳에 자리를 잡고 당신 나름대로의 방법으로 이완을 시작하라…. 당신의 호흡이 좀 더 깊어지게 하고 충만하게 하라…. 그러나 아직은 편안하게….

숨을 들이마실 때마다 당신의 몸을 채울 신선한 공기, 신선한 산소, 신선한 에너지가 들어오는 것을 인식하라….

숨을 내쉴 때마다 한 움큼의 긴장…, 한 움큼의 불편…, 한 움큼의 걱정을 내보낼 수 있음을 이미지화하라….

신선한 에너지를 들이마시고 심호흡을 해서 긴장과 걱정을 내뱉는다. 그럼으로써 심신의 이완을 시작하라…. 편안하고 자연스러운 움직임이 되도록 하라…. 어떤 외부의 힘도 가하지 말라…. 인위적인 어떤 것도 만들지 말라…. 자연스럽게 일어나도록 하라….

이제 숨을 마시고 이완을 하고…, 숨을 마시고 에너지를 채우고….

보다 깊게 이완하고자 한다면 몇 번 심호흡을 하라…. 그러나 지금은 자연스러운 횟수와 리듬으로 호흡하라…. 숨을 쉬는 당신 몸의 부드러운 움직임을 느끼며 편안하고 자연스럽게 긴장을 풀어라…. 의식하지 말고 편안하게….

당신의 오른발이 이제 어떻게 느껴지는지를 인식하라…. 그리고 왼발이 어떻게 느껴지는지를…. 바로 직전까지, 아마 자신의 발을 전혀 느끼지 못했을 것이다…. 그러나 이제 두 발에 집중했기 때문에, 그것을 인지할 수 있고, 어떻게 느껴지는지 알 수 있을 것이다….

당신의 발에 지능이 있다는 것을 인식하라…. 그리고 조용히 당신의 발을 이완하려 할 때 무슨 일이 일어나는지를 느껴라…. 부드럽고 편안하게 하라….

같은 방법으로 당신의 양 다리에 지능이 있음을 인식하고, 그것들을 자유롭게 풀어주어라…. 그리고 그것들이 나름대로 반응하도록 내버려두어라…. 그리고 어떤 긴장의 완화나 이완이 일어나는가를 인식하라…. 인위적인 어떤 노력도 가하지 말라…. 부드럽고 자유스럽게 내버려두어라…. 그리고 편안하고 즐거운 경험이 되도록 하라….

당신이 원한다면 보다 깊고 편안하게 이완을 할 수 있다….

같은 방법으로 신체의 다른 부위들 역시 부드럽고 편안한 상태를 만들라…. 그리고 그들이 어떻게 이완되는지를 보라….

이제 당신은 스스로의 이완 상태를 조절할 수 있으며, 당신이 편안할 만큼만 깊게 이완한다…. 만일 당신이 바깥세상으로 의식을 돌리려 한다면, 눈을 뜨고 주위를 둘러봄으로써 완전히 깨어날 수 있다….

당신이 무언가에 반응할 필요가 있다면 하면 된다…. 당신이 필요하다면 그것을 할 수 있다는 것을 알아두라…. 다시 긴장을 풀고 당신이 심상화한 내적세계로 집중하라….

위와 같은 방식으로 당신의 등과 척추, 고관절 부위를 자유롭게 하고 이완하라….

복부와 중앙부를…, 흉부와 늑골부위를…, 어떤 노력이나 몸부림도 없이…, 자연스럽게 진행되도록 하라. 그러나 당신이 그렇게 하고 있다는 것을 의식하라….

역시 같은 방법으로 당신의 등과 척추를 부드럽게 하고 자유롭게 하라…. 허리 아래쪽을…, 허리 위쪽을…, 양측 날개뼈 사이를…, 목과 어깨를…, 팔 위쪽을…, 팔꿈치를…, 팔뚝을…, 손목과 손을 경유하여…, 손바닥을…, 손가락을…, 그리고 엄지손가락을….

얼굴이나 턱의 지능을 인식하고 그들을 이완시켜라…. 부드럽고 편하게 되도록….

그리고 머리와 이마…, 양 눈…, 당신의 혀도 편할 수 있도록 하라….

이완이 됐을 때, 집중력을 보통 때의 외부세계에서 당신의 내적인 세계라고 부르는 곳으로 옮겨라…. 당신만이 보고, 듣고, 냄새 맡고, 느낄 수 있는 내적인 세계…. 당신의 기억력, 당신의 꿈, 당신의 느낌, 당신의 계획 모두가 내재된 세계…. 당신이 어떤 것들과 연결되는 법을 배우는 세계…. 그곳은 치유 여행을 하는 동안 당신을 도와줄 것이다….

당신이 내부에서 발견한 대단히 특별한 장소를 상상하라…. 당신이 편하게 느끼고 긴장을 풀 수 있는 아주 아름다운 곳, 그러나 매우 잘 알고 있는 곳…. 이곳은 살면서 몇 번인가 실제로 가본 적이 있는 곳일지도 모른다…. 외부 세상에서, 또는 이곳 내적인 세상에서…, 또는 어느 곳에선가 본 적이 있는 곳일지도 모른다…. 어쩌면 그곳은 전에 한 번도 가본 적이 없는 새로운 곳일지도 모른다…. 대단히 아름답고, 당신을 기꺼이 받아들이고, 그리고 안에서 좋은 기분을 느낄 수 있는 곳이라면 어디든 문제가 되지 않는다…. 안전하다고 느끼고, 치유된다고 느끼는 곳이라면….

이제 시간을 가지고 그 장소를 둘러보라…. 그리고 당신의 상상 속에서 본 것을 인식하라…. 당신이 본 모든 것…, 그것들이 어떻게 보이는지…. 그곳이 아름답고 편안하며 치유되는 것처럼 느껴진다면, 그곳을 어떻게 상상하느냐는 전혀 문제가 되지 않는다…. 당신의 상상 속에서 들리는 소리가 있는가…. 아니면 단순히 정적만 흐르는가…. 당신의 상상 속에서 어떤 향기가 느껴지는가, 혹은 특별한 공기가 흐르는가…. 그런 것이 있든 없든, 그곳에서 치유됨을 느낀다면 전혀 문제없다…. 그곳은 상상할 때마다 조금씩 변할 수도, 같을 수도 있다…. 이는 큰 문제가 되지 않는다…. 조금씩, 조금씩 탐구를 계속하라.

그곳은 하루 중 언제인 것 같은가…? 일 년 중 언제인 것 같은가…? 기온은 어떤 것 같은가…? 당신의 옷차림은 어떤가…? 천천히 시간을 들여 당신이 안전하고 편안하게 느낄 만한 장소를 발견하라…. 그리고 그곳에 있는 당신을 상상하라…. 만일 다른 생각 때문에 집중이 안 된다면, 심호흡을 한두 번 한 후 다시 그곳으로 돌아가라…. 지금 이 순간만은…, 다른 모든 가야 할 곳, 해야 할 일을 접어두어라…, 지금 이 순간만은….

자, 이제 당신 자신이 좀 더 느끼고자 하는 특이한 느낌들에 관해 생각해보도록 하자…. 조용히 그들의 이름을 부르거나 당신이 원한다면 큰 소리로 그들에게 말을 걸어라…. 당신의 마음이 이런 특이한 느낌을 느꼈던 때로 당신을 데려가도록 하라…. 그리고 다시 한 번 당신이 언젠가 거기에 있었던 것을 상상하라…. 그리고 당신이 어디에 있는가를 주시하라…. 당신이 무엇을 하고 있는가를 주시하라…. 당신이 누구와 같이 있는가를, 누구인지를….

약간의 시간을 갖고 자세히 주시하라…. 주위를 둘러볼 때 어떤 것이 보이는가를 주시하라…. 그리고 어떤 소리가 들리는가를 주시하라…. 당신 나름의 방법대로 이제는 자신을 그곳에 있게 하라…. 그리고 그곳에 어떤 냄새나 향기가 나는지를 주시하라…. 그곳에서 그것이 어떻게 느껴지는지를 주시하라….

당신 안에서 이런 특이한 느낌을 느꼈을 때, 시간이 없을지라도, 그것들이 느껴진다면 무엇으로 느껴지는가를 연상하라…. 이제…, 당신은 이런 특이한 느낌을 가진 것으로 인식되는 다른 누군가를 연상할 것이다…. 당신이 아는 사람 아니면 역사적인 인물…. 그리고 이제 그들의 특이한 느낌이 당신 안에 있다는 것을 연상하라….

당신이 다시 경험하게 될 특이한 느낌에 대해 특별히 관심을 기울여라…. 자신이 그들을 갖고 있음을 어떻게 느낄 것인가를 주시하라…. 그리고 당신 몸에서 그들을 가장 강력하게 느낄 수 있는 곳이 어디인지를 주시하라…. 당신의 몸을 집중해서 천천히 검사를 하고 그 느낌이 어느 곳에 집중되는가를 주시하라…. 다른 곳에 비해 어느 한 곳이 강하게 나타나는지를…. 당신의 얼굴에 아니면 머리에…? 당신의 가슴에…? 당신의 복부에…? 골반에…? 팔에…? 다리에…? 다른 어떤 곳에…?

다시 연마하기를 바라는 특이한 느낌을 느끼려고, 다시 그곳에 있는 자신을 연상하려 할 때…, 내적으로 그 특이한 느낌을 느낄 때, 당신의 체위는 어떤지를 주시하라…. 그 특이한 느낌이 얼굴에 있을 때, 당신의 얼굴이 어떻게 느껴지는가를 주시하라…. 내적인 이 특이한 느낌의 의식과 대화를 할 때, 당신의 목소리가 어떻게 연상되는지를 주시하라…. 그리고 당신이 어떻게 움직이는가…?

당신이 그것과 좀 더 친하게 된다면, 이 특이한 느낌이 내적으로 조금씩 조금씩 커지도록 할 수 있음을 연상하라…. 천천히 조금씩 더 강하게 커가고, 팽창하고…. 이완되고 편안하게 머무르면서 그 느낌들이 점점 커져서 당신의 몸 전체를 채우는 것을 연상하라…. 마치 당신 몸의 모든 세포들이 이 특이한 느낌과 조화를 이루는 느낌에 의해 만져지는 것처럼…. 그 느낌이 점점 진화하여, 사진처럼 발전하게 하라….

그 느낌들이 모여 있는 곳으로부터 퍼져나가는 것을 연상하라…. 모든 방향으로 퍼져나가는 것을 연상하라, 태양으로부터 빛이 나오는 것처럼…, 이 특이한 느낌들로 당신의 몸을 모두 채우는 것을 연상하라…. 당신의 다리부터 발바닥까지의 모든 범위 내에서 특이한 느낌이 느껴짐을 연상하라…. 그리고 당신의 팔에서 손바닥과 손가락 끝 그리고 엄지까지의 모든 범위 내에 특이한 느낌이 느껴짐을 연상하라…. 당신의 얼굴을 감싸고…, 당신 존재(being)의 가장 깊은 핵심부를 만져주고…, 모든 장기들을…, 뼈를…, 근육을…, 건강한 육체의 다른 모든 조직이나 세포들을…, 그들 각각을 이 특이한 느낌으로 채우는 것을 연상하라…. 이제는 잠시 동안 그들 속에 파묻혀 있어라…. 스폰지처럼 그 특이한 느낌들을 빨아들여라…. 그리고 그들로 가득 차게 하라…. 다시 그들에게 이름을 붙여주고, 조용하게 또는 큰 소리로 불러라….

그런 후 당신이 원한다면, 라디오나 텔레비전을 켤 때처럼 조정기나 손잡이를 가지고 있음을 연상하라. 그러면 그것으로 라디오의 볼륨을 조절하는 것처럼 그 특이한 느낌의 강도를 조절할 수 있다. 볼륨을 조절하여, 그 특이한 느낌들이 당신의 몸에서 사방으로 약 1피트 가량 넘쳐흐르는 것을 연상하라…. 그것이 어떻게 느껴지는가를 보아라….

원한다면 당신은 그것을 훨씬 더 강하게 올릴 수 있다…. 그래서 모든 방향으로 몇 피트 가량 넘쳐흐르게 하여 당신 주변의 모든 공간을 다 채워라…. 그 특이한 느낌으로 당신 주변의 방을 모두 채워라…. 당신이 살고 있는 도시를 모두 채워라…. 원한다면 모든 세상을…, 원한다면 훨씬 더 멀리까지 그것을 끌어올려라…. 어떤 위치에서 불편함이 느껴진다면 더 이상 올리지 마라…. 어느 때라도 편하다고 느끼는 단계까지 그들을 되돌릴 수 있다…. 커지는 것만이 꼭 좋은 것은 아니다…. 이제 어떤 정도가 당신에게 가장 기분 좋게 느껴지는가, 그 느낌에 맞추도록 하라…. 그것은 당신이 방에 혼자 있을 때 라디오를 듣는 것과 같다…. 지금 당신에게 가장 편안한 것이 정확히 맞는 것이다…. 가장 편하게 느껴지는 느낌의 강도로 맞추어라…. 몇 분 이상 그것을 즐겨라…. 어느 때든 그것이 맞추어지는 때에는 자유스럽게 그것을 느껴라….

당신이 원하는 한 오랫동안 그 느낌들이 당신과 함께 머물러 있게 할 수 있다, 그리고 심지어 당신이 관심을 바깥세상으로 돌리려 결정할 때, 그것을 가지고 나올 수 있다….

당신이 필요한 만큼의 충분한 시간을 가져라….

당신의 집중력을 바깥세상으로 돌리려 할 때, 마음속에 특별한 치유지를 가지고 있음에 대한 인식을 조용히 표시하라…. 그리고 이런 방법으로 심상을 사용할 수 있음에 대한…, 그리고 당신의 내적인 힘과 도움이 되는 특이한 느낌에 연결할 수 있음에 대한…, 당신이 나갈 준비가 되었을 때, 마음속의 그 특이한 느낌들을 주시하라. 그리고 모든 심상들이 희미해지게 하라…. 만약 당신이 원한다면 이 느낌을 가지고 나올 수 있다…. 이 방법으로 그것을 부름으로써 언제라도 그것과 연결할 수 있고, 그것을 강화할 수 있다…. 이제 천천히 관심을 당신 주변의 방, 그리고 현재의 시간과 장소로 돌려라…. 가져올 필요가 있는, 중요하고 흥미로운 것을 가지고 나오도록 하라. 즉 편안함, 이완된 느낌 또는 치유되는 느낌 등…. 완전히 돌아왔을 때, 천천히 기지개를 켜고 눈을 떠라….

당신의 경험에 대한 것을 쓰고 그릴 몇 분간의 시간을 갖도록 하라.

**당신의 경험을 보고하라**

기억하고 싶은 것을 기록하거나 그린 후, 자신에게 아래의 질문을 하고 반응을 기록하라.

— 어떤 특성을 경험하기를 원하는가?

— 그들에게서 어떤 기억을 가져올 것인가?

— 다시 그때를 경험하는 자신을 연상할 때 무엇이 인식되는가?
— 자신 안에 있는 이 특성들이 당신에게 어떻게 느껴지는가?
— 이 과정 후에 어떠함을 느끼는가?
— 이전과 비교해서 차이 나는 게 있는가?
— 이 경험으로 무엇을 배웠는가?
— 경험하면서 어느 정도의 레벨이 당신에게 가장 적합한 것 같은가?
— 미래에 이 과정을 사용하는 것을 어떻게 생각하는가?
— 이 경험에 관해 다른 생각이나 질문이 있는가?

## 19. 사고의 전환(Shifting Your Perspective)

스트레스를 관리하는 세 번째 주요 요소는 스트레스를 야기하는 사건에 대한 당신의 사고와 해석이 정말로 진실인지, 아니면 해석상 사실인지를 고려해야 한다는 것이다.

많은 상황에서 예측은 우리에게 사실인 것처럼 다가온다. 코끼리를 검사하는 5명의 맹인 이야기가 이에 대한 전형적인 비유이다. 한 사람이 말한다. "그것은 큰 원통이다." 그는 다리를 껴안았기 때문이다. 다른 사람은 꼬리를 잡고 외친다. "아니야, 그것은 빗자루 같다." 몸통을 잡고 있는 사람은 긴 호스라 하고, 상아를 만지고 있는 사람은 긴 나뭇가지라 하고, 귀를 잡고 있는 사람은 종려 잎과 같다고 기술했다. 그들은 코끼리의 전체 모습을 모르기 때문에, 그들의 견지에서는 그 입장을 고수할 수밖에 없다. 그들은 코끼리에 관해 모든 것을 보다 더 배우고, 그들의 예측을 공유하고, 보다 좋은 상징적 견해를 공유함으로써 종합적인 시각을 얻는다.

스트레스를 보는 관점은 암 환자를 관리하는 데 있어서 매우 중요하다. 그것이 당신의 선택, 치료, 좌절이나 승리에 어떤 영향을 줄지를 결정할 수 있다. 그러므로 암이나 대체요법에서 통찰력 있는 사고를 할 수 있어야 한다.

## 20. 암에서 독이 되는 사고

암과 암 치료에 대한 선입견은 치료나 치유에 있어서 강한 억제제가 될 수도 있고, 강화제가 될 수도 있다. 항암 화학요법 시 환자의 사고방향에 따라 부작용이 늘어날 수도 있고 줄어들 수도 있다는 것이 그 좋은 예이다.

화학요법 후 오심과 구토를 하는 사람의 3분의 1이 예기 때문이라는 보고가 있었다. 즉 그 치료에 관해 생각만 해도 앓게 되는 사람, 이것이 연상과 기대의 효과이다. 이는 '의도치 않은 연상' 또는 '오도된 연상'이라 할 수 있다. 화학요법의 강한 약물이 다양한 부작용을 일으킬 수 있다 할지라도, 너무 비관적인 예상은 필요 이상으로 최악의 시간을 겪게 만든다. 치료에 관한 두려움과 혐오가 생겨 비관적인 반응을 증폭시키고, 치료에 필요한 충분한 양을 소화하거나 끝내지 못하는 결과를 초래한다. 치료를 완전히 끝내지 못하면 기대만큼 효과를 보지 못한다. 따라서 이것은 단순히 불편함을 벗어나 커다란 역효과를 낼 수도 있다. 치료가 효과적이든 아니든 간에 약간의 차이점은 생길 수 있으나, 예측은 치료 반응을 약화시킬 수도 있고 강화할 수도 있다.

암에 대한 의학적인 견지에서 확실한 개념 중 하나는, 종양이 엄청나게 충격적인 힘을 가지고 있다는 것이다. 그런 암에 대해 종양의사들은 암의 예후를 결정하는 인자가 종양세포의 유형과 종양의 단계라고 대부분 말할 것이다. 어떤 종류의 기관이나 장기(즉 유방, 폐, 대장 등)에 발생했느냐에 따라 유형이 결정되고, 원발 암에서 전이의 정도에 따라 암의 단계가 결정된다. 유형과 단계를 정하는 것은 암 치료를 끝내기 위한 강한 양식들(modalities)을 사용할 때보다 정확한 결정을 내리는 데 중요하다. 그것은 어떤 치료가 유용할지 구분하는 데 보다 도움이 된다.

그러나 종양의 유형과 단계와 관련된 결과에서는 암 환자가 갖고 있는 자연 치유력은 무시되고 있으며, 불행하게도 암 연구에서도 상대적으로 소홀히 여겨지고 있다. 현재로서는 자신의 치유력에 대한 강도를 정량적으로 측정할 방법이 없다. 그리고 아마 그것이 (자연치유력이) 간과되는 원인 중 하나일 것이다. 과학자들은 측정되거나 정량화할 수 있는 것을 좋아하고, 이 같은 과정에서 객관적으로 증명되지 않는 부분은 상대적으로 소홀히 취급되는 경향이 있다. 바로 그 점이 (자연치유력에 대한 연구가) 약물치료 같은 단순한 개입(intervention)을 연구하는 것보다 훨씬 어려운 이유이다.

모든 단계마다 암 치료에 대한 반응이 다양하다는 사실은 잘 알려져 있다. 어떤 확실한 유형과 단계를 가진 환자의 대부분은 일정한 반응을 나타낼 것이다. 그러나 일부 그룹에서는 평균보다 결과가 나쁠 수도 있고 좋을 수도 있다. 이것은 종양 외에 다른 요소가 개인적인 차이점을 결정하는 데 관여한다는 것을 보여준다. 예후를 개선하기 위해 당신이 할 수 있는 무언가를 찾아야 한다는 것을 말해주는 증거이다.

병원체와 숙주(즉 당신)의 저항력과 취약점 사이의 상호작용은 의학에서는 나이와 연관이 있는 것으로 인식된다. 그러나 이는 어쩐지 우리가 질병을 가진 사람에 대해 일반적으로 생각하고, 말하고, 심지어 치료하는 방법으로 귀착되는 것 같다.

여기에 일반적인 예가 있다. 감기나 독감이 유행하는 계절에 지독한 감기에 걸린 누군가가 10명이 꽉 찬 엘리베이터에서 계속 재채기를 한다. 그들 중 4명은 곧 (컨디션이) 가라앉고, 감기와 관련된 바이러스가 특별히 강력하다면 5~6명은 병에 걸릴 것이다. 바이러스가 감기를 일으킨다면, 왜 모두가 걸리지 않는 것일까? 분명한 답은, 어떤 사람은 바이러스에 보다 취약하다는 것이다. 그들의 저항력과 면역력은 어떤 이유이건 간에 줄어 있다-수면 부족, 스트레스 누적, 과음, 다른 질환, 또는 영양 부족이 공통된 요인이다. 동시에 감기에 걸리지 않은 사람은 바이러스가 침투하지 못하도록 충분한 저항력과 면역력을 가지고 있다.

주어진 위의 시나리오에서, 왜 우리는 "바이러스가 감기나 독감을 일으킨다"라고 말할까? 명확히 말하면, 그건 사실이다. 그러나 그것들은 단지 하나의 인자일 뿐이다. 바이러스 자체는 사람한테 감기를 일으킬 만큼 충분한 물질이 아니다-바이러스가 자랄 수 있는 기름진 토양이 있어야 한다-그러므로 그것은 발병을 결정하는 질병 인자와 숙주의 저항력의 조합에 의한다.

다양한 기전이 관여하겠지만, 이와 유사한 과정이 사람들이 어떻게 암을 방어하는지에 대해서도 적용될 것이라는 가정은 타당하다. 우리는 정확한 인자를 모를 수 있다. 그러나 찾고자 하는 동안 가장 타당한 인자들(수면, 영양, 분위기, 마음)에 틀림없이 주목할 필요가 있다. 그러므로 가장 주목해야 할 것은 암과 그것의 치료에 대한 반응의 양상 중 '그렇게 필수적인 것은 아니지만' 저항력의 정신적·감정적·영적 양상이다.

예상치 못하게 4기 암 환자가 생존하는 많은 사례가 있다. 그리고 일반적으로 잘 치료될 수 있는 암 환자가 좋은 의학 치료를 했음에도 불구하고 예기치 않게 사망하는 사례도 있다.

이 같은 변수는 무엇 때문일까? 우리는 아직 모른다. 아마 병리의사가 보다 정확하게 암의 유형을 분류한다 해도, 치료가 잘되도록 도와주는 변수가 있을 것이다. 그러나 환자의 반응에도 항상 변수가 있을 것으로 추측된다. 반응에 대한 차이는 환자에게 있거나 다른 가능성에 있을 수도 있다. 그것은 '미스터리'다. 미스터리는 당신으로 하여금 신, 하늘, 운명, 인과응보, 또는 세상을 부르게 한다. 그러나 좋건 나쁘건, 바라건 바라지 않건 간에 그것을 아무리 불러도 생명이 생겨나거나 당신의 조절 하에 있지는 않다.

만약 그것이 미스터리라면, 당신은 무엇을 할 수 있겠는가? 그것에 대해 종교의식, 심상, 사고, 소망, 의지를 가지고 기도할 수 있다. 우리의 기도에 긍정적인 반응을 보일 것 같지 않은 사람들은 누구인가? 부정적인 반응을 보일 것 같지 않은 사람들은 누구인가? 나는 언젠가 사제 친구에게 왜 하나님은 모든 기도에 답을 해주지 않느냐고 물은 적이 있다. 그가 웃으며 말하기를 "하나님은 모든 기도에 답을 한다, 그러나 항상 당신이 원하는 답은 아니다"라고 했다.

우리는 나름대로 미스터리를 다룬다. 심상을 통해 우리의 마음에 영향을 주려 하는 시도는 기도의 한 종류와 유사하다. 주요 차이점은 당신의 메시지를 전달하고자 하는 사람에게 있다. 당신은 외부의 신이나 당신의 내적 치유 기전과 교류가 있는가? 어느 경우건 간에, 그 과정은 유사하다. 우리는 도움을, 안내를, 정신력을, 그리고 (이 같은 것을 제공한다고 생각하는 것이 무엇이건 간에 이로부터의) 치유력을 요구한다. 이 같은 도움이 외적인 것에서 오든, 당신 자신의 내적인 것에서 오든, 이것은 개인적인 믿음이나 철학, 경험에서 오는 문제다.

나는 개인적으로 반응하는 모든 힘에 지원을 요청하는 게 좋다고 생각한다. 그들이 내적으로 오든 외적으로 오든 간에 말이다. 그래서 당신의 암 전문의가 당신의 암을 없애는 데 도움이 되고, 어떤 미스터리이건 노력해서 가져오는 치유 반응을 보다 이해하고 자극하는 것이 당신의 마음속에서 잘 작용하도록 해야 한다.

## 21. 예측 심상

지금까지 다양한 각도에서 당신의 반응과 예측을 전환하는 데 도움을 줄 수 있는 3가지 심상 과정을 조사했다. 이제 두려움을 줄이고, 정신력을 강화하고, 암 투병하는 당신에게 치유 방법을 안내하는 데 강한 힘을 발휘할 4번째 과정을 함께하고자 한다. 그것은 거대한 치유에 대한 사고력을 표현할 수 있는 심상을 불러 오는 것이고, 어떻게 당신이 서로 지원할 수 있는가를 깨우치게 하는 것이다. 우리는 현명하고, 친절하고, 강력한 치유력을 가진 내적 치유자의 형상을 부를 수 있다. 내적 치유자는 우리가 보통 내적 조언자 과정이라고 부르는 기법에 따라 차이가 있다. 그 차이점은 내적 치유자가 가진 대단한 지식과 치유능력을 청하는 것에 달려 있다.

당신 안에 그와 같은 지적인 능력이 있다는 것을 연상하는 것이 사실 부자연스러운 것은 아니다. 당신이 수십억 년 동안 생명에 축적된 치유에 대한 지혜를 물려받았다는 생생한 증거가 있다. 그것에 관해 한번 생각해보자. 일차적으로, 당신은 어떻게 여기에 있는가? 자연이나 생명, 신이나 유전자들, 또는 DNA를 생각할지라도, 당신 안의 무언가는 하나의 세포를 받아 그것을 분화시키고 성장시킬 만큼 지적이다. 무엇으로부터 왔든 당신의 생명을 위해 모두 먹고 마신다. 그것이 아스파라거스건 염소 치즈건, 또는 게토레이나 토스티토스건 간에…. 이것은 신비로운 것이 아니라 태생적인 것이다.

그것이 무엇이건 간에 우리에게 생명을 주는 것은 어머니의 자궁이 하나의 미세한 세포를 받아들임으로써 시작한다. 그리고 아버지로부터 오는 미세한 세포와 결합하여 둘로 분열이 이루어진다. 이 두 세포는 어떤 과학자도 동일한 구조, 구성 성분, 원료, 유전자, 그리고 등등이라고 말할 만큼 똑같다. 그들은 분열해서 4개가 되고, 다시 8개 그리고 16개…, 등등이 된다. 모든 이들의 세포는 똑같다.

그때까지 아직은 구체 모양으로 세포들이 모여 있다, 구체 한 부분의 세포들이 달라지기 시작한다(이 과정을 기술적으로 분화라 부른다). 그리고 신경선이라 불리는 보다 어두운 선이 형성된다. 이 세포의 배열이 증식하고 팽창하여 궁극적으로는 피부, 뇌, 척수 그리고 모든 신경을 형성한다. 그 후 그 구체는 스스로 접혀 가운데 관을 형성한 구체가 된다.

이 관을 싸고 있는 세포들은 유전적인, 그리고 화학적인 신호에 따라 성장하고 분화하여 소화기관, 심장과 혈관, 폐, 간, 비장, 신장 그리고 다른 기관을 형성한다. 외배엽과 중배엽 사이의 세포들은 근육과 연골 조직(힘줄과 인대), 그리고 뼈를 형성한다. 이 같은 모든 것들은 고도의 유기적인 체계 하에서 발달한다. 그래서 배아를 거쳐 다양한 단계를 거친 후 올챙이, 물고기, 병아리, 돼지, 원숭이, 그리고 마침내는 윈스턴 처칠과 같은 일반적인 사람의 형태로 되어간다. 그런 후 물론 성장하고 배우면서 유아기, 소년기, 청년기, 그리고 어른으로 극적으로 변화해간다. 아무도 이것이 어떻게 일어나는지는 모른다. 그러나 실제적으로, 그리고 반복적으로 일어나고 있고, 그래서 모든 신생아의 95% 이상이 정상적인 어린애가 된다.

살아가는 동안 당신이 병에 걸리거나 어떤 방법으로든 상처를 입을 것이라고 확신한다. 어떤 질병이나 손상이건 간에 아마 대부분의 경우에는 치유되거나 회복될 것이다. 전에 심각한 질환이나 손상을 받은 적이 있다면, 전에 겪었던 방법대로 끝나지 않을 것이다. 그러나 당신의 몸이나 그 안에 흐르는 생명력이 부러진 뼈를 고치고, 상처를 낫게 하고, 감염을 박멸하고, 또는 독을 제거하는 것이 가능하다는 것을 단언할 수 있다. 이 점을 장황하게 검토하지 않더라도, 치유나 재생의 강력한 힘이 없다면, 우리들 어느 누구도 일차적으로 암에 걸릴 정도로 오래 살지 못할 것이라는 것은 자명하다.

그러나 잠깐, 이 같은 치유 능력에도 불구하고 지금 무언가 당신이 잘못되어가고 있음을 당신은 말한다. 방어력이 감소되고, 몸을 구성하고 분화하게 하는 당신의 생명력이 실패했다면, 달리 말하자면, 당신은 암과 대적할 수 없을 것이다. 정확히 말하자면, 그것이 바로 우리가 암 세포를 파괴하는 데 집중하면서, 모든 신체가 건강을 유지하도록 영양을 공급하고 내적교류 체계를 강화하고자 하는 이유이다.

내적치유 과정은 다양한 치유 방법 중에서도 오랜 세월 사용된 적이 있는 방법의 한 변형이다. 소위 원시 샤머니즘 문화에서는 질병을 야기한다고 믿는 악령이나 망령과 싸우는 것을 도와줄 동물의 상징을 찾고자 정신 속으로 여행을 했다. 전통 티베트 의학에서는 부다 의학이라고 하는 신성한 힘에 기도를 한다. 환자들은 그들에게 집중함으로써 용기를 얻고, 이 강한 신적인 존재를 그들의 의식 속으로 받아들여, 치유를 도와줄 것을 요구한다.

모든 문화에서 사람들이 아플 때는 기도를 한다. 수천 가지 다양한 방법으로 다른 언어나 다른 종교의식을 가지고, 다양한 신에 대한 다른 직관들을 가지고 기도를 한다. 기도와 유도심상 간의 하나의 차이점은, 당신이 이 방법으로 자신의 마음을 사용한다고 할 때, 누구와 함께한다고 생각하고 결정하느냐이다. 어떤 사람의 기도는 초능력, 유일신, 또는 여러 신이나 여신들, 그리고 외적 존재로 여겨지며, 인간과는 구분되는 어떤 정신에 호소한다. 유도심상에서는 마음을 부호화한 심상을 생리에 영향을 주고, 치유를 자극하고, 이완하고, 우리 자신의 지혜와 정신력을 연결하는 데 사용한다.

나는 이 같은 과정들이 서로 배타적이라고 생각지 않는다. 가장 편안하고 믿음직하다고 느끼면, 그들을 사용하라. 기도의 한 요소로서, 또는 자가치료의 한 방법으로서, 아니면 둘 다에 심상을 이용할 수 있다. 나는 우리가 왜 존재하는 절대적 힘에 간단하게 호소할 수 없는지 모르겠다. 그들이 내적이건 외적이건, 그리고 우리 자신을 위해 작용하고 있는 그들을 인식할 때 그들에게 감사해야 한다.

심상 과정에서의 순서는 이완을 하고, 특별한 치유지로 가서, 그곳에서 현명하고 친절하고, 그리고 힘차고 맹렬히 당신을 보호하는 내적 치유자의 형상과 당신이 함께 있는 것을 이미지화한다. 당신의 내적 치유자는 당신과 치유에 관해 많은 것을 알고 있음을 연상하라, 안내하고, 보호하고, 그리고 치유를 도울 수 있는 형상을 연상하라. 당신은 아마 내적 조언자와 치유자를 같이 가질 것이다. 사실 이 과정을 수행하는 동안 다수의 치유자와 조언자를 갖게 될 것이다. 당신의 무의식적인 마음에 필요한 정보나 도움에 관해 어떤 것이든 요구할 수 있다. 그것이 어떻게 반응하는가에 주목하라, 그러면 당신은 자주 놀라고 즐거워할 것이다.

스트레스를 줄이고 해결하는 데 내적 조언자는 당신을 편하게 함으로써, 또 당신이 갖고 있는 문제의 논점을 다른 각도로 돌려줌으로써 도울 것이다. 반면에 내적 치유자는 보다 직접적으로 물리적인 치유를 자극한다. 굳이 의미 있는 차이점을 찾으려 하지 마라. 나는 그림을 그려가며 조사할 것을 권한다. 또 그 형상이 하고자 하는 대로 두고, 그것이 당신에게 어떻게 가장 도움될 수 있는지를 찾고 조사하라.

어떤 사람들은 내적 치유자나 조언자의 개념이 기묘하다고 생각한다. 그러나 실제적으로는 그렇지 않다. 당신의 인생에서 중요한 결정을 어떻게 할 것인가를 생각해보라. 당신이 중요한 결정을 해야 할 때, 그리고 그것이 합리적으로 결정되기 어려울 때, 당신이 궁극적으로 듣고 싶은 것은 무엇인가? 대부분의 사람들은 그것이 본능적이거나 직관에 의한다고 말할 것이다. 당신이 제대로 하고 있는지 아닌지 무엇이 말해주는가? 당신의 생명에 들리는 목소리가 얼마나 신뢰할 만한가? 대부분의 사람들은 이 특별한 목소리에 귀 기울일 때(보통 실제적으로 목소리가 들리는 것은 아니지만), 거의 항상 그들에게 좋은 방향으로 작용한다고 말한다. 그리고 그것을 소홀히 하면 종종 대가를 치러야 한다고 말한다. 그것은 당신의 내적 유도 형상에 관해 결정하고 생각하게 하는 다른 방법이다. 그것은 정확한 과학이 아니고 논리적이지도 않다. 단지 그들은 당신이 필요하고 무엇을 해야 할지 모를 때 당신을 도와주는 친절한 안내자이다.

## 22. 내적 치유자와의 만남을 준비하기

이 심상 과정에서 이완을 하고, 특별한 치유지로 가서, 그곳에서 당신과 조우하도록 내적 치유자와 내적 조언자를 초대한다. 내적 치유자와 조언자는 친절하고, 힘차고, 보호적이고, 치유에 관해 많은 것을 알고 있다. 당신은 다양한 방법으로 형상을 연상할 수 있다. 그것은 사람, 동물, 영혼, 종교적인 형상, 식물, 만화, 영화 캐릭터, 또는 기타 다른 형태로 마음에 다가올 것이다. 그것은 당신이 사전에 연상했던 대로 올지도 모르고, 아니면 당신을 놀라게 할지도 모른다. 이 같은 심상 과정이 준비되었을 때, 왜 어떤 특별한 이미지가 떠오르는지를 알기 위해 잠시 동안 살펴보라. 연상한 형상이 친절하게 돌봐준다면, 당신에게 어떤 것을 제공하는지를 유심히 보아라.

이 심상 테크닉을 사용할 때 이를 수용하는 것도 중요하지만, 그것에 미리 동의해서는 안 된다. 어떤 것을 배우든지 약간의 관찰할 시간을 갖는 게 최선이다. 그리고 그것을 분석하고, 다른 조언자나 상담자들과 상의 후 작용하는 것에 관한 결정을 내려야 한다.

당신은 내적 세계에 있는 당신 자신에게 몰두할 때, 당신에게 스트레스를 주는 상황에 관한 다른 예측을 발견할지도 모른다. 당신의 내적 치유자나 조언자는 그들의 예측으로부터 나오는 정보를 줄 수 있다. 그러나 당신이나 당신이 사랑하고 돌본 다른 사람들에게 영향을 미치는 어떤 결론을 내리기 전에, 당신이 발견한 것을 항상 '밝은 대낮에' 심사숙고한 후 가져와야 할 것이다. 당신이 찾고자 하는-진실한 돌봄과 지혜의 원천과 같은-상담과 유사한 경험을 다루도록 하라. 그런 후 당신에게 무엇이 돌아오는지를 주의 깊게 생각하라.

이제 당신의 내적 치유자와 조언자를 만나려 할 때, 집중하기 원하는 것, 그리고 가장 물어보고 싶은 질문을 명확히 하기 위한 약간의 시간을 가져라. 내적 치유자를 만나는 여행을 하기 전에 당신의 치유 일지에 기록을 남겨라. 다음과 같은 질문에 답하는 것이 도움될 것이다.

— 전에 내적 조언자나 치유자를 만난 경험을 한 적이 있고, 내적으로 유도된 무언가가 형상화되었든 안 되었든, 어렵고 스트레스를 주는 상황을 해결하도록 도와준 적이 있는가?

— 형상화한 적이 없다면, 그 당시 당신에게 지혜로운 연상을 유도한 것은 무엇인가?

— 위기 상황에서 무엇이 당신을 인도하는가? 중요한 결정을 하기 어려울 때, 궁극적으로 당신이 귀 기울이는 것은 무엇인가?

— 당신이 대화할 수 있는 형상을 원한다면, 안내자로서 연상되는 것은 무엇일 것 같은가?

— 당신이 내적 조언자나 치유자와 만났을 때 물어보고 싶은 것은 무엇인가?

가끔 당신의 질문은 깊이 이완되었거나 기분이 좋을 때는 바뀔 것이다. 게다가 이것은 가끔 오래 지속되어온 것과 단절하는 시작일 수 있다. 그러므로 만나자마자 단 한 번에 모든 것을 덮어버릴 필요는 없다. 당신에게 도움이 된다고 생각되는 사람들과 만나는 방법대로 내적 치유자를 만나라.

## 23. 내적 치유자와의 조우

편안한 곳에 자리를 잡고 당신 나름대로의 방법으로 이완을 시작하라…. 당신의 호흡이 좀 더 깊어지게 하고 충만하게 하라…. 그러나 아직은 편안하게….

숨을 들이마실 때마다 당신의 몸을 채울 신선한 공기, 신선한 산소, 신선한 에너지가 들어오는 것을 인식하라….

숨을 내쉴 때마다 한 움큼의 긴장…, 한 움큼의 불편…, 한 움큼의 걱정을 내보낼 수 있음을 이미지화하라….

신선한 에너지를 들이마시고 심호흡을 해서 긴장과 걱정을 내뱉는다. 그럼으로써 심신의 이완을 시작하라…. 편안하고 자연스러운 움직임이 되도록 하라…. 어떤 외부의 힘도 가하지 말라…. 인위적인 어떤 것도 만들지 말라…. 자연스럽게 일어나도록 하라….

이제 숨을 마시고 이완을 하고…, 숨을 마시고 에너지를 채우고….

보다 깊게 이완하고자 한다면 몇 번 심호흡을 하라…. 그러나 지금은 자연스러운 횟수와 리듬으로 호흡하라…. 숨을 쉬는 당신 몸의 부드러운 움직임을 느끼며 편안하고 자연스럽게 긴장을 풀어라…. 의식하지 말고 편안하게….

당신의 오른발이 이제 어떻게 느껴지는지를 인식하라…. 그리고 왼발이 어떻게 느껴지는지를…. 바로 직전까지, 아마 자신의 발을 전혀 느끼지 못했을 것이다…. 그러나 이제 두 발에 집중했기 때문에, 그것을 인지할 수 있고, 어떻게 느껴지는지 알 수 있을 것이다….

당신의 발에 지능이 있다는 것을 인식하라…. 그리고 조용히 당신의 발을 이완하려 할 때 무슨 일이 일어나는지를 느껴라…. 부드럽고 편안하게 하라….

같은 방법으로 당신의 양 다리에 지능이 있음을 인식하고, 그것들을 자유롭게 풀어주어라…. 그리고 그것들이 나름대로 반응하도록 내버려두어라…. 그리고 어떤 긴장의 완화나 이완이 일어나는가를 인식하라…. 인위적인 어떤 노력도 가하지 말라…. 부드럽고 자유스럽게 내버려두어라…. 그리고 편안하고 즐거운 경험이 되도록 하라….

당신이 원한다면 보다 깊고 편안하게 이완을 할 수 있다….

같은 방법으로 신체의 다른 부위들 역시 부드럽고 편안한 상태를 만들라…. 그리고 그들이 어떻게 이완되는지를 보라….

이제 당신은 스스로의 이완 상태를 조절할 수 있으며, 당신이 편안할 만큼만 깊게 이완한다…. 만일 당신이 바깥세상으로 의식을 돌리려 한다면, 눈을 뜨고 주위를 둘러봄으로써 완전히 깨어날 수 있다….

당신이 무언가에 반응할 필요가 있다면 하면 된다…. 당신이 필요하다면 그것을 할 수 있다는 것을 알아두라…. 다시 긴장을 풀고 당신이 심상화한 내적 세계로 집중하라….

위와 같은 방식으로 당신의 등과 척추, 그리고 고관절 부위를 자유롭게 하고 이완하라….

복부와 중앙부를…, 흉부와 늑골 부위를…, 어떤 노력이나 몸부림도 없이…, 자연스럽게 진행되도록 하라. 그러나 당신이 그렇게 하고 있다는 것을 의식하라….

역시 같은 방법으로 당신의 등과 척추를 부드럽게 하고 자유롭게 하라…. 허리 아래쪽을…, 허리 위쪽을…, 양측 날개뼈 사이를…, 목과 어깨를…, 팔 위쪽을…, 팔꿈치를…, 팔뚝을…, 손목과 손을 경유하여…, 손바닥을…, 손가락을…, 그리고 엄지손가락을….

얼굴이나 턱의 지능을 인식하고 그들을 이완시켜라…, 부드럽고 편하게 되도록….

그리고 머리와 이마…, 양 눈…, 당신의 혀도 편할 수 있도록 하라….

이완이 됐을 때, 집중력을 보통 때의 외부세계에서 당신의 내적인 세계라고 부르는 곳으로 옮겨라…. 당신만이 보고, 듣고, 냄새 맡고, 느낄 수 있는 내적인 세계…. 당신의 기억력, 당신의 꿈, 당신의 느낌, 당신의 계획 모두가 내재된 세계…. 당신이 어떤 것들과 연결되는 법을 배우는 세계…. 그곳은 당신이 치유 여행을 하는 동안 당신을 도와줄 것이다….

당신이 내부에서 발견한 아주 특별한 장소를 상상하라…. 당신이 편하게 느끼고 긴장을 풀 수 있는 매우 아름다운 곳, 그러나 대단히 잘 알고 있는 곳…. 이곳은 살면서 몇 번인가 실제로 가본 적이 있는 곳일지도 모른다…. 외부 세상에서, 또는 이곳 내적인 세상에서…. 또는 어느 곳에선가 본 적이 있는 곳일지도 모른다…. 어쩌면 그곳은 전에 한 번도 가본 적이 없는 새로운 곳일지도 모른다…. 대단히 아름답고, 당신을 기꺼이 받아들이고, 그리고 안에서 좋은 기분을 느낄 수 있는 곳이라면, 어디든 문제가 되지 않는다…. 안전하다고 느끼고, 치유된다고 느끼는 곳이라면….

이제 시간을 가지고 그 장소를 둘러보라…. 그리고 당신의 상상 속에서 본 것을 인식하라…. 당신이 본 모든 것…, 그것들이 어떻게 보이는지…. 그곳이 아름답고 편안하며 치유되는 것처럼 느껴진다면, 그곳을 어떻게 상상하느냐는 전혀 문제가 되지 않는다…. 당신의 상상 속에서 들리는 소리가 있는가…. 아니면 단순히 정적만 흐르는가…. 당신의 상상 속에서 어떤 향기가 느껴지는가, 혹은 특별한 공기가 흐르는가…. 그런 것이 있든 없든, 그곳에서 치유됨을 느낀다면 전혀 문제없다…. 그곳은 상상할 때마다 조금씩 변할 수도, 같을 수도 있다…. 이는 큰 문제가 되지 않는다…. 조금씩, 조금씩 탐구를 계속하라.

그곳은 하루 중 언제인 것 같은가…? 일 년 중 언제인 것 같은가…? 기온은 어떤 것 같은가…? 당신의 옷차림은 어떤가…? 천천히 시간을 들여 당신이 안전하고 편안하게 느낄 만한 장소를 발견하라…. 그리고 그곳에 있는 당신을 상상하라…. 만일 다른 생각 때문에 집중이 안 된다면, 심호흡을 한두 번 한 후 다시 그곳으로 돌아가라…. 지금 이 순간만은…, 다른 모든 가야 할 곳, 해야 할 일을 접어두어라…, 지금 이 순간만은….

여기서 치유를 느끼게 해주는 어떤 것을 스스로 깨닫게 하라…. 그것은 아마 아름다움일 것이다…. 그것은 평화로움일 것이다…. 그것은 기운일 것이다. 또는 향기나 여기 있는 모든 특이한 느낌들의 조합일 것이다…. 아마 당신에게 헌신하는 어떤 느낌을 받을 것이고, 당신의 생명에 도움을 주는 어떤 느낌을 받을 것이다…. 여기서 치유를 찾을지 못 찾을지는 문제되지 않는다…. 또는 특별히 그것을 확인할 수 있을지 없을지도 문제되지 않는다…. 그러나 당신을 위한 어떤 치유가 그곳에 있는지를 스스로 경험하라…. 그곳에서 간단히 이완을 하고…, 이완하고 있는 동안 당신 몸의 자연 치유 시스템은 아주 효과적으로 작용할 수 있음을 알아라…. 혼란을 일으키지 않고…, 무엇을 하고 싶은가를 말할 필요도 없이….

**10초 간 중지**

당신이 준비되었을 때, 지혜롭고, 돌봐주며 치유에 관해 많은 것을 알고 있는 형상으로 보이는 이미지를 초대하라…. 그 이미지가 보다 선명한 형상을 갖게 하라…. 그리고 당신의 마음속으로 들어오는 이미지를 받아들여라…. 그것은 새로운 형상이든 친밀한 형상이든, 어느 것이든 다 좋다…. 형상이 친밀하고 도움되는 한…. 그것은 다양한 형태로 올 것이다…. 당신이 잘 알고 있는 사람이나 아니면 새로운 사람으로…, 다른 종류의 생명체…, 종교적인 형상, 심지어 만화 캐릭터로도…. 영적인 존재나 빛으로 올지도 모른다…. 지금 있는 그대로 꾸밈없이 나타나게 하고, 그 이미지를 주의 깊게 관찰할 몇 분 간의 시간을 가져라….

나타난 형상이 편안하게 느껴지는지 어떤지를 인식하는 게 중요하다…. 그 이미지가 사려 깊은지, 그리고 보살핌을 주는지를 인식하라…. 그것이 당신을 보살필 수 있다고 느끼는지를 인식하라…. 그것이 지혜로운지 어떤지를 또한 인식하라…. 그리고 그것이 어떤 치유 능력을 가지고 있는지를 인식하라…. 실제적으로 그것을 검토할 약간의 시간을 가져라….

이 심상으로 보살핌이나 안전함을 느끼지 못한다면, 그때는 이 형상을 버리고, 대신에 친절하고, 도움이 되고, 치유감이 있는 이미지와 당신이 같이 있는 것을 연상하라…. 즉 함께 있을 때 편하게 느껴지는 이미지…, 그리고 내적 치유자처럼 느껴지는 이미지….

이제 내적 치유자가 당신이 논쟁하고자 하는 주제에 관해 돕고자 하는 것을 연상하라…. 이 이미지가 어떻게 나타나는가를 인식할 시간을 갖고, 그것이 가지고 있는 특성을 주시하라…. 이 형상과 교류할 수 있는 것을 연상하고 그것의 이름을 물어보아라…. 그것은 당신이 이해할 수 있는 방법으로 당신에게 반응할 수 있음을 연상하라….

당신의 내적 치유자는 당신에게 직접적으로 말을 하거나, 당신이 이해할 수 있는 또 다른 방법으로 당신과 교류하려 할 것이다…. 이제 내적 치유자와 교류를 시작할 때, 당신이 무엇을 얻고자 하는지를 알려라…. 그리고 와준 것에 대해 틀림없이 감사를 표시하라…. 그리고 준비되면, 도움을 받고자 하는 상황에 관해 그가 알게 하라….

내적 치유자로 하여금 당신이 무엇을 도움 받고자 하는지를 알게 하고, 그가 당신에게 반응하게 하라…. 그가 교류하려고 하는 것을 스스로 받아들이도록 하라….

당신의 내적 치유자는 당신에게 길잡이가 되고, 정보를 제공해줄 것이고, 또한 치유에 관한 무언가를 보여줄 것이다…. 치유에 대해 무언가를 당신과 함께 하려 할 것이다…. 이제 그것이 어떻게 반응하는지를 잘 주시하라….

제공하는 안내나 치유에 대해 신중한 관심을 보여라…. 그것이 제공하는 치유 의식이나 치유 활동을 민감하게 받아들여라…. 이 부분에 약간의 시간을 배려하라…. 아직 시간이 없다면, 암 치유 여정을 쉽게 하고 치유에 도움을 주는 것에 관해 충고할 만한 특별한 무언가가 있는지를 물어보아라…. 그리고 그것의 반응에 대해 신중히 주목하라….

당신은 단지 안전한 내적 치유지로 가서 내적 치유자를 당신의 의식으로 불러들임으로써, 언제라도 이 형상과 교류를 계속할 수 있다. 그럼으로써 당신이 가지고 있는 문제점이나 의문점에 관해 토론할 수 있고, 치유에 대해 도움을 요청할 수 있다…. 그것이 어떻게 반응하고, 그것이 당신과 공유하려는 것이 무엇인가에 신중히 주목하라….

당신이 받은 조언을 바깥 생활로 가져오려 할 때, 제발 신중하게 다시 한번 고려하고, 그리고 어떤 결정이건 그것은 당신에게 타당해야 한다…. 이 조언을 실행할지, 아니면 돌아가서 당신에게 잘 맞는 해결점이 나올 때까지 내적 치유자와 창조적인 대화를 계속할지의 여부를 당신이 결정할 수 있다…. 만약 그것이 내적 세계에서 치유를 느끼게 하는 무언가를 한다면, 그 기억과 느낌 또한 가지고 나오라….

그것이 당신에게 타당하다고 느꼈을 때, 오늘 당신과 함께해준 내적 치유자에게 감사함을 표시하라…. 그리고 이 경험에서 일어난 것들을 검토할 몇 분간의 시간을 가져라…. 당신의 관심을 바깥세상으로 돌릴 때, 당신이 특별히 가지고 나오고 싶은 것이 있는가를 생각해 보아라…. 당신이 받아들이고 싶은 행동이든지, 내적으로 간직하고 싶은 느낌이든지….

**15초 간 멈춤**

오늘 내적 치유자로부터 무엇을 얻었는가? 치유에 관해 무엇을 배우고 관찰했는가? 그곳에는 배울 만한 것이 있는가, 그리고 바깥세상으로 관심을 돌릴 때 가져오고 싶은 것에 대해 배운 게 있는가…?

당신의 내적 치유자와 헤어질 준비가 되었을 때…, 어떤 방법이든지 당신에게 가장 적합하게 보이는 방법으로…, 당신이 휴식을 원하고, 이완하고, 치유에 집중하고, 또는 내적 치유자에게 도움을 요청하기 원할 때는 언제라도 내적 치유지로 돌아갈 수 있음을 기억하라….

**30초 간 멈춤**

당신이 준비되었을 때, 모든 이미지는 희미해지고 안으로 사라지게 하라…. 치유는 항상 당신의 몸 안에서 계속 진행되고 있음을 알아라…. 그리고 천천히 당신의 관심을 당신 주위의 방, 그리고 현재의 시간과 장소로 돌려라…. 그리고 중요하고 흥미로운 것들을 가져와라, 편안함, 이완, 그리고 치유감을 포함하여…. 그리고 완전히 돌아왔을 때, 천천히 기지개를 켜고 눈을 떠라….

당신이 경험하고 배운 것을 기록하고 그릴 몇 분간의 시간을 가져라.

**당신의 경험을 보고하라**

이 경험에 관해 기억하고 싶은 것을 기록하고 그릴 때, 이 과정에 대한 이해력을 넓히고자 할 때, 다음의 질문을 고려하라.

당신의 내적 치유자를 그리고, 이 경험에서 의미 있다고 생각되는 것은 무엇이든 그려라.

— 당신의 내적 치유자는 무엇처럼 생겼는가?

— 그것은 어떻게 나타나고 어떤 특성을 가지고 있는가?

— 당신이 요구하는 것은 무엇이고, 그것은 어떻게 반응하는가?

— 그것은 어떤 형상을 가지고 있는 것으로 느끼는가?

— 그것은 당신에게 어떤 길잡이가 되어주는가?

— 그것은 당신에게 무엇을 해주거나 당신과 함께 하는 것이 있는가?

— 그것을 어떻게 느끼는가?

— 이 강좌에서 당신은 무엇을 느끼는가?

— 당신이 다음에 만나면, 내적 치유자에게 요구하거나 같이 하고 싶은 것이 있는가?

— 당신의 치유 목표를 달성하게 도와주는 접속을 사용할 수 있다는 것을 어떻게 연상하는가?

**스트레스를 줄이기 위한 선택을 검토하라**

지금까지 두려움과 스트레스를 줄이고, 정신적 긴장감을 안정시키고, 치유 반응을 높이는 데 도움을 주는 4가지 과정을 접했다. 지금 당신에게 가장 유용한 것은 무엇 같은가? 어느 과정이든지 가장 도움되는 것을 사용하고, 당신의 내적 자신과 정신력이 일치하여 머물기 위해서는 필요한 만큼 자주 사용하도록 하라. 어떤 사람들은 특별한 치유지에서 가장 편안하게 느끼고, 반면에 어떤 사람들은 내적으로 진행되는, 맹렬히 암을 제거하는 과정을 가장 좋은 연상으로 느낀다. 또 어떤 사람들은 그들의 내적 치유자에게서 용기와 편안함을 발견한다. 반면에 다른 사람들은 그것과는 무관하다. 당신 자신을 믿고 당신의 직관을 믿어라. 쉽게 진행시키고, 지금 작용하는 것을 사용하라. 다른 사람에게는 다른 방법이 더 잘 작용할 것이고, 또한 다른 때에 잘 들을 것이다. 그러므로 그들과 다투지 말고, 주어진 상황에서 가장 도움되는 것을 사용하라.

최소한 하루에 한 번 이상 수련을 하고, 가능하면 다른 것과 병행해서 두세 번 하는 것이 좋다. 그리고 이완하는 능력을, 내적으로 몰입하는 능력을, 그리고 다른 형태의 치유 심상과 함께 작용하는 능력을 수련하라. 당신이 그것을 하면 할수록, 많은 이득을 얻을 것이다.

요약

- 스트레스와 감정적인 혼란은 암 진단 초기 고통의 가장 큰 원인이 된다. 그러므로 이것을 잘 조절하는 법을 배우는 것은 특히 도움이 된다.
- 좋은 의사, 가족, 친구들, 그리고 후원 그룹으로부터의 외적인 지원은 잘만 선택하면 도움이 된다. 당신에게 최선의 지원이 어떤 것인가를 잘 평가하라.
- 스트레스 관리는 3가지 구성 요소가 있다. 상황의 변화, 상황에 대한 당신 반응의 변화, 상황에 대한 당신 예측의 변화가 그것이다. 이 장에 있는 유발 심상과 내적 치유자와의 만남에 관한 대본은 이 3가지 구성 요소를 다 갖추고 당신을 도울 수 있다.

## 제4장
# 왜 심상이 중요한가?

당신은 꿈을 기억하는가? 또는 그들로부터 지시를 받는가? 어떻게 공상에 빠지는지를 아는가? 좋은 책이나 영화에 몰입할 수 있는가? 모양 지어진 구름들을 본 적이 있는가? 이전에 기도한 적이 있는가? 이전에 심상 벗이나 수호천사를 가진 적이 있는가? 이전에 최면, 자가최면, 명상, 이완 테크닉, 바이오 피드백, 또는 미신을 경험한 적이 있는가? 이런 수련에 관심 가진 적이 있는가?

당신이 이 질문 중 어떤 것에 예스라고 답한다면, 당신은 암 투병하는 당신을 도와줄 유도심상을 사용할 수 있는 훌륭한 후보자이다.

대부분의 사람들이 하는 첫 번째 질문은 유도심상에 관한 것이고, 암에 있어서는 "그것으로 나의 암을 치료할 수 있을까?" 하는 질문이다. 이것에 예측을 대비하면 유사한 질문이 몇 가지 있다. "테니스 레슨을 받으면, 내가 클럽 챔피언이 되는 것을 보장할 수 있는가?" "내가 MBA를 취득하면, 사업 성공을 보장할 수 있는가?" "내가 고등학교 축구 영웅과 결혼하면, 그 후에는 행복하게 살 것인가?"

이 같은 질문에 대한 답은 많은 요소와 결부돼 있다. 마찬가지로 암에서 회복할지의 여부도 많은 요소와 결부되어 있다. 어떤 것은 알려져 있으나, 또 많은 것은 아직 알려져 있지 않다. 알려진 요소로는 암의 유형·단계, 그것의 공격성, 위치, 치료의 효과, 환자의 일반적인 건강 상태, 치료의 선택, 치료를 견뎌내는 의지와 능력, 어디에서 치료하는가, 그리고 누구한테 치료 받는가 등이다. 그러나 심지어 이들 요소들 모두 회복이 어떨 것이라는 통계적 의미를 제외하고는 예측할 수 없다. 암에서 생존하기 어려울 것으로 생각되는 많은 사람들이 뜻밖에 잘 견딘다. 모든 유형이나 모든 단계에서 실제적으로 그렇다.

심상의 목적은 좋은 결과를 얻고자 하는 가능성을 높이는 것이다. 부언하자면, 심상은 다양한 방법으로 당신을 도울 수 있다. 그것이 암을 치유할지 아닐지는 모르지만. 암을 치료하는 데 있어 그것의 강력한 힘을 완전히 무시할지 모르겠지만, 여기에 심상을 배우는 이유의 목록을 나열해놓았다,

- 심상은 위안이 되고 강력하게 스트레스를 줄인다.
- 심상은 면역 시스템을 자극한다.
- 심상은 즐길 수 있다.
- 심상은 걱정을 덜어준다.
- 심상은 당신 자신과 생명에 관해 잘 알고 있는 것을 보여줄 수 있다.
- 심상은 통증을 없애줄 수 있다.
- 심상은 화학요법 약물들에 의한 오심(구역질)을 예방하거나 줄여줄 수 있다.
- 심상은 수술 후 합병증이나 통증을 예방할 수 있다.
- 심상은 방사선 치료 동안 고통을 줄여줄 수 있다.
- 심상은 신체, 감정, 마음, 그리고 정신에 대한 의식 영역을 넓혀줄

수 있다.

○ 심상은 내적 갈등을 해결하고 마치게 할 수 있다.
○ 심상은 정신력과 용기를 강화하도록 도울 수 있다.
○ 심상은 당신의 창의성과 문제해결 능력에 당신을 연결할 수 있다.
○ 심상은 당신의 직관력을 높여줄 수 있고, 결정을 내리는 데 도움을 줄 수 있다.
○ 심상은 다른 사람과의 교류를 명백하게 하고 세련되게 도와줄 수 있다.
○ 심상은 자신의 영적인 힘과 연결을 도와줄 수 있다.
○ 심상은 마음의 평화를 찾게 도와줄 수 있다.

더불어 이것이 위에 기술한 방법이든, 아직 잘 모르는 또 다른 기전을 통하는 방법이든, 심상이 질병을 극복하고 건강을 회복하는 것을 도울 것이라고 믿는 이유이다.

## 24. 심상이란 무엇인가?

심상이란 인간이 정보를 저장하고 처리하는 자연스런 과정이다. 그것은 기억을 저장하고 미래의 가능성을 다루는 효과적인 방법이다. 고도의 뇌기능처럼 심상은 미스터리이다, 그러나 신비하지는 않다. 그것은 단지 처리하는 과정에서 감각 정보를 이용하는 법을 생각하는 방법이다. 심상은 보고, 듣고, 냄새 맡고, 맛을 느끼고, 또는 마음속의 또 다른 방법으로 감각을 느끼는 생각들로 구성되어 있다.

우리는 우리가 알고 있는 사람에 대한 이미지와 전에 만난 적 없는 사람에 대한 이미지를 가지고 있고, 우리가 경험했고 경험할 것 같은 사건에 대한 이미지를 갖고 있다. 또 우리가 전에 가본 적이 있거나 책에서 읽고, 텔레비전에서 보고, 또는 꿈속에서 본 것 같은 장소에 대한 이미지를 가지고 있다. 기억, 꿈, 환상, 구상, 망상, 그리고 그릇된 신념 등 모두 심상을 내포하고 있다. 시각적이거나, 음악적이거나, 개념적일지라도, 모든 예술은 심상을 내포하고 있다. 그것은 시나, 그림이나, 음악이나, 신화나, 드라마의 언어이다.

심상은 사고하는 방법이기 때문에, 거기에는 암과 싸우고 대항하는 데 사용하는 수많은 방법들이 있다. 이완을 하는 데, 스트레스를 줄이는 데, 통증을 없애는 데, 혈액 흐름 면역 그리고 다른 치유 기전을 자극하는 데, 창의성을 일으키는 데, 결정을 내리도록 돕는 데, 내적 갈등을 해결하는 데, 그리고 감정을 처리하고 조절하는 데 심상을 이용할 수 있다. 이에 대한 도전은 심상을 어리석게 당신 자신을 걱정하는 데 사용하기보다는 그것을 어떻게 능숙하게 사용할 것인가를 배우는 것이다.

심상을 배우는 대부분의 사람들이 처음 배우는 기술은 이완하는 법이다. 그리고 만약 이전 장에서 심상 대본을 수련한 적이 있다면, 당신은 이미 그것을 배운 것이다. 이완 즉 '미니 휴가'를 하거나 내적 치유지를 찾아, 만성 스트레스를 규칙적으로 없애주는 것이 에너지, 긍정적인 기분, 그리고 질병에 대처하는 능력을 유지시켜줄 수 있고, 그것의 치료가 되도록 할 것이다.

이완을 넘어서, 심상은 치유의 2가지 주요 기전인 면역을 자극하고 조직의 혈류 흐름을 조절하는 데 사용할 수 있다. 치유지 심상에서 이것을 시작하는데, 5장의 치유 심상에서 보다 자세하게 배울 것이다.

심상은 창의성을 자극하고 어려운 문제의 해결점을 찾도록 도와줄 수 있다. 지혜롭고 도움을 주는 안내자(내적 조언자나 치유자와 같은)와의 심상 대화는 어려운 문제에 대한 창의적이고 유용한 해결점을 종종 제공해줄 것이다. 그리고 그 문제가 해결되지 않는다면, 그들이 내적인 지원을 해줄 것이다.

3장에서 '유발 심상' 기법을 탐구했다면, 용기, 인내, 관용, 유머, 집중력, 자신감, 또는 암 치료를 도와줄 수 있는 어떤 것과 같은, 당신이 갖기 원하는 특성을 기르는 데 심상을 사용할 수 있음을 배운 것이다. 이완을 위해서건 문제 해결을 위해서건, 치유를 위해서건 아니면 자가 발전을 위해서건, 심상을 능숙하게 사용하는 법을 배우는 것은 공을 들일 만한 최상의 투자 중 하나일 수 있다.

심상은 우리의 생각을 나타내는 자연스런 표현이다. 그러나 우리 중 누구도 치유를 위해 그것을 사용하는 법에 대한 교육을 받은 적이 없다. 나 역시 이전에 기술적인 것만 배웠다. 아마 당신은 탐구한 어떤 심상을 확인하기 원할 것이다. 이전 장에서 어떤 대본으로 아직 수련한 적이 없다면, 첫 과정으로 앞에서 설정한 치유 장소(your healing place, 38페이지 참고)를 경험하고, 단순한 심상 테크닉이 당신에게 어떤 것을 해줄 수 있는지를 보라고 권하고 싶다. 그런 후 심상에 관해 보다 더 탐구하고 싶다면, 이곳으로 돌아오라.

심상은 뇌가 부호화하는 데 사용하는 2가지 주요 언어 중 하나라고 생각할 수 있다. 우리가 가장 친밀하게 느끼는 것은 소위 연속적 정보처리 시스템이라는 것이다. 그것은 단어나 숫자를 사용하는 것이다. 단어나 숫자는 우리로 하여금 사물을 관념적으로 생각하게 한다. 그러나 직접적인 감각 동질성을 갖지는 않는다. 숫자 4를 생각하면 4개의 사과, 4마리의 말처럼 사물의 양적인 부분을 연상한다. 하지만 칠판이나 인쇄물에서 4라는 숫자를 보면 그 자체만을 떠올리지, 4라는 숫자의 양적인 부분을 연상하지는 않는다. 왜냐하면 그것은 추상적인 개념이기 때문이다. '보험', '건강', '사랑'도 마찬가지 개념에 해당한다.

그러나 단어나 숫자는 우리에게 사물의 이름이나 양을 깨닫게 해준다. 그러므로 그들은 논리적인 사고에 유용하다. 심상은 그러나 사고를 동시 정보처리 방식을 이용하여 처리하는, 언어나 부호화된 시스템이다. 그것은 사물이 전체와 어떻게 관련되는가를 깨닫게 하는 경향이 있다. 심상은 우리로 하여금 벽걸이 융단을 상세한 상황이 꾸며내는 대로 보게 한다. 그것은 우리가 보다 큰 그림을 터득하도록 도와줄 수 있다. 벽걸이 융단이냐 미술작품이냐의 연관 관계처럼, 심상에 의해 재현되는 연관 관계는 논리적이지는 않을 것이다. 그러나 그들은 고유의 감정적인 의미를 갖는다. 심상은 우리의 감정에 밀접하게 연결되어 있고, 감정은 직·간접적으로 치료 노력에 도움 줄 수도, 방해할 수도 있다.

감정은 심신요법에서 중요하다. 우리가 활동하도록 동기부여를 할 뿐만 아니라, 근육 긴장, 혈류, 호흡, 대사, 생화학 작용의 양식을 변화시킴으로써 우리 몸의 생리적 변화를 일으키기도 한다.

정신신경면역학(PNI)의 최근 연구는 뇌나 장이나 면역기관에서 분비하는 화학물질의 중요한 조절자로 감정을 주목하고 있다. 더불어 심상은 통찰력이나 이해력 그리고 동기부여의 가장 빠른 지름길로서 직접적인 영향력과 효과를 가질 수 있다. 감각 자극 신호의 대립 없이, 인체는 순수한 외적 수련에 의해 만들어진 심상에 반응하는 경향이 있다.

심상은 인체의 거의 모든 주요 생리조절 시스템에 영향을 준다는 수많은 연구자료가 있다. 호흡, 심장 박동, 혈압, 대사율, 소화 기능, 성 기능, 그리고 아마 가장 중요한 것은 면역 시스템으로 작용하는 것이다.

심상이 면역 시스템에 영향을 줄 수 있는지 없는지를 조사한 논문들을 살펴보면, 22개의 연구 중 대다수가 상당히 긍정적인 결과가 있었음을 보고했다. 암이나 바이러스 질환에 대한 면역 시스템을 자극할 목적으로 심상을 사용한 사람들은 순환살해 세포(암 세포를 제거하는 데 특이성을 갖는 면역 세포)가 증가했을 뿐만 아니라, 비정상 세포나 바이러스를 만났을 때 공격력을 증가시키는 것으로 보고되었다. 면역 시스템은 뇌, 장, 면역 세포에서 만들어지는 화학신호 전달물질에 의해 반응한다. 이 화학물질들(인터페론, 인터루킨 등)은 면역방어 세포의 활성 단계나 공격성을 높이거나 줄일 수 있고, 새로운 면역 세포들의 생산 증감을 조절할 수 있다. 또 면역 세포들이 가장 필요한 지역으로 세포를 직접 보내 조직을 도울 수 있다. 뇌는 화학신호 전달물질의 주요 원천이다. 그런데 왜 암에 대해 고도로 각성시키고 고도로 활성 단계를 높이도록 면역 시스템을 자극하는 데 사용하지 않는가?

심상이 면역 반응을 일정 단계까지 올린다는 것은 신빙성이 있다. 만약에 심상을 일으켜주는 약이 있고, 그것이 전혀 부작용이 없다 할지라도, 미국의 거의 모든 환자에게 그것을 적용하지 않을 것이며, 적용하는 의사들은 의료과실 소송을 각오해야 할 것이라고 말하고 싶다. 면역 시스템을 자극하는 연구의 대부분은 세계적으로 인터페론이나 인터루킨을 사용하는 연구소에서 이루어지고 있다. 문제는 그들이 대단히 고용량으로 투여됐을 때(의학적 효과를 보기 위해서는 통상적으로 그렇게 사용한다), 환자가 적응하기 어렵다는 것이다. 그것들은 독감 유사 증상, 전신 쇠약과 피로, 심각한 우울증 등을 야기할 수 있다. 반대로 면역 시스템이 심상에 의해 자극되었다면, 그런 다양한 부작용이 없다. 어떤 부작용도 오히려 긍정적이 되는 경향이 있다. 고요함, 역량 강화(empowerment), 전인감 등으로 말이다.

심상이 사고력, 감정, 생리적 작용을 갖고 유기적 관계를 유지하기 때문에, 우리는 이를 심신의 상호작용에 관한 로제타스톤으로 여겨도 좋을 것이다.

## 25. 치유에 있어 심상의 역사

심상은 가장 오래되고 가장 널리 퍼져 있는 의학의 한 분야라고 여겨진다. 왜냐하면 그것은 모든 치유 의식이나 상호작용에 포함되어 있기 때문이다. 태곳적부터 인간(심지어 인류 이전의 영장류까지도)은 악을 써서 병든 동료를 도우려 했고, 그들의 건강을 위해 기도했다. 바로 심상이 치료를 위해 사용된 것이다.

근세의 거의 모든 문화권에서도 전통적 치유는 거의 항상 기도와 종교의식 범주에서 이루어졌다. 그것은 심상의 형태 중 최소한 한 레벨에 해당한다. 오늘날 종교적 의식이 현대의학의 한 부분은 아니지만, 환자나 의사는 기대감, 희망, 두려움 등을 갖는다. 그래서 심상은 무의식적일지라도 모든 치유 과정에서 그 역할을 발휘한다.

다양한 문화에서 전통적 의식은 모두 어느 정도의 효능이나 저항하지 못할 무언가가 있다. 그리고 우리는 이것을 '위약 효과'라고 하는 치료 효과로 간주한다. 그들은 실제적이고 측정 가능한 효과가 있으며, 심상 치유 과정을 이해하는 데 있어서 중요한 연관성을 가지고 있다. 심상의 효과가 위약 효과에 의해 나온다고 생각지는 않을지라도, 그 효과의 기전은 밀접하게 관련이 있다고 생각한다, 그러므로 위약이라는 말은 관심을 받을 만하다.

위약 효과는 의학에서 널리 잘못 이해되고 있다. 그것은 종종 '아무것도 일어나지 않음'이나 '단순히 그냥 좋아짐'이란 의미로 해석된다. 그러나 위약 효과는 육체적, 정신적 질환이나 증상에 실제적이고 측정 가능한 치료 효과가 있다. 위약 효과는 모르핀이나 마약 진통제를 포함한 대부분의 통증 완화제 효과의 50% 이상의 효과를 보인다. 사실 강한 위약 효과 반응자들(위약 주사로 통증완화 효과가 크게 나타난 사람)이 오피움 효과를 차단하는 약물을 같이 투여 받았을 때, 그들의 위약 효과는 없다고 관찰되었다. 그것은 그들이 통증 완화제를 투여 받았다고 믿을 때, 그들의 뇌에서는 통증을 완화하기 위한 오피움 유사 물질(엔도르핀)이 분비된다는 것을 의미한다.

여기서 중요한 점은 위약이 실제 효과가 있다는 것이다. 이것은 우리가 그 이름을 '심신치유 효과'로 바꾸려고 하는 데 있어서 좋은 예가 될 수 있다. 우리가 위약을 투여 받고 '속임수로(tricked)' 치료될 수 있다면, 그 반응을 내적 자신한테로 돌리지 못할 이유가 뭔가? 나는 가능하다고 믿는다. 그리고 그에 있어 심상은 중요하고 부호화된 언어로 여겨진다.

인간 두뇌는 세계에서 가장 뛰어난 제약회사이다. 그것은 통증을 완화하고, 면역을 자극하고, 오심을 없애고, 그리고 수조 개의 기능들을 조절하는 화학물질들을 만들어 혈액으로 항상 흘러들어가게 한다. UCLA의 통증 권위자인 데이비드 브레슬러(David Bresler, Ph.D.)는 "심상은 이 제약회사에서 가장 중요한 열쇠를 쥐고 있다. 그리고 우리가 그 많은 시간을 소비하면서 그것의 사용을 배우려 하는 이유이다"라고 했다. 그러나 먼저 이 같은 배경을 알기 위해 치유 심상의 역사로 관심을 돌려보자.

많은 고대 사회의 샤머니즘 치유자들은 건강과 질병에 영향을 주는 영혼이나 신들과 직접적인 담화를 하기 위해 영적인 영역으로 여행하고자 했다. 샤머니즘 사회에서는 영적 세계를 우리가 살고 있는 세계보다 더 현실적으로 여기고 꿈속 세상이라 여겼다. 영혼들은 자율적이고, 외적이고, 우리와 따로 분리된 것으로 여겼다. 우리는 무당이 유도심상에서 하는 것과 같은 것을 많이 한다. 그러나 보통 우리는 심상을 우리 고유의 내적 자신의 투영으로 여긴다. 사실 우리는 이 분야에서 우리 안에 무엇이 있고, 우리 밖에 무엇이 있는지 모른다. 그러나 의사나 환자 입장에서 그것은 실제 중요한 것이 아니다. 우리의 관심은 치유에 이 시도가 도움이 될지 안 될지가 관건이다. 이것을 수년 동안 실행한 내 경험으로는 그들이 존재한다는 것을 전적으로 확신한다.

어떤 미국 원주민 주술사는 질병이 어떻게 발생하고 어떻게 치료될 수 있는지를 묘사하는 이미지를 만들기 위해 채색된 모래알들을 천천히 놓아, 세밀하고 매우 수사적인 모래 그림을 만든다. 그림에서는 환자, 주술사, 그리고 존재할 거라고 믿는 영혼들을 볼 수 있다. 환자는 한동안 단식과 기도를 한 후 펼쳐진 모래 그림을 보면서 최면을 실시하는데, 종종 그것에 의해 깊은 영향을 받는다. 그러면서 그것에 점점 더 빠져드는 것 같다. 그러나 이것은 유도심상의 가장 약한 형태이다.

인도에서 대 힌두 현인들은 심상을 신이 인간에게 메시지를 전달하는 방법 중 하나라고 믿었다. 그리고 그들은 요가 수련의 결정체로서 다양한 범주의 특별한 심상 기법을 발달시켰다.

심신요법은 기공과 같은 것을 수련하는 것이다. 그것의 원류는 수천년 동안 사용된 전통 중의학의 정수이다. 티베트 사회는 다른 어떤 것보다 심오한 치료 예술로서 심상을 발달시켰다. 특정한 증후에 특정한 색, 음향, 신위, 그리고 심상에 초점을 맞춰 집중하는 처방을 했다. 그리고 상당한 치유력을 느끼는 것 같았다. 감수성 있는 명상이 또한 사용되었고, 그것은 선지자인 'Medicine Buddha'라고 불리는 신적 존재에 호소하는 것 같다. 이것은 치유 원형을 잘 투영하는 것 같다. 또한 의술 의식인 꿈 배양(dream incubation)을 나타내거나, 또는 내적 조언자나 내적 치유자 같은 지혜의 형상과 하는 심상 대화를 나타낸다.

서구 문명의 초기에 기도나 유도심상으로 여겨지는 치유 의식은 의학이나 치료의 근간이 되어왔다. 유대교의 비전된 가르침에서는 평화롭고 집중된 의식 상태를 나타내는 카바나(Kavanah)를 수련하도록 권장했다. 헤브라이 신비철학적인 치유 양식에 있는 이미지에 집중하는데 이 상태를 이용했다.

고대 그리스의 히포크라테스 시대에는 주 치유 양식이 생체 기관에 대한 심상화였다. 그들의 양식에서는 감각이 현실을 흡수하고, 그것의 물질을 배제하고, 이미지를 만드는 곳인 정신(영혼)으로 잔여물을 가져간다. 이 같은 이미지들이 감정적인 반응을 자극하고, 차례로 이 반응은 인체에서 건강과 균형을 조절하는 4가지 체액(humor)을 움직인다. 체액을 펩티드 분자라는 용어로 바꾼다면, 이 양식은 정신신경면역 연구로 알려진 것에 비추어볼 때 가장 현대적인 양식이다.

수천 년 동안 서양의학에 지대한 영향을 끼친 로마 의사인 갈렌(Galen)은 질병의 발생과 치료에 심상화가 결정적인 요소라고 여겼다. 15세기 의사이며 화학성분 약물학의 아버지로 불리는 파라셀수스(Paracelsus)도 마찬가지다. 그 시대에 가장 명망 있고 혁신적인 의사의 한 사람인 파라셀수스는 한술 더 떠서 "정신은 주인이요, 심상화는 도구요, 몸은 소성이 있는 물질이다"라고 했다.

프랑스 철학자인 르네 데카르트(Rene Descartes)가 인체는 기계와 같고 마음과 영혼은 별개라고 선언할 때까지, 서양에서의 의학은 종교적인 굴레에 의해 지배되고 제한되었다. 이것이 분리를 주장하게 했고, 정확치는 않지만 의사나 과학적 사상가들이 자유스럽게 인체를 자연 세계의 일부로 여기고 조사할 수 있었으며, 생리학과 병리학을 이해하는 데 거대한 진보를 가능하게 했다. 이 같은 분리에 이어서 육체의 발견에 열광한 나머지, 마음의 힘은 안톤 메스머(Anton Mesmer)라는 사람이 그것을 극적으로 재조명할 때까지 거의 주목받지 못했다.

메스머는 드라마틱한 치유 의식으로 파리 시민과 유럽 사회를 글자 그대로 열광시킨 오스트리아 무대 연기자였다. 자르르한 자줏빛 예복을 입고 그의 손으로 환자의 몸을 쓰다듬으면, '동물 자기(animal magnetism)'가 주어지고, 피술자는 몽롱하거나 무아지경으로 빠졌다. 히스테리성 질환(가끔은 잘 알려진 육체적 이상)을 포함한 수많은 치유가 악평을 받고 비난의 대상이 되었다. 결국 메스머의 치료법은 유명한 프랑스 과학아카데미(French Academy of Sciences)에 의해 조사를 받게 되었다. 그런데 그들은 그 치료법이 실제적으로 효과가 있고 '영감에 의한 심상화의 영향'에 그 근거가 있다고 통찰력 있는 선언을 했다.

인도에서 활동하는 영국 외과의사인 제임스 에스데일(James Esdaille)는 영혼 마취라고 하는 메스머의 기법을 이용하여 큰 수술을 시행했다. 다른 동시대의 외과 의사인 제임스 브릿지(James Bride)는 사람이 과암시되는 것 같은 이완 상태를 기술한 용어를 '최면'이라고 칭했다. 거의 동시대의 프랑스 신경과 의사이며 프로이드의 스승인 장 샤르콧(Jean Charcot)은 실명과 마비를 포함한 전환장애 증상 치료에 이 시도를 이용했다. 이 '심리학적인 치료'는 프로이트(Freud)가 무의식적인 마음에 매료되는 배경이 되었고, 그의 심리적인 이론과 실행의 발전으로 유도되었다.

유명한 스위스 정신과 의사인 칼 융(Carl Jung)은 심상은 누군가 잡을 수 있을 만큼 무의식에 가까이 있다는 것을 믿었다. 심지어 심상은 무의식이 직접적으로 자신을 드러내게 하는 것일지도 모른다고 믿었다. 융은 그의 고객으로 하여금 무의식적인 과정에서 통찰력을 얻게 할 계획으로 활동적인 심상을 부를 수 있는 방법을 고안했다. 그는 환자들을 이완시키고, 그들의 증상에 모든 주의력을 집중하게 하고, 떠오르는 이미지를 기술하게 했다.

그가 보고하기를 "처음에 환자들은 극장에서처럼 무언가 매료되는 듯한 이미지를 보는 것 같다. 그러나 곧 또는 얼마 후 무언가 지적인 것에 집중되는 경향을 보이기 시작한다"고 했다. 심상이 내부의 지적인 존재에 의해 만들어진다는 이 아이디어는 후에 알아볼 대화심상 기법의 기본이 된다. 그곳에서 당신은 다양한 이미지들과 전환 또는 교류하는 것을 연상할 수 있다. 즉 당신 몸 안의 존재, 질병, 면역 시스템 또는 내적 지혜 등과 치유 여정에 가치 있는 것을 배운다.

이탈리아 정신과 의사이며 프로이트나 융과 동시대 사람인 로베르토 아사지오리(Roberto Asagiolli)는 느끼는 것에 반응하는 종합 심리요법이라 불리는 영적 심리학을 개발했다. 그것은 심리 분석에 대한 불안전한 접근법이었다. 융처럼 아사지오리는 무의식은 억눌린 욕망과 받아들일 수 없는 주장을 잡고 있을 뿐만 아니라(프로이트가 주장한 것처럼) 창의성, 이타주의, 공감, 영감, 그리고 다른 많은 고차원적인 속성의 원천이라는 것을 믿었다. 그는 의식에 대한 효과적인 접근법으로 유도심상을 이용하고 가르쳤다.

20세기 전환기의 미국에서 선구적인 심리학자인 윌리엄 제임스(William James)는 광범위하게 심상을 사용했다. 그러나 그 당시 심리학이 임상 실험에 기초한 행동 모델을 우선시하고 과학적인 시도를 추구했기 때문에 심상이나 다른 '측정할 수 없는' 정신적인 개념의 내용들은 약 50년 동안 학술적 연구에 맞지 않는 것으로 간주되었다.

1964년 홀트(R.R. Holt)에 의해 〈Imagery: The Return of Ostracized〉라는 획기적인 논문이 American Psychologist 지에 게재되었다. 이것은 이 분야에 대한 관심을 부활시키는 신호탄이 되었다. 제롬 싱어(Jerome Singer), 아놀드 라자루스(Arnold Lazarus), 악터 아센(Akhter Ahsen), 그리고 조셉 소르(Joseph Shorr)와 같은 지도자격 심리학자들은 다시 한번 심리학과 심신요법에 심상 적용을 개발하고, 연구하고, 그에 관한 논문을 썼다.

마르퀴트 대학교 (Marquette University)의 심리학과 교수인 아니스 쉬이크(Anees Sheikh)는 Journal of Mental Imagery의 저자이고 전국적이면서 국제적인 수많은 주요 컨퍼런스의 주관자로서, 자신의 뛰어난 지도력으로 심상에 전문적인 관심을 갖도록 자극하는 데 일조했다.

1960년대 후반에 심상은 방사선 종양의사인 칼 사이몬튼(O. Carl Simonton)과 그의 아내인 심리학자 스테파니 사이몬튼(Stephanie Simonton)의 놀라운 보고에 의해 의학계에서 다시 각광받게 되었다. 그들은 암 환자에게 심상과 시각화를 통해 면역 반응을 자극해서 기대 이상으로 수명을 연장했다고 보고했다. 사이몬튼 부부는 환자들에게 그저 이완과 심상 기법을 가르쳤다. 이 기법은 수행 능력, 이완, 기억 그리고 치유 등을 향상시키기 위한 마음의 심상을 이용하는 상업상의 과정(Silva Mind Control)을 통해 배운다.

사이몬튼의 노력은 의학계에 상당한 논쟁을 유발했으나, 1980년대 후반까지는 거의 임상적인 연구가 이루어지지 않았다. 하지만 연구의 한 분야인 정신신경 면역학의 발달이 결국 연구자들로 하여금 생리와 치유에 관한 마음의 효과를 연구하도록 고무시켰다. 연구의 시작이 얼마 되지 않았음에도 불구하고 많은 연구가 심상을 통해 면역 반응을 자극할 수 있다는 사이몬튼의 초기 가설을 이미 입증하고 있다.

앞에서 검토했듯이, 몇 가지 논문이 정신 사회적 개입이나 마음의 개입을 통해 암 환자의 수명을 연장할 수 있다는 것을 의미하고 있다. 사이몬튼과 같이 일하는 심리학자인 제니 아처버그(Jeanne Achterberg)와 프랑크 로리스(Frank Lawlis)는 이 분야의 초기 연구를 체계화하고 암 환자가 그린 심상에 대한 평가표인 심상CA를 개발하는 데 일조했다. 그들은 어떤 양상의 심상들은 일정한 임상 효과를 낼 수 있다는 점을 발견했다. 그래서 만성 통증, 당뇨, 척추 손상 같은 분야에서 유사한 척도나 심상 개입을 개발했다.

나에게 획기적인 영향을 준 사람은 정골요법 의사이며 작가인 어빙 오일(Irving Oyle)이었다. 기량이 뛰어난 의사인 오일(Oyle)은 1970년대에 유행했던, 치유의 효과를 눈으로 확인하는 다양한 접근법을 탐구했다. 오일은 융의 해박한 견해와 자신의 실바 마인드 컨트롤(Silva Mind Control)로 닦은 경험을 통해 지혜와 공감을 가진 심상 형상(내적 치유자 또는 내적 조언자)과 대화하는 기법을 고안해냈다.

나의 오랜 동료이자 파트너인 데이비드 브레슬러(David Bresler, M.D.)는 1970년대 초에 UCLA에서 통증에 대해 다양한 분야에 걸친 전인적인 접근법을 시도했다. 이는 오일, 사이몬튼과 몇몇 의사들에 의해 공감을 이루었고, 의학과 심리학에 심상을 적용시키기 시작했다.

쇄도하는 요구에 부응하여 그와 나는 1983년에 건강 전문가들을 위한 정규 임상훈련 과정을 만들었다. 수천 명의 대학원생들을 대상으로 한 설문조사를 통해 우리는 시험하고, 확대하고, 재 규명하고, 융의 심리학, 종합 심리요법, 게스탈츠 치료법, 에릭 소니언의 최면 치료법, 대상관계 이론, 인본주의적 심리학, 그리고 통신 시스템 이론 등에 관한 우리의 연구를 통해 배운 방법을 체계화했다. 시간이 흘러 이 경험들은 대화식 유도심상요법을 낳도록 했다. 그리고 이 요법은 마음의 미개발된 치유 재능을 움직이는 가장 강력하나 뛰어난 안전성을 갖는 치료적인 접근법이 되었다.

1989년에 심상 유도 아카데미(Academy for Guided Imagery)를 건강 치유 전문가들에게 완벽한 훈련법과 함께 제공하고, 심상의 강력한 효과에 관한 대중적이고 전문적인 의식을 고취시켰다. 이를 통해 연구를 지원하고, 정보를 확산하고, 그 분야의 전문적인 교류를 지원했다. 우리는 다양한 분야의 교수진을 모집하고, 표준화된 인증서를 만들고, 전문적인 기관 인가를 받고, 오늘날 아카데미가 제공하는 150시간 전문가 인증 이수과정을 만들었다.

## 26. 어떻게 심상이 최면술, 명상, 그리고 다른 심신 학습법과 관련이 있는가

심상은 무의식에 대한 자연적인 언어-느낌, 경험, 기억, 그리고 시각 등과 밀접한 관련이 있는 부호화된 언어-이다. 그것은 건강이나 치유에 대한 심신 학습법에는 거의 모두 적용된다. 심신의학에서 다른 두드러진 양식은 이완 기법, 명상, 최면술, 바이오피드백, 그리고 요가, 태극권, 기공과 같은 심신 학습법들이다. 이 각각의 수련들에서 실제적으로 일어나는 것을 유심히 관찰해보면, 그것은 거의 항상 심상과 같이한다는 것을 알 수 있다. 그것에 집중을 하든지 또는 그것이 진행되게 하든지 간에 말이다.

이완 기법은 가장 널리 사용되고 있고, 쉽게 배울 수 있다. 또 스트레스는 질병이나 건강과 관련된 문제에서 종종 의미 있는 요소이므로 일반적으로 유용하게 사용할 수 있는 심신 기법이다. 스트레스는 어느 질병에서든지 질병의 거의 한 부분으로 여겨질 수 있다. 그것은 질병을 야기할 수 있고, 고통을 증폭시킬 수도 있으며, 또 질병에 의해 (스트레스가) 야기될 수도 있다. 스트레스를 줄이는 것은 좋은 기분을 느끼게 하고, 조절감을 얻게 하고, 몸의 에너지를 치유에 집중하게 한다. 3장에서 논했듯이, 스트레스는 주로 연상의 문제이고, 내가 이완을 위해 찾아낸 것 중 가장 쉽고 가장 효과적인 포괄적인 기법으로, 전에 한 번이라도 당신이 해본 적이 있기를 바라는 것- 즉 평화롭고 안전한 내적 장소로 가고, 5~20분 간 잠시 공상에 잠기게 하는 것이다.

어떤 이완 방법을 사용하든 간에, 그것은 2가지로 함축될 수 있다. 즉 걱정스런 생각을 당신의 관심사로부터 떼어놓는 방법, 그리고 무념의 상태나 완전히 조용하고 이완된 상태로 사고를 집중시키는 방법이다.

심상에는 다양한 형태가 있다. 그러나 그들은 거의 항상 무념이나 의미 있는 중심에 관심을 집중한다. 즉 단어, 이미지, 외적 물체, 당신의 호흡, 또는 그때 일어나는 것이면 어느 것이라도 좋다. 심상은 생리적으로 이완 상태를 만들어주고, 마음의 평화를 이루도록 도와준다. 심상의 어떤 유형은 특별한 종교적인 믿음 체계와 관련이 있다. 그러나 대부분은 그렇지 않고, 믿음 체계와는 완전히 대비된다.

심상이 정말 유용한 이유 중 하나는, 그들의 습관적인 걱정 대신 무언가 다른 것에 관심을 집중하도록 가르친다는 것이다. 근본적으로 그것은 두렵고 걱정스런 생각에 대한 애착, 매료, 또는 심지어 중독으로부터 당신의 마음을 자유롭게 하는 방법이다. 그것은 또한 당신이 도피하는 이미지로부터 당신 자신을 자유롭게 하고, 당신의 연상을 기술적으로 사용하는 법을 배우게 하는 첫 단계이다.

바이오피드백은 당신의 신체가 당신의 사고에 반응하여 나타나는 반작용을 증폭시키는 것으로, 정교하고 예민하고 생리적인 모니터를 이용하여 보여준다. 인체가 사고에 반응하여 만들어내는 변화를 보고 듣고 경험할 수 있음으로써, 정상을 벗어나 조절이 안 되는 육체적인 기능을 조절 가능하게 한다. 때문에 바이오피드백은 그것을 탐구하는 대부분의 사람들에게 설득력 있는 경험이 된다. 그것은 인체가 사고에 어떻게 그렇게 빠르고 예민하게 반응할 수 있는가를 보여주는 등불과 같은 것이기 때문이다.

바이오피드백은 뇌졸중이나 뇌 손상, 실금의 문제, 그리고 알코올이나 다른 중독증에 탁월하게 적용될 수 있다. 우리가 빠르고 비 침습적으로 면역반응을 측정할 수 있는 단계까지 도달했을 때, 면역을 자극하는 데 이용되는 바이오피드백 테크닉을 개발할 수 있을 것이다. 바이오피드백 치료자가 환자들에게 가르치는 거의 모든 마음의 과정은 심상과 관련 있다. 이때 바이오피드백은 인체가 사고에 어떻게 반응하는가를 정확하게 보여준다. 처음에 느끼기 어려웠던 단계부터, 마음이 인체에 영향을 미친다는 것에 의문을 갖는다면, 우수한 바이오피드백 치료자를 찾아 스스로 깨달을 수 있도록 최소한 한 강좌 정도를 듣기를 권한다.

유도심상을 하는 사람들은 초기에 최면이나 이해하기 어려운 많은 현상에 관해 관심이나 의문점을 갖는다. 유도심상과 최면은 둘 사이에 중복되는 점이 있지만 다르다. 최면은 주의력이 고도로 집중된 상대적인 이완 상태를 말한다. 최면 상태는 자연스럽게 일어난다. 마치 영화나 텔레비전을 볼 때, 장거리를 운전할 때(고속도로 최면)처럼 무언가에 완전히 몰입되었을 때 나타난다.

최면 상태로 빠져드는 정도는 사람마다 차이가 난다. 이 방법으로 집중할 수 있을지라도 대부분의 사람들은 최면을 최면술사가 사람의 마음을 '탈취(takes over)'하고 정상적으로 할 수 없는 일을 하게 만드는 신비한 상호작용으로 여긴다. 이런 인상은 주로 무대나 텔레비전의 최면술에서 비롯되고, 그것은 종종 정말 놀랄 만할 뿐 아니라, 실제 그런 결과가 만들어지는 것처럼 보인다. 무대 최면술사는 성공하기 위해 다양한 기법을 사용한다. 질문을 받을 때마다 대답할 준비가 되어 있는 관중을 선택하는 것이 그것이다. 이것은 그들의 농담에 웃고, 머리를 끄덕이고, 심지어 그들이 움직이거나 제스처를 할 때 그들에게 마음을 기울이는 관중들 앞에서 연기자들에 의해 실행된다. 이 사람들은 최면술사에게 영향을 받기 쉬운 고도의 피암시성을 가진 사람들이다. 그런 사람들이 무대 위로 불리면 암시에 응해야 하는 압박감이 증가하고, 그 압박감은 비경험자가 무대 위에서 느끼는 혼미와 불안감으로 인해 더욱 커지게 된다. 그들에게 있어서 이런 모든 결과는 최면술사가 요구하는 대로 하게 하고, 그가 말하는 대로 의식을 치른 후 '무아지경'에 빠지게 한다.

진실은 이미 그들은 선택되기 전에 무대 최면술사의 암시에 의해 무아지경이나 무의식적으로 반응하는 상태가 되어 있다는 것이다. 이것은 참 재미있는 일이다.

그러나 치유 요법으로 사용하는 최면은 위의 것과 많이 다르다. 최면을 사용하는 많은 전문가들은 환자들에게 스스로 효과를 보도록 자가최면 상태를 만드는 것을 가르친다. 이 같은 상태의 고도로 집중된 주의력은 호흡이나 이완, 암시나 떠오르는 이미지에 초점을 맞출 때 종종 자연스럽게 일어난다.

전문적으로 표현하면, 최면이란 이완되고 집중되었을 때 갖게 되는 의식의 상태를 말한다. 치유에 대한 치료 최면술의 개척자이며 정신과 의사인 엠멧 밀러(Emmet Miller)는 최면은 "선택된 주의력 상태"라는 적절한 표현을 사용했다.

이완을 하고 심상에 집중하는 것을 배울 때 자기최면 상태라고 할 수 있는 상태에 있게 될 것이다. 또한 그것은 이완되고 집중된 주의력이라고도 부를 수 있다.

여기서는 유도심상을 통해 이완되고 집중된 주의력을 자신의 의지로 몰입시키거나 빠져나오도록 하는 법을 배울 것이다. 그리고 그것은 당신 자신을 돕는 데 사용할 수 있다. 그것의 상태란 좋은 책에 빠져 어찌할지 모를 때, 영화가 순간적으로 지나갈 때, 또는 운전하다가 목적지에 어떻게 가야 할지 몰라 방황할 때 자연스럽게 몰입되는 상태를 말한다. 그것은 위험하지 않으며, 어느 누구도 더 이상 당신의 마음을 조절하지 않을 것이다. 사실 심상과 함께 이완과 조준된 집중력을 배우는 것은 전보다 훨씬 더 마음의 조절이 잘되도록 할 것이다.

내가 가르치고자 하는 유도심상 기술은 도전에 대한 해결점이 되는 심상의 내용과 암시들을 자신 안에서 끌어낸다. 이완되고 집중된 상태는 심상에 주의력을 쉽게 집중할 수 있게 만들어주는데, 그것은 외부에서 제공되는 많은 자극이나 요구보다 민감하다.

대화식 유도심상(IGI)은 심상유도 아카데미에 의해 개발된 심상을 사용하는 특별한 방법이다. 이 학술원은 건강 전문가들에게 이 과정을 다루는 법을 가르치고, 자조 프로그램이나 공공으로 사용할 자료들을 만든다. IGI는 자신의 회복에 강력한 역할을 하는 통찰력을 개발하고, 내적 재능을 가장 효과적으로 사용하도록 도와주는 데 특히 효과적이다. 이 심상법을 통해 질병과 치유에 관한 각 개인의 심상을 다루고 조사하게끔 한다. 그리고 치유를 지원하는 마음을 사용하는 법을 가르친다. 대화식 심상을 포함하여 여기서 배울 방법들은 IGI 기본 원칙에 기반한 것이다. 그곳에서는 자신의 이미지를 깨닫고 자신의 이미지와 대화할 수 있는 기회를 가질 것이다. 이들은 가장 개인적이면서 자신의 경험이나 기억 속의 자료에서 나온 것이기 때문에 가장 강력한 이미지가 된다고 나는 믿는다, 그러므로 치유 여정에서 가장 적절하고 의미가 있다.

당신은 1장에서 내적 치유지를 찾을 때와 자신의 내적 치유자를 연상할 기회를 가졌을 때 이미 이미지 원리를 사용한 적이 있다. 이완을 하고 이것에 대한 마음의 공간을 만드는 동안, 치유지에 대한 이미지와 연상되는 치유는 유일한 당신 것이다. 그리고 그들은 유일하게 당신 것이기 때문에, 나는 그것이 다른 누군가가 암시하거나 제공한 이미지보다 강력할 것이라고 믿는다.

많은 사람들에게 치유지는 사실상 외부에 있다. 어떤 사람에게는 교회에 있을 것이고, 어린 시절의 집, 또는 치유에 대한 심상의 성전에 있을 것이다. 대부분의 사람들에게 치유지는 조용하고 평화로우나 강력하다. 그러나 치유지를 엄청난 힘과 에너지를 갖는 곳으로 연상하거나, 천둥과 번개가 타오르는 곳으로, 그리고 암을 박멸하고 쓸어가버리는 바람으로 연상하는 사람들이 있긴 하다. 대부분의 사람들에게 치유 심상은 암 세포와 싸우고, 암 세포를 파괴하고, 암 세포를 제거하는 것이다. 그러나 어떤 사람들은 세포가 전에 건강했던 상태로 돌아오는 것을 연상한다. 나는 당신에게 타당하고 강력하다고 느끼는 심상을 잠시 동안이라도 찾고 조사하기를 권한다.

당신에게 끌리고, 당신 자신의 심상에 넣어두었고, 틀림없이 훌륭하다고 여겨지는 생각, 이미지 또는 그림들을 만나게 될 것이다. 당신에게 관심을 갖고, 당신에게 중요하다고 여기는 것들에 관해 배우면 배울수록 똑같은 것이 당신이 사용하는 심상에 나타날 것이다. 치유에 대한 심상은 시간이 갈수록 스스로 변하고 발전할 것이다. 그리고 심지어 의식 단계에서 새로운 것을 사이사이 끼워 넣지 않아도 변할 것이다. 그것을 다루어나감에 따라 훨씬 더 강력하고 세련되어질 것이다.

다음 장에서 우리는 당신에게 개별적이고, 강력하고, 의미 있는 치유 심상이 만들어지는 것을 상세히 보여줄 것이다.

### 요약

- 심상은 우리의 뇌가 정보를 저장하고 진행하는 자연스런 수단이다.
- 심상은 감각에 기반을 둔 사고이다.
- 심상은 우리에게 예측이라는 '전체 상(big picture)'을 보여줄 수 있고, 강력한 감정적·생리적인 효과를 갖는다.
- 심상은 치유의 가장 오래된 형태 중 하나이고, 역사적으로 거의 모든 시대 그리고 모든 전통의학에서 사용되어왔다.
- 심상은 명상, 바이오피드백, 최면 등을 포함한 거의 모든 심신요법에 적용된다.

## 제 5 장

# 치유에 대한 자극

"정신은 주인이고, 심상은 도구이고, 인체는 가소성 물질이다."

— 파라셀서스(PARACELSUS) —

회복에 집중하기로 결정을 내렸으면, 치유에 대한 긍정적인 시각화와 심상 대본의 작성을 시작하라. 그것이 방향과 의도에 부합하는 길이다. 정곡을 찌르고자 한다면, 과녁에 집중하라. 겨누지 않거나 목표가 어디에 있는지 모를 때보다는 과녁을 맞힐 가능성이 많을 것이다.

인체는 수조 개의 세포로 구성된 복잡한 유기 조직이다. 사업, 비영리 재단, 팀, 클럽, 심지어 가족처럼 우리가 알고 있는 조직은 그것을 인도할 비전을 가질 때 보다 부드럽고 쉽게 조정된다. 그 조직이 되기를 원하고 하기를 원하는 비전을 가졌다면, 그리고 그 비전이 조직 내에서 효과적으로 소통된다면, 그 조직이 성취하기 원하는 것을 이룰 가능성이 훨씬 증가할 것이다. 명확한 비전이 없다면, 그 조직은 외부의 영향과 변화의 바람에 훨씬 쉽게 상처받을 것이다. 그것이 치유 심상에서 찾고자 하는 것이다-그것은 모든 당신에게-신, 심, 그리고 정신-뒤따르는 비전을 준다.

수년 전 나는 딸이 다니는 학교의 새 교장을 뽑는 조사위원회에 간적이 있다. 우리는 여러 후보에게 학교장으로서 가장 우선한 업무가 무언가를 물었다. 몇 가지 흥미로운 답이 있었다. 그러나 당선자는 간단히 이와 같이 말했다.

"교장의 일은 비전을 계속해서 규합하는 것입니다."

물론 교장은 많은 임무를 맡는다. 지원과 재원을 얻어내고, 갈등과 논쟁을 해결하고, 고용과 해고, 재원 관리 등을 한다. 그러나 항상 비전의 견지에 있어야 한다. 비전의 규합과 교류를 통해 조직의 의사결정과 활동을 계획한다.

소화, 대사 등 특별한 기능을 수행하는 인체의 세포들은 복잡하게 조화를 이루면서 유기적으로 작용한다. 무언가 기능이 잘못되고 우리의 능력, 자유, 심지어 존재까지 위협하는 것을 깨닫게 될 때까지 우리는 이 유기체를 인정하고 받아들인다.

우리가 이루고자 하는 치료는 균형을 이루고, 건강하고, 자율 치료와 자율 조절 공동체로 환원되는 것을 목적으로 한다. 이들 중 대부분은 우리 안에 만들어져 있지만, 조절하는 우리의 능력이나 필요를 넘어설 때 그것은 우리가 어떻게 생각하고 느끼고 행동하느냐에 영향을 받을 수 있다. 머리에서는 계속해서 '비전을 규합하라'고 할 수 있다. 이런 경우 치유에 대한 비전은 유기체가 만족하게 될 가능성을 증가시킨다.

1장에서 치유에 대한 이미지를 이미 만들기 시작했다. 이후 아마 질병, 치료 선택, 치유 능력, 그리고 다른 치유 방법에 영향을 줄 수 있는 것들에 관한 정보와 이해를 얻었을 것이다. 나는 당신에게 제공된 다른 심상 기법들도 경험하기를 바란다. 그리고 심상이 어떻게 일어나는가 하는 것은 이미 변하고 발전되었다. 이번 장에서는 치유 여정을 통해 계속될 작용, 즉 그런 이미지들의 효과를 개정하고, 정련하고, 확대하는 데 집중하려고 한다.

먼저, 이 과정에 관해 공통적으로 갖는 의문점에 대해 보다 주의 깊게 관찰해보자. 그러고 나서 당신은 치유지로 다시 한 번 갈 기회를 얻을 것이고, 현재의 치유 심상과 같이 작업할 기회를 가질 것이다.

30년 동안 수만 명에게 심상을 가르치면서 받게 된 암의 치유 심상에 관한 가장 빈번한 질문들은 이와 같다.

○ 치유에 대한 최상의 이미지는 무엇인가?

○ 내가 심상으로 나 자신을 도울 수 있다면, 그것은 내가 나의 암을 야기했다는 것을 의미하는가?

○ 어떻게 하면 나의 심상을 강력하게 할 수 있는가?

○ 어떻게 하면 나의 심상을 보다 생생하게 할 수 있는가?

○ 만약에 나쁜 이미지라면 치료가 전혀 되지 않는가?

○ 검사 상 아직도 암이 있다고 할 때, 치유를 어떻게 연상할 수 있는가?

○ 심상은 육체적인 치유에서 어떤 부분에 강하게 영향을 주는가?

이 질문들을 통해 드러나는 논점을 들여다보면서, 치유 심상 수련을 더 가다듬고 최신의 집중적 유도심상 과정을 탐구할 것을 권유한다.

## 27. 치유에 대한 최상의 이미지는 무엇인가?

자신의 고유의 심상이 가장 강력하다고 나는 강하게 느낀다. 왜냐하면 그것은 자신의 내적 이해로부터 나오기 때문이다. 치유는 무의식적인 과정이기 때문에, 거기서 솟아나오는 이미지는 보다 '맞춤 정장'일 것이고, 어떤 누가 처방한 이미지보다 더 효과적일 것이다. 결국 심상은 무의식을 나타내는 자연적인 언어이다. 그리고 치유는 무의식의 작용이다. 치유 심상을 초대하여 스스로 떠오르는 것을 탐구하도록 치유에 관한 정보를 주는 무의식을 초대한다. 이것은 내 의견이다. 그러나 아직 증명되거나 연구된 것은 아니다.

이 치유 여정에서 자신을 경험할 방법을 만들기 위해 치유 심상과 함께 일하는 것이 중요하다. 동시에 당신은 자신이나 자신의 치유 능력, 자신의 치료에 관한 견해를 그들(치유 심상)이 강력하게 머물러 있으려 한다면 주기적으로 탐구하기 원할 것이다.

언젠가 전립선 암 후원 그룹에 속한 어떤 사람이 내게 접근하여 이렇게 말했다.

"당신도 알다시피 나는 암에 대해 공격적인 면역 시스템 반응을 연상하는 데 문제가 있는 것 같다. 왜냐하면 그것이 실제적으로 암을 조절하지 못하는 것 같기 때문이다. 그러나 빈약한 T-세포 반응이 전립선암에서 어떤 차이점을 만들어낸다는 증거는 없다."

나는 아마 그가 옳을 수도 있다고 생각한다. 그러나 인체는 암 성장에 대해 아직 이해가 안 되고 증명되지 않은 다른 방어 시스템을 가지고 있다는 것을 말하고 있다. 나는 그의 심상이 신체의 '암 방어 시스템'을 상징하도록 할 것을 권유했다. 여기서 '암 방어 시스템'은 그가 가진 감수성을 바탕으로 암을 억누르고 제거하는 신체를 연상하도록 한다.

명확하게 말하면, 인체는 암 세포를 발견하고 파괴하는 기전을 가지고 있다. 그러나 우리가 면역이 억제되어 있는 환자를 볼 때, 장기이식 환자나 HIV 환자들처럼, 그들은 일반적으로 암 발병률이 평균치 이상을 넘지 않는다. 그들에게 혈액암(림파선암)은 생길 수 있지만 폐암, 유방암, 전립선암 또는 대장암 같은 고형 암은 생기지 않는다. 그러므로 암 세포를 제거하거나 암 성장을 예방하는 데는 다른 요소가 있는 것이다. 그리고 우리는 그들 모두가 무엇을 하는지도 모르고 어떻게 작용하는지도 모른다. 그것이 바로 당신의 심상이 암을 제거하는 인체의 능력을 구현해야 하는 이유라고 생각한다. 어떤 방법으로든 그것을 연상하고, 무의식의 치유 능력에 대한 상세한 내용을 남겨라. 우리는 아직까지 암으로부터 몸을 보호하고 치유하는 인체의 모든 진행 과정을 이해 못 하고 있다.

## 28. GUI(시각적 사용자 환경)처럼 연상하라

나는 가끔 GUI라고 언급되는 컴퓨터가 만들어내는 영상을 생각한다. 컴퓨터 화면에 보이는 그림이나 묘사는 그것 자체가 공정이 아니라, 공정에 대한 상징이다.

파일들을 버리기 위해 던져 넣는 조그만 휴지통 아이콘은 실제적인 휴지통이 아니다. 그러나 그것은 복잡한 컴퓨터 프로그램 언어를 이해할 필요 없이 파일을 던져 넣는 방법을 가르쳐준다. 그것은 그 과정을 단순하게 만든다. 내가 파일을 휴지통 아이콘으로 끌고 가면, 컴퓨터는 내가 원하는 것을 '알고' 그것을 실행한다.

그것이 내가 치유 심상을 생각하는 방법이다. 그 이미지는 무의식에 대한 요구나 의도를 전달하는 것이고, 당신의 목적을 어떻게 수행해야 하는지를 알고 있는 당신 자신의 일부이다. 실제적인 치유는 우리가 현재 이해할 수 있는 범위를 훨씬 벗어나 있다. 그러나 우리는 우리의 생명을 통해 항상 모두 치유되고 있다.

당신에게 가장 타당한 것을 찾기 위해 다양한 형태의 심상을 시도해보고, 가장 타당하고 강력하다고 느끼는 것을 찾도록 하라. 나는 심상 대본에 다양한 많은 학습법을 제공해놓았다. 가장 강하게 공명되는 것을 찾을 수 있을 것이다.

## 29. 내가 심상으로 나 자신을 도울 수 있다면, 내가 나의 암을 야기했다는 것을 의미하는가?

물론 그렇지 않다. 오로지 당신의 마음을 가지고 당신 자신을 치료할 수 있다는 것 때문이지, 당신 자신에게 병을 준다는 의미는 아니다. 오로지 타자가 홈런을 쳤기 때문이지, 그전에 그가 세 번 삼진 아웃을 당했다는 말은 아니다. 당신이 자선단체에 돈을 기부한다고, 그것이 사람들을 가난하게 만들었다는 것을 의미하지는 않는다. 당신이 암 치료법을 찾는다고 해서, 당신의 마음이나 어떤 것으로 당신이 일차적으로 암을 만들었다는 의미는 아니다.

그럼에도 불구하고 암에 걸린 사람들은 죄의식을 갖고, 암을 가진 것에 대하여 수치스럽게 생각하는 경우가 대단히 많다. 그들이 가족이나 친구들에게 일으켰다고 느끼는 괴로움, 금전적 지출, 슬픔 때문에 스스로를 비난한다. 이 수치심과 죄의식은, 많은 사람은 아니고 후원 그룹은 예외지만, 치료사나 가까운 친구, 영적인 조언자들에게는 이야기되는 것 중에 하나이다.

암에 걸린 사람들은(관절염, 다발성 경화증, 만성 통증과 같은 만성 질환을 갖는 환자들에게도 마찬가지다) 종종 다른 사람과 다르다고 느끼고, 심지어 외계인처럼 느끼기도 한다. 암은 나병 환자가 갖는 느낌들이나 함축된 관념을 수반한다. 그것은 깨끗하지 못하고 위협적이라고 느낄 수 있으며, 어떤 사람들은 전염될 수 있다는 두려움을 갖는다. 당신이 현대적인 사고를 갖고 있다고 할지라도, 굳이 이유를 찾는 과정에서 당신의 원초적인 감각 반응은 스스로 암을 유발한, 잘못된 무언가를 하고 있다는 생각을 할 수 있다.

많은 사람들은 다른 어떤 것보다 자제력 상실을 두려워한다. 암에 대한 이유를 찾으려는 것은, 본인이 암의 원인이었고, 신이 나에게 벌을 주고 있다 등의 상당히 끔찍한 것일지라도 최소한 자신이 모르는 영역에서 바깥으로 끌고 나올 수 있기 때문이다.

심리학적으로 암은 죄의식이나 비난에 관한 내적 기준을 저울질하려 할 것이다. 이상한 방법으로 죄를 발견하고, 유죄가 입증되고 선고되는 것이 오히려 구제가 될 수 있다. 그래서 죄, 비난, 수치심은 암과 그 치료에서 심리적인 영역을 발견한다.

잘 조절되도록 느끼게 하는 다른 방법이 있다는 것을 아는 것이 중요한 것과 마찬가지로, 당신에게 일어나는 것에 대해 보다 많은 발언을 하는 것도 중요하다. 다른 방법으로는, 당신이 만든 실수에 대한 책임을 받아들이고, 심지어 당신이 저지른 부패한 죄악을 받아들이는 방법이 있다. 그리고 그에 대한 용서와 참회를 찾는 방법이 있다.

죄의식과 비난에서 예측을 얻는 방법은 모든 심신 암 논쟁을 맨 처음으로 돌리는 것이다. 당신은 당신이 원한다고 암에 걸릴 수 있는가? 틀림없이 라이프스타일, 습관, 선택들이 당신을 암에 걸릴 가능성이 높은 그룹에 속하게 할 수 있다. 그러나 그런 것을 끊임없이, 끈질기게 하는 것이 암을 발생케 하는 것은 아닐 것이다. 암에 걸린다는 예상 없이 수년 동안 당신은 흡연할 수 있고, 과음할 수 있고, 과일이나 채소를 먹지 않고, 관리를 게을리할 수 있다. 그러면 반드시는 아니지만, 걸릴 가능성은 더 많아질 것이다. 그러므로 암을 유발했다고 자신을 비난하는 데 에너지를 소비하지 말라. 대신에 치유를 도울 수 있는 것에 집중하는 데 에너지를 사용하라.

아직 당신 앞에 당면한 질문은, 지금 무엇을 할 것인가? 어디로 가려고 하는가? 그리고 그것이 당신에게 달려 있다면 무엇이 일어날 것인가? 개인적으로, 시간과 에너지의 관점에서 보면, 가고 싶다고 말하는 곳으로 가기 위해 관심과 의지를 기꺼이 바치고 싶은 것은 무엇인가? 하는 것이다.

죄의식, 비난, 수치심은 우리 모두에게 공통으로 있다. 어느 누구도 인생에서 실수를 피할 수는 없다. 어느 누구도 다른 사람에게 상처를 주지 않을 수 없다. 심지어 특별히 가까운 사람에게 더 그럴 것이다. 그것이 게임의 속성이다. 그와 같은 상처와 낙담을 겪을 때 우리는 무엇을 하는가? 우리를 더 좋은 사람으로 만들기 위해 그것을 사용하는가, 아니면 우리가 가치가 없고 벌을 받고자 그것을 사용하는가? 그렇다면 전심전력으로 하고 있는 치유에 심각한 억제가 될 수 있다. 그것에 관해 무엇을 할 수 있는가? 죄의식, 비난, 그리고 수치심 등에 빠져 있는 감정적 에너지와 타협하거나 감정적 에너지를 줄이면, 에너지를 자유롭게 하여 치유로 흐름을 돌리게 할 수 있다.

텍사스 교도소의 상담자로 활동하는 심리학자 제임스 페네바커(James Pennebaker)는 그곳에서 흥미로운 현상을 발견했다. 거짓말 탐지기 테스트를 관찰한 결과, 그는 용의자들이 한동안 거짓말이나 죄를 감추려는 시기가 지나고 나면, 그들의 죄에 대해 울며 주저앉거나 고백하는 경우가 빈번하다는 것을 목격했다. 그들은 자백 후 심지어 가공할 범죄일지라도, 그들이 처벌 받을 것이라는 것을 깨닫는 것도 목격했다. 거짓말 탐지기는 생리적으로 이완이 되었음을 보여준다. 댄스파티가 한 차례 고조되고 나면, 그들은 무너질 수 있었다.

물론 자신을 짓누르고 있는 것을 누군가에게 털어놓음으로써 얻게 되는 위안이나 가슴에 응어리져 있는 무언가를 내려놓는 힘은, 그들로 하여금 심리학자나 사제나 친구와 비슷한 사람들한테 털어놓게 한다.

페네바커는 다양한 치료나 카운슬링에서 고백의 효과를 식별해낼 수 있는지를 알아보기로 마음먹었다. 그는 대학생들을 두 그룹으로 나눠 대조군을 만들고, 실험 군에게 살아오면서 일어난 일들이나 그들이 행한 일들 중 가장 힘들었던 일을 앉아서 쓰게 했다. 지침은 그들에게 일어난 사건, 사람들, 느낌들, 그리고 그들이 생각한 것은 어느 것이라도 약 20분 동안 편집이나 비평 없이 쓰게 하는 것이었다. 이것을 4일간 계속 반복하여 시행했다. 그리고 대조군에게는 같은 20분간을 쓰게 했으나, 느낌이나 개인적인 것은 주제에 포함시키지 않았다.

페네바커는 힘들었던 경험과 느낌을 쓴 학생들이 대조군에 비해 약 절반 정도만 학생건강지원센터(Student Health Service)를 찾아온다는 것을 발견했다. 그들은 또한 스스로에 관해 심리적으로 훨씬 좋아진 느낌을 가졌다. 페네바커는 Journal of the American medical associationd에 유사한 연구를 게재했다. 그것을 류마티스 관절염이나 천식에서 실험한 결과, 유익한 효과가 약 6개월 이상 지속된다는 내용이었다. 이로써 경험과 느낌에 관해 쓰도록 하는 것은 정신적, 육체적 생리 현상에 모두 유익한 효과가 있다는 것이 널리 알려지게 되었다.

당신이 질병에 대해 죄의식이나 비난을 느끼지 않는다 할지라도, 언젠가 페네바커의 시험을 받아보기 원할지도 모른다.

20분간 시간을 갖고 당신에게 일어난 일이나 당신이 전에 했던 일들 중 가장 힘들었던 일들을, 그리고 이들 사건과 사건으로 인하여 어떤 영향을 받았는가에 관해 기억나는 느낌이나 생각을 쓰도록 하라. 여기에는 암 진단도 포함시켜라. 편집이나 비평을 하지 마라. 당신이 선택하지 않는 사람과 이 노트 기록을 공유할 필요는 없다. 페네바커는 첫 이틀 동안 어떤 사람은 힘들었던 느낌을 되새기는 것으로 인해 혼란스러운 느낌을 가졌으나, 3일째는 상황이나 느낌이 가벼워지고 부담이 덜해지는 것을 느낀다는 것을 알게 되었다. 만약에 더 부담스럽고, 우울하고, 3~4일째에 더 혼란에 빠진다면, 그것은 전문가의 도움이 필요하다는 신호이다. 이 시험의 목적은 이 기억 속으로 빠뜨리려는 것이 아니라, 깨닫고, 느끼고, 그들을 과거로 돌리고자 함이다.

언젠가 당신이 우울증에 빠져 헤어나지 못할 정도로 스스로를 용서할 수 없음을 알았다면, 당신은 전문적인 심리치료나 영적인 도움을 찾아야만 한다. 만약 그리하기로 결정한다면, 훈련받은 전문가를 찾거나, 최소한 암 환자들에게 적용하는 로렌스 르샨 박사(Dr. Lawrence LeShan)의 학습법을 읽거나 이해해야 한다.

『전환점으로서의 암(Cancer as a Turning Point)』의 저자인 르샨은, 심리학적인 시도는 당신이 되고자 하는 방향으로 어떻게 시작할 것인가를 분석하는 것보다는, 차라리 직접적으로 '당신을 깨우고' 당신의 생명력을 자극하는 것이어야만 한다고 믿는다. 죄의식·비난·수치심 논점에 집중해야 하는 유일한 주안점은 그것이 당신의 치유 과정에 장애가 되느냐 안 되느냐이다. 장애가 된다면, 앞으로 전진할 수 있도록 그것을 제거할 도움이 필요할 것이고, 그렇지 않다면, 기세 좋게 앞으로 곧장 나아가라!

## 30. 나는 어떻게 나의 심상을 보다 강하게 할 수 있는가?

이완을 하고 내적으로 집중할 시간을 가져라. 실질적으로 당신이 하고자 하는 것에 집중할 시간을 갖는다면, 그것은 어느 것이라도 좋은 방향으로 나아가는 경향이 있다. 같은 이치가 심상 수련에도 적용된다. 이완할 시간을 갖고, 당신의 집중력을 바깥에서 내적 세계로 전환할 시간을 갖는 것은 당신이 심상에 더욱 집중하도록 도울 것이며, 심상의 효과를 강화하도록 하는 경향이 있다.

내가 당신에게 샌드위치를 만들라고 하고, TV를 켜서 당신이 좋아하는 쇼를 보고, 그동안 내내 내주에 할 필요가 있는 일들을 생각하라고 요구한다면, 당신이 아무것도 하지 않고 평화로운 곳에 있는 것을 연상하는 것을 동시에 하기는 어려울 것이다. 이때 심상의 이완 효과는 스트레칭을 하고, 심호흡을 하고, 몸을 이완시키고, 그 특별한 곳에서 당신이 보고, 듣고, 냄새 맡고, 느끼는 것에 집중함으로써 얻어지는 효과에 비해 희석될 것이다. 심상에 특별히 집중할 시간을 갖는다는 것은 하던 일 도중에 생각하는 것보다, 그것에 관해 더 많은 것을 배우도록 할 것이며, 긍정적인 효과를 보다 빠르고 강하게 경험하게 할 것이다. 그러므로 최소한 하루에 한번 정도 내적으로 집중하고 심상수련 할 시간을 챙겨놓아라. 그 이상의 시간을 갖는 것은 거의 의심할 바 없이 좋다. 심상의 생리적인 효과가 관찰된 대부분의 연구들은 최소한 하루에 두 번, 그리고 한번에 20~30분 가량 사용하는 사람들을 대상으로 했다.

심상에서 이완하고 집중하는 데 시간을 배려하면 좋은 점을 이해하는 하나의 방법은, 그것이 당신의 생각 속에 있는 기사가 소음 속에서 신호를 찾을 가능성을 높여줄 수 있다는 것이다. 그것은 당신이 듣기 원하는 라디오 주파수를 정확하게 조절할 수 있는 것과 같다. 만약 주파수 사이에 있다면, 소리가 안 들리거나 듣기 싫고 어려운 잡음만 있을 것이다. 그런데 정확하게 조절된다면, 조그만 혼란도 없이 아름다운 음악을 들을 수 있다.

만약 당신이 대부분의 사람들과 비슷하다면, 보통 때는 몇 가지 관심을 한꺼번에 주려 할 것이다. 2가지 이상을 병행한다는 것은 우리 사회에서 고도로 이익이 되는 추세이다. 그리고 한 번에 몇 가지를 행하고 추적할 수 있는 능력은 고도로 생산적인 사람의 특징이다. 불행하게도 그것은 종종 모든 항목에 완전한 집중력을 주지 못한다는 것을, 그리고 무언가 고통스러워하고 있다는 것을 의미한다.

치유를 지원하기 위한 마음을 사용하는 법을 배울 때, 그것은 집중력이 분산되지 않고 쉽게 관심사에 집중할 최소한의 시간을 가져야만 한다는 의미다. 충분한 관심을 기울일 때, 몇 가지 사항이 발생할 것이다.

○ 그 과정을 상세히 관찰하라. 그러면 질병과 그것의 치유, 그리고 그것이 큰 관심을 주지 않은 것 중 하나여서 간과될 가능성이 있었던 심·신 연결을 지각하게 할 수 있다.

○ 최대한 주목을 할 때, 에너지는 주사식 방식보다는 틀림없이 더 중심에 집중하게 될 것이다. 어떤 의미에서는 백열등에서 나오는 넓고 부드러운 조명과 강하게 초점이 맞춰진 레이저 광선과의 차이점에 비교될 수 있다. 백열등은 방을 밝게 비출 수 있지만, 레이저는 금속을 뚫을 수도 있다. 집중력에 의해 초점이 맞춰진 에너지는 실제적으로 그 과정에서 육체적인 변화까지 일으키는 의미의 '작용(work)'을 할 정도까지, 보다 효과적이 될 것이다.

○ 이것이 고도로 초점이 맞춰진 상태에서, 초점이 맞춰진 이미지들은 특정한 정신세계에서 보다 현실적이 된다. 즉 그들은 의식세계의 전면으로 끌어올려지고, 당신이 연상하는 상황에 당신이 실제로 있다면 일어날 수 있는 것처럼, 인체는 그들에게 반응하게 되는 경향이 있다. 마음의 혼란을 없애고, 보이는 것, 듣는 것, 냄새 맡는 것, 그리고 느낌을 연상하는 것에만 시간을 갖고 초점을 맞추면, 뇌 중심 하부에서 시나리오를 정신적인 현실로 만들어 인체의 깊은 자율반사 신경에 신호를 보낸다. 달리 말하면, 당신이 당신의 심상으로 빠져들면, 바깥세계는 슬쩍 지나가버리고(또는 최소한의 의식은 있을 수 있고), 신체는 연상한 것이 실제로 일어나는 것처럼 더욱 더 반응하기 시작한다. 당신이 평화로운 곳에 있는 것을 연상한다면, 평화로움을 느끼기 시작할 것이고, 성적인 무언가를 느낀다면, 성욕이 오를 것이고, 당신이 흥분하고 두려워하는 것을 연상한다면, 흥분되고 두렵게 될 것이다. 그리고 치유에 관한 무언가를 연상한다면, 당신이 생각하는 것이 일어날 것이다.

○ 이완을 하고 치유 심상을 할 시간을 갖는 것은 스트레스를 줄이고 스스로를 열성적으로 도울 수 있는 무언가를 경험하게 할 것이다. 스트레스를 조절하고 유지하는 것은 암과 싸우는 심신 게임에서 승리할 수 있는 중요한 부분이다. 그리고 수련은 유일하게 그것을 더욱 잘 되도록 도울 수 있다.

○ 규칙적으로 이완을 하고 치유에 집중하는 것은 생리 기능을 스스로 조절하게 해준다. 깊은 이완으로 몸은 저절로 회복력을 높이고 재충전하는 상태로 가게 된다. 생리 기능의 균형은 이완 수련을 규칙적으로 할 때 얻어지는 보너스, 즉 '부수적 효과'이다. 당신이 다른 것을 하고 있을 동안이라도, 면역 자극, 혈액순환 전환, 그리고 다른 의

미의 치유를 받아들일 때는, 집중된 이완과 의식의 상태에서 하라. 그러면 저절로 당신의 건강에 많은 도움이 될 것이다.

규칙적으로 수련하라: 나는 환자들에게 최소한 하루에 한 번 정도의 시간을 내어, 모든 것을 제쳐두고 그날 가장 중요한 치유의 한 가지 목적에만 집중하기를 권한다. 그것이 정보를 분류하고, 결정을 내리고, 문제를 해결하고, 심상 연습을 하고, 또는 치유 심상을 하는 일이건 간에 말이다. 상대적으로 이완되고 조용한 심신 의식의 상태로 들어갈 시간을 갖고, 가장 중요하다고 여기는 것에 초점을 맞추도록 하라.

심상에 공들인 시간은 그것의 효과에 축적될 것이다. 또는 완전한 집중을 하는 데 그것의 가치가 있다는 것을 의미할지도 모른다. 아마 2가지 모두 다 중요하고 도움이 될 것이다. 치유에 초점을 맞추고 시간을 사용하면, 그것은 실제적으로 중요하다고 여기는 그 치유 영역의 치유력에 신호를 보낸다. 그것이 우선순위에서 상위에 해당하고, 당신이 그것을 진지하게 여긴다면, 당신은 그것에 에너지와 시간을 투자하려 할 것이다.

치유 심상을 자주 생각함으로써 그것을 강화하라: Kitchen Table and My Grandfather's Blessing의 저자인 리첼 리먼 박사는, 그녀가 항상 사람들에게 우리가 평소 때 걱정하는 것과 같은 방법으로 매일 치유 심상을 잠깐씩 생각할 것을 권유한다고 말했다.

"우리는 걱정하려고 20분간 명상의 자세로 앉아 있지 않는다. 그렇지요?"

당신이 받고 있는 정규 강좌에 추가하여, 잠깐이라도 내적 치유에 대해 생각하라, 다만 몇 초라도. 당신이 하는 모든 것이 치유에 도움이 되는 일부가 되게 하라. 모든 음식을 씹는 것, 즐기는 모든 것, 모든 치료 등이 말이다. 앞서 쓸데없는 걱정을 되돌리기 위해서 이것을 배웠다. 그러나 걱정이 없어도 치유를 자극하는 재미로 그것을 할 수 있다.

치유에 초점을 맞출 때 형성되는 이미지에 주목하라: 이완을 하고 심상에 주목할 때, 무의식적으로 눈에 띄는 정보를 수용할 방을 만들어라. 이 정보는 암 치료에 결정적인 도움은 아닐지라도 중요할 수 있다. 이 같은 관점에서의 심상은 치유 과정에 내적 치유자를 포함시킴으로써 촉진될 수 있다. 주기적으로 그것(내적 치유자)과 같이 그곳을 방문하여, 당신의 치유 노력에 포함시킬 만한 것이 있는가를 보아라.

치유에서 다양한 목적으로 사용하라: 치유 심상을 치유의 생리적 과정에 초점을 맞춰야 하는가, 궁극적인 결과에 맞추어야 하는가? 심상이 해부학적으로, 그리고 생리학적으로 정확해야만 효과적인가, 아니면 상징적이어야 더 강력한가? 어떤 연구도 우리에게 아직 그것을 말해주지 않는다. 이 논쟁에서 한 면을 이용한 사례는 만들어질 수 있다. 그러나 그들을 다 이용하거나 그 이론을 다 수용하는 것은 더 이상 가치가 없는 것 같다.

나는 치유 심상에 4가지 분야를 포함하기를 권유한다:

1. 당신이 바라거나 연상하고자 하는 육체적인 치유를 나타내고 상징하는 심상. 여기서는 통상 의학이건 대체 의학이건 간에, 면역이나 암 방어 반응, 그리고 채택된 치료법의 작용을 나타내는 이미지를 포함하라. 완벽하게 작용하는 치료법을 연상하라. 그것이 당신에게 완전히 도달하기만 한다면, 마찬가지로 그들은 완벽하게 작용할 것이다. 암 세포와 종양 조직의 벽이 허물어지고, 파괴되고, 몸으로부터 제거되는 것을 연상하라. 역장(force field), 화학 독성물질과 공격적으로 무

리 지어 다니는 면역세포들, 또는 다른 어떤 기전에 의할지라도.

2. 당신이 바라는 결과가 '큰 그림'으로 되어가는 모양을 연상하라. 우리는 종종 이것을 퓨처 페이싱(future pacing, 성공한 미래를 상상하는 것)이라 한다. 당신 자신의 미래를 연상하라. 가능한 한 먼 미래에 당신이 살아 있고, 기분이 좋고, 번성하고, 하고 싶은 것을 다른 사람들과 같이 하고 있는 것을 연상하라. 이곳이 당신에게 중요한 미래의 사건을 연상할 수 있는 곳이다. 결혼, 졸업, 출산, 그리고 다른 특정한 사건들. 이것이 현재에 일어나는 것으로 연상하라. 그리고 그들 속으로 할 수 있는 한 완벽하게 들어가서 보이는 것을 보고, 들리는 것을 듣고, 느끼는 것을 느끼고, 이것을 할 때 그곳에 있는 달력의 날짜를 연상하고, 그리고 가능한 한 많이 그것을 즐겨라.

3. 의사의 예측이나 반응으로 인해 용기를 잃거나 겁을 느꼈을 때는 다양한 최후의 목표점이 유용할 것이다. 사무실에서 당신의 의사와 함께 있으며, 벽에 있는 달력의 한 날짜에 동그라미가 그려져 있고, 의사가 전해주는 좋은 소식에 당신, 의사, 당신과 동행한 사람들이 기뻐하고, 행복해하고, 축하하는, 당신이 바라는 결과를 포함시켜라. 그곳에는 더 이상 진행도 암도 전혀 없다는 것을 포함하라. 의사의 반응을 연상하라. 당혹감에서 흥분으로 바뀌는 것을, 그리고 초기의 예상을 극복하는 것에 대한 좋은 예감을 느껴라.

4. 당신의 믿음이 당신을 내려다보고, 안내를 하고, 보호하는 창조주에게 기도하고 도움을 요청하는 영적인 부분을 포함한다면, 이 도움으로 어떤 도전이나 기회가 당신의 인생 여정에 닥친다 해도 능히 헤쳐 나갈 수 있다는 것을 자신으로 하여금 알게 하라. 만약 영적인 부분이 없다면, 혼자서나 당신이 선택한 다른 사람들과 함께 당신 인생 여정에 닥치는 도전과 기회를 헤쳐 나갈 수 있음을 스스로 알게

하라.

당신의 심상에 있는 다양한 감각을 이용하라: 심상에 관한 일반적인 오해를 풀어라. 그것은 모두 시각적인 것만은 아니다. 인간은 일차적으로 시각적인 동물이고, 우리들 대부분에 있어서 시각은 가장 지배적인 감각이다. 우리가 무언가를 연상할 때, 우리는 마음의 눈에 그려지는 물체를 생각한다. 사람들의 85%에서 시각화가 되어 있다는 보고가 있다. 그러나 심상은 감각을 기반으로 하는 사고의 한 유형이므로 다른 감각도 이용한다. 청각, 후각, 촉각, 미각 등을 말이다. 어떤 사람들은 전혀 시각화하지 못한다. 그러나 대부분의 사람들은 연상할 수 있다. 그리고 그것이 중요한 것이다.

어떤 사람들은 자신들이 시각형의 사람이 아니라고 생각하기 때문에 위축되어 있다. 그러나 우리 모두는 하나 또는 다른 방법으로 모두 연상할 수 있다. 당신이 무언가를 어떻게 연상할 것인가를 깨닫는 시간을 갖도록 하라. 그리고 자신으로 하여금 그것을 스스로 받아들이게 하라. 시각화가 심상의 다른 어떤 유형보다도 가장 효과적으로 작용한다고 말하는 것을 알고는 있으나 증거는 없다. 사람들이 시각화를 할 수 없다고 말할 때, 나는 종종 그들에게 간단한 질문을 한다.

"당신은 호의적인 용을 연상할 수 있는가?" 대부분의 사람들은 "그럼요."라고 말한다. 그러면 나는 그들에게 그 용을 묘사할 것을 요구한다. 눈을 감지 않고, 이완을 하고, 무아지경으로 들어가서 그들은 보통 무언가 그럴 듯한 것을 말한다. "좋아, 그것은 녹색이야." 그것의 눈 색깔이 무엇인가 물으면, 그들은 "노랑"이라고 답한다. 그것이 무얼 하느냐고 물으면, "오, 그것은 지금 주저앉아서 코에서 연기를 뿜어내고 있다"고 말한다.

호의적인 용을 어떻게 연상할 것인가? 용이 무엇처럼 보이는가? 무은 색깔인가? 무엇을 하고 있는가? 당신으로부터 얼마나 가까이, 아니면 멀리 있는가? 무엇처럼 느껴지는지 알기 위해 만져보고 싶은가? 무엇을 닮았는가? 그것은 냄새를 맡을 수 있는가 또는 향기가 나는가? 그것에 끌리는 어떤 느낌이 있는가?

당신은 실제적으로 마음에서 이 용을 보고 있는가, 아니면 다른 방법으로 그것을 연상하는가? 이것을 연상하는 방법을 깨닫고, 당신이 연상하는 방법이 다른 것보다 좋다고 여기면, 그것을 받아들여라.

당신이 치유 심상을 할 때, 모든 감각을 집중하라고 권유받을 것이다. 어떤 사람들은 어떤 것을 연상할 때 감수성을 가지고 있다. 반면에 다른 사람들은 그렇지 않다. 예를 들어, 어떤 사람은 냄새를 연상할 수 있으나, 다른 사람은 그렇지 못하다. 그것은 사실이다. 나는 강하게 그리고 반복해서 말하지만, 자연스럽게 어떤 것을 연상하는 법을 받아들일 것을 권유한다. 특히 시작 단계에서. 심상 수련을 계속 배우다 보면, 연상하는 방법이 변하는 것을 알 수 있고, 그것이 중요하다고 느끼는 것이면 보다 세련되게 만들 수 있다.

선택된 치료법과 합동하는 심상을 만들어라: 많은 사람들이 암의 치유에 전쟁이나 싸움을 연상하는 반면에, 어떤 사람들은 암 세포가 정상적인 세포에 의해 대체됨으로써 치유됨을 연상한다. 또 어떤 사람들은 가장 강력한 치유제로 빛과 사랑을 연상한다. 그것은 그럴 수도 있을 것이다. 그러나 종종 그들의 심상이 암 세포에 방사선 조사를 하고 독성물질을 투입하는 대신 사랑으로 치유하는 심상이기 때문에, 심상을 형성하는 데 약간의 어려움을 갖는다. 당신은 이 같은 모순을 해결하기 위한 방법을 찾아야만 한다고 생각한다. 당신이 암 세포를 죽이려 한다면, 그때는 암 세포를 죽여라.

그렉(Greg)은 혹독했으나 성공적인 폐암과의 사투를 벌인 44세의 남자 환자이다. 태어날 때부터 온화한 성격인 그는 치유에 대한 공격적인 심상을 사용하는 것에 대해 탐탁하지 않게 생각했다. 어느 날 그는 자연사 박물관에 가게 되었는데, 방금 죽인 바다표범을 어깨에 들쳐 메고 서 있는 에스키모 사냥꾼을 묘사한 그림을 보았다. 그렉은 대부분의 원주민들처럼, 사냥꾼은 그가 죽인 동물의 영혼에 기도를 하고, 생명을 이어갈 영양분을 준 데 대해 감사를 드리는 것을 알았다. 그렉은 그가 암 세포를 죽일 수 있다는 것을 이해하고, 반면에 새로운 방법으로 그의 건강에 대한 인식을 하게 해준 데 대해 그들에게 '감사함'을 느꼈다. 그리고 생겨나는 새로운 세포가 사랑과 치유 에너지로 충만한 곳에서 환영받는 것을 연상했다.

당신의 심상이 치료법들과 합동으로 작용함을 확신하라-그들이 내과적이건 수술적이건, 영양학적이건 또는 다른 방법이건 간에-만약에 당신이 확신할 수 없다면, 당신은 응집되게 집중력을 사용한 게 아니라 단순한 환상에 빠진 것이다.

## 31. 나의 심상을 어떻게 실체적으로 만들 수 있는가?

어떤 사람에게는 심상이 같이 작업하기에 너무 실체 파악이 어렵다. 만약 그런 경우라면, 이 이미지들이 무엇과 유사한지를 쓰고, 그림으로써 보다 실체감 있게 만들어라. 당신의 몸 안에서 치유를 목격할 수 있다면, 당신이 연상하는 치유는 무엇처럼 보일 것 같은가? 당신이 완전히 회복한다면, 당신은 무엇을 닮을 것 같은가? 당신은 무엇을 할 것인가? 당신에 관해 무언가가 있다면, 무슨 차이가 나겠는가? 당신은 무엇을 소중히 여기고 보다 더 보살피려 할 것인가?

당신은 또한 게스탈츠 치료 기법을 사용할 수 있다. 거기서는 내적 조언자나 치유자가 당신 반대편 의자에 앉아 있고, 당신이 말하고자 하는 것을 말하면, 일어나서 실제적으로 장소를 옮겨 다른 의자에 앉아 당신 자신으로 하여금 조언자나 치유자처럼 말하게 하고, 당신이 연상하는 자신에게 대답한 후 다시 처음 의자에 가서 앉는 것을 연상한다. 의자에 스위치를 설치하고, 스위치를 누를 때마다 당신이 들은 것을 생각할 약간의 시간을 가져라. 적절한 견해를 줄 때마다 정직하고 친절하게 반응하라. 이 기법은 다른 '이미지'를 탐구하거나 보다 자세히 알고자 하는 부분, 아마 연상을 거부하는 부분을 탐구하는 데 또한 이용할 수 있다.

실체화와 연상력을 강화하는 다른 방법은 심상을 외면화하는 것이다. 심상에 만족할지라도 당신은 그것을 올리기 위해 약간의 외적 척도를 적용하고 싶을지도 모른다.

집이나 정원, 아니면 전용 공간이라고 할 수 있는 방 같은 곳에 치유 작업을 위한 특별한 장소를 만드는 것을 고려하라. 이것은 제단이나 방의 한쪽 구석지, 기도와 진실을 말하는 신성하게 여기는 곳, 세이지나 양초를 태우는 것과 같은 의식에 사용되는 곳도 가능할 수 있다. 만약 그런 외적인 공간이 없다면, 내적 치유지에 그런 공간을 만들 수 있다는 것을 기억하라. 그것에 무언가를 추가하자면, 그것을 보다 아름답고, 보다 강력하고, 보다 치유될 것 같도록 만들어라. 그리고 치유에 관해 보다 많은 것들을 배울 때, 얻어지는 것들을 추가하라.

치유의 상징인 치유지를 그리고, 채색하고, 조각하고 싶을지 모른다. 또는 내적 조언자나 치유자까지도 그렇게 하고 싶을지 모른다. 육체를 벗어난 면역세포들과 그들이 암 세포를 먹고 있는 모형을 만들 수 있다. 예술적인 재능에 관해서는 걱정하지 마라. 보다 당신 손에 잡힐 것 같은 것이 만들어지게 하라. 당신이 좋다면 다른 사람과 그것을 공유할 수 있다. 그러나 그렇게 하지 마라. 만약 당신이 치유 이미지를 만드는 데보다, 오히려 빈약한 예술적 재능이나 심상 기술을 논하는 데 많은 시간과 에너지를 쏟는 자신을 발견한다면, 스스로 논쟁을 중단하고 당신이 연상하는 치유에 집중하라.

나는 심리치료 학교인 멜 브룩스(Mel Brooks)의 열혈 팬이다. 당신은 그의 오랜 삶 동안 거의 모든 것을 경험했다고 주장하는 2000살 먹은 사람(코미디 풍자극에 나오는 세계 최고령의 노인으로 멜 브룩스가 역을 맡음)을 기억할 것이다. 그는 심리치료의 창시자인 프로이트, 융, 아들러도 치료할 수 없던 할머니를 치료했다고 주장했다. 그녀는 하루 종일 강박적으로 종이를 찢고 있었다. 그는 한 강좌에서 그녀가 치유되었다고 말했다.

"그것은 놀라운 일이야, 당신은 어떻게 그것을 치료하겠어?"라고 그의 조연배우인 칼 라이너(Carl Reiner)에게 물었다.

"나는 그녀에게 말했지, 종이를 찢지 마! 하루 종일 종이 찢는 거 말고 무엇을 하는 거야? 그것을 멈춰!"

그러므로 자기비판에 몸부림치는 자신을 발견한다면, 그것을 멈춰라! 그것을 극복할 수 없다면, 그때는 장애를 극복하는 데 도움을 주는 우수한 심상 안내자나 심리치료사와 같이 일을 하라. 그것이 마음을 사용하는 좋은 방법은 아닐 수도 있다.

심상으로 고민하는 사람들에게 유용한 또 다른 기법은 그들의 치유에 대한 확언을 만드는 것이다. 확언은 '나는…' 또는 '나는…. 할 수 있다' 또는 '나는…, 할 것이다'와 같은 문구(마음을 평온하게 하고, 초점을 맞추고자 하는 것을 자극하고, 상기시키면서 계속 자신에게 반복시킬 수 있는 문구)로 시작하는 문장이다.

그러므로 '나는 대단한 자가 치유자야' 또는 '나는 이것으로 좋아질 수 있어' 또는 '나는 내 치유에 도움이 된다면 무엇이든 할 거야'와 같은 단순한 확언은 진행해가는 데 알맞은 생각일 수 있다. 2장에서 우리가 논쟁한 것처럼, 특별히 두려움이 다가온다면 더욱 그러할 것이다. 당신이 치유 심상을 할 수 없을지라도, 이 방법으로 당신은 치유에 대한 의지에 힘을 실어줄 수 있다.

당신이 심상으로 이미 편안하게 되었다면, 구두로 하는 확언이 치유에 대한 자기암시에 또 다른 차원의 도움을 줄 수 있다. 너무 피곤해서 심상에 잘 집중할 수 없다고 말하라. 확신하는 것은 쉽다. 그것은 당신의 의지에 대한 기준이나 암시를 제공한다. 어떤 사람들은 마음속으로 기도(mantra)나 성가(chant)를 반복함으로써 확신을 만든다.

당신에게 치유력을 상기시켜주는 노래, 흥얼거림, 창작된 음향 또한 고려할 수 있다. 거기에는 당신을 사로잡는 노래 문구나 치유, 평화, 용기 또는 마음속에서 기르고 싶은 것을 상기시키는 문구가 있을 것이다. 그것은 바로 하나의 음향일 수도 있다. 그렇게 빨리 치유를 끌어올리는 이유는 울림이 역할을 하기 때문인 것 같다. 이와 관련해 최근 몇 가지 증거가 제시되고 있다. 그것은 규칙적인 진동이 조직 치유를 돕는 것 같다는 것이다.

치유 음향을 어떻게 연상할 것인가? 조용한 곳(그리고 사적인 곳)에서 시간을 갖고 음성과 음향을 만드는 실험을 하라. 무엇이 다양한 신체 부위로 에너지를 가져다주는지 보아라. 그리고 그것 중 어느 것이 특별히 고요함과 치유를 느끼게 해주는지를 인식하라. 전통 티베트 의학에서는 수천 년 동안 치료 의미로 음의 가락을 이용했다. 그리고 저명하고 진보적인 종양의사인 미첼 가이넌(Mitchel Gaynon)은 환자에게 자가치유 작용을 끌어올리기 위해 심상과 함께 티베트 종소리를 이용했다.

심상 수련에 배경음악을 사용한 수련을 원할지도 모른다. 음악은 종종 심상을 증폭시키는 것과 밀접한 관계가 있다. 심리학자인 헬렌 보니(Helen Boney)에 의해 개척된 유도심상 음악(Guided Imagery in Music)이라고 불리는 분야에서, 훈련된 치료사들은 감정을 끌어올리는 데 도움을 주는 특별히 선택된 음악을 사용한다. 다른 감정들은 다른 이미지를 유발하는 경향이 있다. 어떤 음악은 위로가 되고 이완이 되기도 한다. 어떤 음악은 미묘하고 영감적이다. 반면에 또 다른 부분에서는 전쟁을 묘사하고 영웅적인 것도 있다.

음악은 그것이 유발하는 분위기에 편승된 심상을 촉진한다. 당신이 의도하는 이미지에 적절하게 채워줄 필요가 있는 느낌과 특성을 만들도록 도와주는 음악을 선택하라. 나는 자연음향이나 '새 시대의 모차르트'라고 불리는 슈테판 할페른(Stephen Halpern)의 음악을 사용하기를 좋아한다. 그의 음악, 음색과 환기는 이완과 심상에 완벽하다.

후각은 심상을 고도로 환기시킬 수 있다. 그리고 아로마 테라피의 환기 효과는 이런 연관성을 이용하는 시도이다. 후신경이 직접적으로 변연계나 감정중추로 가면, 아마도 뇌에서 냄새는 감정과 심상에 강력한 활성제가 될 수 있을 것이다. 건강식품 가게의 아로마 테라피 코너에서 다양한 아로마들이 분위기와 심상에 무슨 영향을 주는지를 조사해야 할 것이다. 특별히 치유에 도움된다고 느끼는 아로마를 찾는다면, 치유 심상에 그들을 사용하라. 머지않아 몸에 치유 반응을 유발하는 아로마를 사용할 수 있을 것이다.

물론 이것은 심신조절(conditioning)이라고 부르는 과정의 전통적 이용 방법으로, 20세기 초 유명한 러시아 과학자인 이반 파블로프(Ivan

Pavlov)에 의해 발견되었다. 파블로프는 그가 종을 울릴 때마다 개들에게 음식을 주면, 그 개들은 종소리를 들을 때마다 음식이 있든지 없든지 침을 흘리게 되는 것을 발견했다.

이것과 관련해 중요한 것은 무엇인가? 치유 심상을 할 때마다 면역과 치유 반응이 활성화된다는 것을 말하게 하라. 그리고 이것을 할 때마다 동시에 무언가를 하라. 즉 엄지와 검지 손가락을 접촉하거나, 치유와 관련 있는 돌이나 보석을 만지거나, 아로마 테라피 오일 냄새를 맡게 하는 것과 같은 것이다. 치유 반응은 무엇을 하든지 잘 조절될 것이고, 치유 반응을 높여줄 쉬운 방법을 줄 것이다.

정신신경면역학을 합리화하는 데 도움을 주는 독창적인 실험 중 하나가 이 심신조절 효과를 이용한 것이다.

로체스터(Rochester) 대학의 로버트 아들러(Robert Adler)와 그의 동료들은 쥐에게 사카린과 면역 억제제를 섞은 물을 마시게 했다. 쥐들이 이것에 의해 조절되었을 때 다른 약을 타지 않고 사카린만 주자, 그들의 면역 시스템이 억제되는 것을 발견했다. 치유 심상이나 의식은 단순 동작이나 아로마 또는 확언들과 짝을 이루면 많은 감각 능력을 만들어낸다. 그것은 간단하고, 시간을 절약하면서 치유를 강화하는 하나의 방법을 제공해줄 수 있다.

심상을 표현하고 강화하는 또 다른 강력한 방법은 그것을 물리적인 동작과 결합시키는 것이다. 물리적인 동작이 인체를 복잡하게 만들고 심상을 외면화시킨다. 그래서 그것은 보다 실체적이 된다.

유명한 무용수인 안나 할프린(Anna Halprin)은 이와 관련한 많은 방법을 개발했다. 그녀는 그것을 '염력 시각화(psychokinetic visualization)'라 불렀다. 이에 관심이 있다면, 그녀의 뛰어난 책 Dance as a Self-healing Art를 반드시 읽어봐야 한다.

이런 외적인 보조를 일부 또는 전부 이용하려 한다면, 치유 과정으로 연결을 강화시키는 치유 의례나 의식을 발달시키기 원할 것이다. 어떤 사람들은 스스로 만든 사적 의식을 혼자서 치른다. 반면 다른 사람들은 친구들, 가족, 그리고 치유 조력자를 의식에 초대한다. 그것은 전통적인 것으로, 미국 원주민의 정화소(sweat lodge)나 당신이 스스로 창조한 것의 하나일 것이다. 중요한 것은 그것이 당신에게 진정으로 의미 있는 요소를 포함하고 있다는 것이다. 제네 아처버그, 레슬리 콜크 마이에, 그리고 바바라 도씨(Barbara Dossey)에 의한 치유의식(Rituals of Healing)은 치유 의식을 만들고, 그들을 심상에 통합시키는 것에 관해 보다 많은 것을 가르쳐줄 뛰어난 공급원이다.

심상을 외적으로 확대시키고, 표현하고, 증폭시키기 위해 무엇이든 하라. 치유의 외적인 양상을 혼동하지 말고, 의식이 당신에게 영향을 주게 하라. 그들의 힘을 끌어내어, 안으로 받아들이고, 당신이 하고자 하는 것을 정확히 하고 있는 것을 연상하라.

## 32. 만약 내가 치유를 연상하는 데 전적으로 문제가 있다면 무엇을 해야 하는가?

당신이 아직도 심상을 하는 데 문제가 있다면, 고려되는 가능성이 2가지 있다.

첫 번째는 당신이 '별로다(not good enough)'라고 느끼기 때문에 심상을 과소평가하는 것이다. 보통 '별로다'라고 생각하는 것은 전체 중 일부에 불과하다. 이것(이미지)이 당신에게 묘사된다면, 당신은 이것을 무엇에 비교할 것인가? 당신이 '별로다'라고 하는 것은 또 어떻게 알 수 있겠는가? 이 책에서 당신과 공유하고자 하는 이야기는, 생생한 이미지를 갖는 사람들이나 이미지를 청할 때, 그들에게 떠오르는 생각을 바로 받아들이는 사람들로부터 나온 이야기이다. 스스로 그와 같은 것을 하도록 하라.

두 번째 가능성은 치유를 연상하는 데 있어 무의식적으로 걱정하는 것이다. 아마 한편으로는 그것이 치유를 연상하고 작용한다면, 당신의 질병에 대해 무언가 얼떨떨함을 느낄 것이다. 또 한편으로는 그것에 대해 신비한 맛이나 막연하고 이질적인 느낌을 가질 것이다. 또는 당신이 모든 정성을 쏟는데도 그것이 작용하지 않는다고 느끼는 부분이 있을 수 있다. 당신은 너무 탈진되어 그것을 진행시키기 어려울 것이다. 그와 같은 모순들이 있기 때문에 당신이 무엇을 하려고 하는지 자신에게 알게 하는 데 어려움이 있다. 그것들이 존재한다면, 이 같은 문제점을 다루고 치유 목적에 도달하는 방법을 찾는 것이 중요하다.

이 같은 문제점을 탐구하기 위해서 심상대화 기법을 사용할 수 있다. 이완하고 치유지 안으로 들어가서, 내적 치유자에게 당신과 함께 있는지를 물어보아라. 그리고 당신 마음속 한구석에, 치유 과정을 연상하는 것에 대한 근심이나 장애가 있는지를 물어보아라. 만약에 거기서 그런 느낌을 받는다면, 그 부분의 이미지를 당신의 특별한 치유지로 초대할 수 있고, 그럼으로써 그것의 근심들을 발견할 수 있다. 그 이미지를 깨달을 시간을 갖고, 그것으로 하여금 근심과 두려움들을 표현하게 하라. 그것의 근심이 무엇인지를 완전히 이해하기 전에는, 그것을 판단하거나 변화시키려 하지 마라. 그런 후 아직까지 당신 자신을 돕는 것이 치유 쪽으로 치우쳐 있을지라도, 그것의 근심에 주목할 방법을 찾을 수 있는지를 보아라. 그것과 내적 치유자에게 이것이 어떻게 일어나는가를 연상하도록 당신을 도울 수 있는 부분을 물어보아라.

이것을 어떻게 수행할 수 있는가를 보여주는 간단한 예가 있다.

그레이스(Grace)는 60세의 여자로서 전이성 흑색종을 가진 환자인데, 치유 심상을 도와달라고 나를 찾아왔다. 그녀는 종양과 격렬하게 싸우는 면역 시스템을 연상하는 데 어려움을 갖고 있었다. 그녀의 심상은 그녀의 종양 이미지에 상대적으로 비활성인 면역 세포들이 그 위에 앉아 있는 구성이었다. 그녀는 그것을 '얼룩(blob)'이라고 기술했다. 나에 의한 많은 암시와 간섭들이 (이전에 그녀가 해온) 판에 박은 듯 같은 형태로만 연상하는 치유를 바꾸라고 요구하기 전까지, 그것은 활동력을 증가시키는 데 실패했다. 그때 그레이스는 자신은 커다란 수렁의 난간에 서 있고 그녀의 남편과 커가는 자식들이 건너편에 있는 것을 보았다. 그들은 깊은 수렁을 건너오라고 손짓했다. 그녀는 이 이미지에서 울기 시작했다. 나는 이전의 강좌에서도 그녀가 감정에 휩싸이는 것을 본 적이 있다.

내가 그녀의 눈물에 대해 물었을 때, 그녀는 말했다. 즉 그녀의 슬픔은 가족들이 감정적으로 멀고 서로 소원하다는 것에 있었다. 그리고 그녀가 그것을 변화시킬 수 없다고 했다. 나는 그녀의 심상에서 그녀가 하고자 하는 것이 무엇인가를 물었다, 그녀는 그들에게 닿을 다리를 만들고 싶다고 했다. 그런 후 그녀는 심상 다리를 만들고, 환영하고 포옹하려는 가족들의 품으로 걸어가는 것을 연상했다.

우리는 이 경험을 논의했다. 그때 그녀에게 연상의 결과로 바깥세상에서 다르게 하기 원하는 것이 있느냐고 물었다. 그녀는 가족들에게 가족 요법사와 만나기를 요구하기로 결정했다. 그들이 전에 한 적이 없는 무언가를 하기 위해서 말이다. 몇 가지 심오한 강좌 후에 그 가족들은 전에 하지 않던 방법으로 서로 결속하게 되었다. 그런 후 그레이스의 치유 심상은 강력하고 활동적이 되었다. 치료의 또 다른 면인 영양, 운동, 실험적인 임상의학 치료 등의 참여로 더욱 강화되었다.

보다 강력한 심상을 만드는 데 어떤 방법이 있는가를 탐구하려는 그레이스의 의지가 그녀로 하여금 논리상으로는 이 과정에 연결되지 않는 감정적인 장벽을 찾고 해결하도록 했다. 이 같은 통찰력과 활동의 결과로 그녀의 가족이 경험한 이득은 그녀로 하여금 자신의 건강을 위해 열렬히 더 잘 싸울 수 있게 했다.

우리가 종종 저항력이라고 부르는 것이 꼭 나쁜 것만은 아니다. 거기에는 당신을 막는 타당한 이유가 있으며, 그것을 기억해내도록 하는 데 솔직한 노력이 있어야 한다는 것을 생각하라. 그러면 근심을 찾고 전심전력으로 전진하는 방법을 찾는 방향으로 당신은 작업할 수 있을 것이다.

이 같은 문제를 다루는 또 다른 방법은 내적 조언자나 치유자와 대화를 하고, 그것을 해결할 도움을 청하는 것이다.

## 33. 검사 결과 아직 암이 남아 있다고 할 때 치유를 어떻게 연상하는가?

유도심상이나 암시를 포함한 대부분의 심신 학습법에서는 '당신이 그것을 만들 때까지 그것을 속이라'는 역설적인 기술을 할 수 있다. 당신은 당신이 심상과 함께 진행하고자 하는 목표와 방향을 설정한다. 어떤 사람들은 연상할 때 어느 정도 실체감 있게 나타나는 것을 생각한다. 이것은 그럴 수도 있고 그렇지 않을 수도 있다. 그러나 이 문제에서 우리는 어느 정도 육체적인 레벨에서의 실체감, 즉 암에 관심을 갖는다. 처음 나타나는 것을 연상할 때 연기 통에서 연기가 올라오는 것 같지는 않을 것이다.

다트의 중심을 맞추려 한다면, 표적에 눈을 고정해야 그것을 맞출 수 있는 보다 많은 기회를 가진다. 그것을 맞출 것이라는 보장은 없다. 그러나 표적을 맞추는 데 주목하고, 시도하고, 다트를 던진다면, 당신의 신경계나 근골격계는 표적을 맞추기 위해 최선을 다할 것이다. 그리고 시간이 가면 중심에 가깝게 다트를 던질 것이고, 전보다 더 중심을 맞추게 될 것이다. 그것이 우리가 하고자 하는 방법이다. 당신에게 무언가 의미 있는 목표를 정하고 집중하면, 당신은 그 목표를 맞추기 위해 가지고 있는 재능을 모두 동원할 것이다. 그와 같은 원리가 치유에도 적용된다.

인내와 투지가 여기서는 엄청난 결과를 가져온다. 옛날 중국의 지혜에 관한 책인 『주역』에서는 바람이 보이지 않고 땅보다 단단하지 않을지라도, 그것이 한 방향으로 계속 불 때 땅의 모양을 만들 수 있다고 말했다.

## 34. 심상은 육체적인 치유의 어떤 부분에 강력하게 영향을 줄 수 있는가?

### 면역

육체적인 치유를 연상하는 가장 많은 심상은 하나 또는 그 이상의 옷차림을 한 면역 방어자에 의해 암 세포나 종양이 공격받는 것이다. 심상과 암에 대한 초기 연구에서 사이몬튼(Simonton) 부부는 이 과정이 면역 세포를 측정하는 방법이 나오기 오래 전부터 암에 대한 면역 세포의 기능을 촉진할 것이라는 예측을 했다. 그리고 수많은 연구가 현재 이것이 사실이라는 것을 보여주고 있다. 면역 시스템이나 암 방어 시스템이 암 세포나 암 조직을 활동적으로 제거하는 연상을 하는 것이 일반적으로 암 치유에 대한 심상의 가장 중요한 부분이다. 그러나 치유 심상에서는 또한 초점을 맞추어야 하는 다양한 육체적 요소들이 있다. 즉 인체를 보호하고 방어하는 능력이다.

**혈액순환**

치유를 하는 데 있어 꼭 다루어야 하는 중요한 생리적인 기능이 혈액순환이다. 현대의 많은 의학 연구가 암 세포의 혈액 공급을 차단하는 방법에 초점을 맞추고 있다. 어떤 암들은 자체에 영양분을 공급하기 위한 신생혈관 형성(angiogenesis라고 부르는 과정)을 자극하는 기능을 갖고 있다. 그러므로 혈액 공급 차단이 암에 공급하는 영양분을 차단할 것이다. 우리의 마음을 가지고 강력하게 그것을 할 수 있겠는가?

그것이 일어날 수 있다고 믿을 수 있는 만족할 만한 이유가 있다. 체온 측정 장비가 설치된 바이오피드백을 사용하는 사람들이 혈액순환을 조절함으로써 체온을 오르내리게 할 수 있다는 것이 광범위한 연구를 통해 밝혀졌다. 이것은 대단히 특이한 것이라고 할 수 있다. 그들이 하고자 하는 것을 그들에게 말하는 바이오피드백을 한다면, 손등 2군데 사이의 온도차가 크게 나도록 만들 수 있다는 것을 보여주었다. 더욱 더 놀라운 것은, 후에 <7장 수술 준비>에서 다루겠지만, 어떤 종류의 바이오피드백도 받지 않은 평범한 사람이 단순히 그들이 할 수 있는 말만 하는데도, 수술 부위로부터 혈액순환을 할 수 있다는 것이다. 그들은 거의 절반가량의 혈액 손실을 줄였다. 그것은 전에 우리가 생각했던 것보다 훨씬 큰 혈액순환 조절 능력을 가지고 있다는 것을 의미한다. 왜 그것은 계획된 치유 연상에 포함되지 않는가?

최면과 사마귀를 조사하는 한 연구에서, 사마귀가 피부 밑에서 올라오는 단 하나의 실핏줄을 통해 혈액 공급을 받는다는 아이디어를 포함하는 암시를 사용했다. 그러자 싱크대나 변기에 공급되는 물을 차단하는 밸브처럼, 혈액을 조절하는 밸브를 차단함으로써 혈액 공급이 차단될 수 있었다. 암에 혈액 공급을 차단하는 연상, 어떤 종류의 망을 씌워 혈액이나 영양분을 차단하여 고립시키는 연상, 그리고 그들의 찌꺼기를 버리지 못하게 하는 연상들은 나의 환자들에게 사용하는 일반적인 심상이다. 그들은 그런 종양이 굶어죽고, 시들고, 자신의 찌꺼기에 녹아버리고, 그 찌꺼기가 효과적인 면역 세포에 의해 청소되는 것을 연상한다. 물론 당신 자신의 이미지가 최상이다. 그러나 강한 이미지가 떠오르지 않는다면, 이 같은 일반적인 것을 사용하라.

이 강력한 치유력을 최상으로 사용하려 한다면, 화학요법 치료를 받을 때 화학요법 약물이 종양 속으로 잘 파고들어가도록 밸브를 여는 것을 연상해야 할 것이다. 그리고 종양을 그 독 속에 잠기게 한 후 밸브를 잠가버리는 것을 연상하라. 5일 후에 밸브를 여는 것을 연상하고, 죽은 세포나 찌꺼기가 휩쓸려나와 대변, 소변, 호흡, 땀으로 빠져나가는 것을 연상하라. 그런 후 아직 무언가 남아 있다면, 남아 있는 종양을 먹어치우기 위해 면역 세포들이 원기 넘치고 공격적으로 몰려드는 것을 연상하라. 그리고 한번 하고 나면, 종양 잔재가 영양분이나 혈액 공급을 전혀 받지 못하도록 밸브를 다시 잠가버려라.

### 종양 유전자

암 형성의 3번째 기전은 종양 유전자라고 알려진 것이다. 이는 암 세포의 형성을 유도하거나 억제할 수 있는 유전자이다. 종양 유전자들은 조절 유전자이다. 즉 억제도 할 수 있고 유도도 할 수 있다는 것이다- 아직 그 이유는 잘 모른다. 그러나 그들이 억제시킬 기술이 있다는 것은 흥미롭다.

오늘날 유전적 소인과 유전자 변경이 암 환자에게 언젠가는 도움될 것이라는 희망에 대해 많이 강조되고 있다. 그러나 암에 걸릴 가능성이 많은 유전적 특성을 가진 대부분의 사람들은 아직 실제적으로 암에 걸리지 않았다. 예를 들어, 아슈케니지 유태인 여자에게 유방암과 난소암 소인을 만드는 BRCA 1과 2 유전자는 이 암들 중 하나에 걸릴 가능성을 10에서 30배 정도 증가시킨다. 그러나 그 유전자 중 하나를 가진 대부분의 여자들에게는 아직 암이 발생하지 않았다. 그러므로 유전자가 유일한 요소는 아니다. 이것은 유전적 영향을 받는 암의 대부분에 있어서 사실이다.

실제로 암 유전자를 활성화시켜서 암이 발생하는 데 영향을 미치는 다른 요소들은 어떤 것들이 있는가? 환경적인 영향들이 의심스럽다. X선이나 환경 방사선에 기인한 방사능 손상, 종양 촉진 또는 억제 영양 요소들, 오랜 동안의 스트레스, 또는 심각한 스트레스에 동반되는 화학적 변화들이 그것이다. 우리는 모든 요소들을 아직은 잘 모른다. 그러나 암의 형성에 영향을 주고자 심상을 사용하려 한다면, 왜 연상이 정확히 안 되는가, 당신이 원하는 것이 무엇인가, 그리고 어디에 있는 칩들(유전자들)을 제거해야 하는가?

당신은 유전적 스위치를 '차단(off)' 할 수 있음을 연상하라. 당신의 무의식, 정신, 육체가 당신이 무엇을 원하는지를 알게 하라. 그리고 그 길에서 벗어나라.

다음은 당신이 치유 심상을 재방문하고, 최신화하고, 세련되게 하도록 할 수 있는 유도심상 과정이다. 그것은 당신에게 이 장에서 논의한 이미지를 연상할 기회를 줄 것이다. 그리고 암 치료에 있어 당일에 배우고 경험한 다른 것들이 지금 포함될 수 있는지를 보아라. 치료에 관해 말할 수 있는 다양한 방법이 있고, 그것을 연상하는 다양한 방법이 있다. 당신은 치유를 어떻게 연상할 것인가를 주시하라.

## 35. 모두 포함된 치유 심상

편안한 곳에 자리를 잡고 당신 나름대로의 방법으로 이완을 시작하라…. 당신의 호흡이 좀 더 깊어지게 하고 충만하게 하라…. 그러나 아직은 편안하게….

숨을 들이마실 때마다 당신의 몸을 채울 신선한 공기, 신선한 산소, 신선한 에너지가 들어오는 것을 인식하라….

숨을 내쉴 때마다 한 움큼의 긴장…, 한 움큼의 불편…, 한 움큼의 걱정을 내보낼 수 있음을 이미지화하라….

신선한 에너지를 들이마시고 심호흡을 해서 긴장과 걱정을 내뱉는다. 그럼으로써 심신의 이완을 시작하라…. 편안하고 자연스러운 움직임이 되도록 하라…. 어떤 외부의 힘도 가하지 말라…. 인위적인 어떤 것도 만들지 말라…. 자연스럽게 일어나도록 하라….

이제 숨을 마시고 이완을 하고…, 숨을 마시고 에너지를 채우고….

보다 깊게 이완하고자 한다면 몇 번 심호흡을 하라…. 그러나 지금은 자연스러운 횟수와 리듬으로 호흡하라…. 숨을 쉬는 당신 몸의 부드러운 움직임을 느끼며 편안하고 자연스럽게 긴장을 풀어라…, 의식하지 말고 편안하게….

당신의 오른발이 이제 어떻게 느껴지는지를 인식하라…. 그리고 왼발이 어떻게 느껴지는지를…. 바로 직전까지, 아마 자신의 발을 전혀 느끼지 못했을 것이다…. 그러나 이제 두 발에 집중했기 때문에, 그것을 인지할 수 있고, 어떻게 느껴지는지 알 수 있을 것이다….

당신의 발에 지능이 있다는 것을 인식하라…. 그리고 조용히 당신의 발을 이완하려 할 때 무슨 일이 일어나는지를 느껴라…. 부드럽고 편안하게 하라….

같은 방법으로 당신의 양 다리에 지능이 있음을 인식하고, 그것들을 자유롭게 풀어주어라…. 그리고 그것들이 나름대로 반응하도록 내버려두어라…. 그리고 어떤 긴장의 완화나 이완이 일어나는가를 인식하라…. 인위적인 어떤 노력도 가하지 말라…. 부드럽고 자유스럽게 내버려두어라…. 그리고 편안하고 즐거운 경험이 되도록 하라….

당신이 원한다면 보다 깊고 편안하게 이완할 수 있다….

같은 방법으로 신체의 다른 부위들 역시 부드럽고 편안한 상태를 만들라…. 그리고 그들이 어떻게 이완되는지를 보라….

이제 당신은 스스로의 이완 상태를 조절할 수 있으며, 당신이 편안할 만큼만 깊게 이완을 한다…. 만일 당신이 바깥세상으로 의식을 돌리려 한다면, 눈을 뜨고 주위를 둘러봄으로써 완전히 깨어날 수 있다….

당신이 무언가에 반응할 필요가 있다면 하면 된다…. 당신이 필요하다면 그것을 할 수 있다는 것을 알아두라…. 다시 긴장을 풀고 당신이 심상화한 내적 세계로 집중하라….

위와 같은 방식으로 당신의 등과 척추, 고관절 부위를 자유롭게 하고 이완하라….

복부와 중앙부를…, 흉부와 늑골 부위를…, 어떤 노력이나 몸부림도 없이…, 자연스럽게 진행되도록 하라. 그러나 당신이 그렇게 하고 있다는 것을 의식하라….

역시 같은 방법으로 당신의 등과 척추를 부드럽게 하고 자유롭게 하라…. 허리 아래쪽을…, 허리 위쪽을…, 양측 날개 뼈 사이를…, 목과 어깨를…, 팔 위쪽을…, 팔꿈치를…, 팔뚝을…, 손목과 손을 경유하여…, 손바닥을…, 손가락을…, 그리고 엄지손가락을….

얼굴이나 턱의 지능을 인식하고 그들을 이완시켜라…. 부드럽고 편하게 되도록….

그리고 머리와 이마…, 양 눈…, 당신의 혀도 편할 수 있도록 하라….

이완이 됐을 때, 집중력을 보통 때의 외부세계에서 당신의 내적인 세계라고 부르는 곳으로 옮겨라…. 당신만이 보고, 듣고, 냄새 맡고, 느낄 수 있는 내적인 세계…. 당신의 기억력, 당신의 꿈, 당신의 느낌, 당신의 계획 모두가 내재된 세계…. 당신이 어떤 것들과 연결되는 법을 배우는 세계…. 그곳은 당신이 치유 여행을 하는 동안 당신을 도와줄 것이다….

당신이 내부에서 발견한 아주 특별한 장소를 상상하라…. 당신이 편하게 느끼고 긴장을 풀 수 있는 대단히 아름다운 곳, 그러나 매우 잘 알고 있는 곳…. 이곳은 살면서 몇 번인가 실제로 가본 적 있는 곳일지도 모른다…. 외부 세상에서, 또는 이곳 내적인 세상에서…, 또는 어느 곳에선가 본 적 있는 곳일지도 모른다…. 어쩌면 그곳은 전에 한번도 가본 적 없는 새로운 곳일지도 모른다…. 대단히 아름답고, 당신을 기꺼이 받아들이고, 안에서 좋은 기분을 느낄 수 있는 곳이라면, 어디든 문제되지 않는다…. 안전하다고 느끼고, 치유된다고 느끼는 곳이라면….

이제 시간을 가지고 그 장소를 둘러보라…. 그리고 당신의 상상 속에서 본 것을 인식하라…. 당신이 본 모든 것…, 그것들이 어떻게 보이는지…. 그곳이 아름답고 편안하며 치유되는 것처럼 느껴진다면, 그곳을 어떻게 상상하느냐는 전혀 문제되지 않는다…. 당신의 상상 속에서 들리는 소리가 있는가…. 아니면 단순히 정적만 흐르는가…. 당신의 상상 속에서 어떤 향기가 느껴지는가, 혹은 특별한 공기가 흐르는가…. 그런 것이 있든 없든, 그곳에서 치유됨을 느낀다면 전혀 문제없다…. 그곳은 상상할 때마다 조금씩 변할 수도, 같을 수도 있다…. 이는 큰 문제가 되지 않는다….조금씩, 조금씩 탐구를 계속하라.

그곳은 하루 중 언제인 것 같은가…? 일 년 중 언제인 것 같은가?…. 기온은 어떤 것 같은가…? 당신의 옷차림은 어떤가…? 천천히 시간을 들여 당신이 안전하고 편안하게 느낄 만한 장소를 발견하라…. 그리고 그곳에 있는 당신을 상상하라…. 만일 다른 생각 때문에 집중이 안 된다면, 심호흡을 한두 번 한 후 다시 그곳으로 돌아가라…. 지금 이 순간만은…, 다른 모든 가야 할 곳, 해야 할 일을 접어두어라…, 지금 이 순간만은….

당신이 이 특별한 치유지에서 이완되었을 때, 이미 내적으로 진행되고 있는 치유를 상징할 수 있는 이미지를 떠올려라…. 치유 시스템의 힘과 능력이 몸 안에 만들어지고 있음을 떠올려라…. 당신에게 이 같은 것을 나타내주는 이미지가 되게 하라-아마 다양한 형태가 떠오를 것이다…. 그것은 당신이 전에 본 적 있는 것 같은 이미지일 수도 있고, 새로운 이미지일 수도 있다…. 치유 이미지를 대면할 때 무엇이 떠오르는지를 주시하라…. 충만한 치유 에너지와 활력 그리고 전인적이고, 건강하고, 강한 느낌을 가진 자신을 어떻게 연상할 것인가…? 이제 스스로 자신을 연상하는 것을 시작하라…. 당신이 현재 떠올리는 이미지가 최상의 이미지인지 가장 강한 이미지인지에 관해서는 전혀 걱정하지 마라…. 이 과정을 수행하는 동안 치유에 관한 수많은 이미지가 제안될 것이다…. 과정에 대한 당신의 이해력에 보다 일치하는 이미지가 되도록 수차례 이미지가 변할 것이다…. 그러나 이제는 현재의 이것이 몸과 마음과 정신에 대한 치유를 나타내는 이미지가 되게 하라…. 그리고 지금 당신 안에 일어나고 있는 것을 연상하라…. 가능한 한 강하고 힘차고 효과적으로 작용하는 것을 연상하라…. 당신이 보다 힘이 필요하다면, 당신이 좋아하는 사람이나 무언가와 연결할 수 있음을 연상하라…. 그리고 우선 여기서 당신이 상상하는 생명과 에너지의 어떤 원천에 자신을 몰입시켜라…. 그들이 강력한 치유 에너지를 공급하여 치유가 필요한 당신의 몸과 마음과 정신을 뚫고 들어오는 것을 연상하라…. 제거가 필요한 것을 제거하기 위해…, 수선이 필요한 것을 수선하기 위해….

당신이 받는 치료법이 훌륭하게 작용하는 것을 연상하라…. 남아 있는 종양에 혈액 공급을 차단할 수 있음을 연상하라…. 면역방어 시스템이 완벽하고 철저히 남아 있는 비정상 세포들을 제거하는 것을 연상하라…. 그들이 제거될 때마다 몸으로부터 배출되는 것을 연상하라….

당신의 정신과 뇌가 비정상적인 세포나 남아 있는 암 세포에 더 이상 명령을 전달하지 못하게 하여, 건강하고 협조적으로 분화하고 성장해가도록, 차단할 필요가 있는 유전자들을 차단할 수 있음을 연상하라….

이제 몇 분의 시간을 갖고 나름대로 이것이 발현됨을 연상하라. 그리고 이제는 이 발현이 어떻게든 선명한 이미지가 되는 것을 연상하라…. 당신의 무의식적인 마음, 의식적인 마음이 그에게 무엇을 말하려고 하는지를 이해한다…. 그는 당신의 의도가 그가 가지고 있는 모든 치유 능력을 활성화시키고 자극하는 것이라는 것을 이해한다…. 그리고 그는 당신이 치유를 어떻게 연상하든지 간에 어떻게 반응해야 하는지를 바로 안다….

### 15초 간 중지

또 미래에 있는 자신을 연상하라…. 당신이 하고자 하는 것을 하고 있음을…, 당신이 함께하고 싶어 하는 사람들과 함께하는 것을…, 그리고 건강함과 생동감을 느끼고 그것을 즐기는 것을…. 당신이 미래에 관심을 갖고자 하는 특별한 사건들이나 약속들을 즐기는 자신을 연상하라…. 그리고 지금 당신이 그곳에 있음을 연상하라…. 당신이 연상할 수 있는 날짜를 달력에서 보라…. 그런 곳이 1개 이상일 것이다….

미래에 당신 의사의 사무실에 있는 자신을 연상하라, 그리고 벽에 있는 달력에서 날짜를 연상하라…. 그것은 아마 옛날 영화에 나오는, 주마등처럼 지나가는 한 페이지와 같을 것이다…. 최종 결과를 놓고 행복해하고 즐거워하는 당신과 당신의 의사를 보아라…. 그 결과에 대해 만족감을 느끼는 것을…, 그리고 당신이 어떤지에 관해….

당신의 전반적인 치유 과정을 요약하고 표현할 수 있는 이미지를 떠오르게 하라…. 이 모든 과정을 표현할 수 있는 특별한 이미지나 '필름 클립(film clip)'을 떠오르게 하라…. 어느 땐가 암에 대해 걱정하거나 그것이 어떤 영향을 줄지 걱정하는 자신을 발견한다면, 그것이 근심을 긍정적으로 풀 수 있는 방법을 생각하도록, 근심으로 자극을 받는 동안 그것과 함께 그곳에 머무르도록 하라…. 그리고 당신의 두려움과 걱정이 단순한 두려움이고 걱정인 것을 알고 깨닫게 되었을 때…, 당신이 그 두려움과 걱정을 없앨 수 있음을 연상하라…. 가운데 커다란 사선이 그어진 빨간색의 커다란 원형 고무도장을 가지고 그 두려움을 밟아 꺼버리는 것을 연상하라…. 그리고 당신의 엄지와 다른 손가락을 접촉시켜, 치유의 근원에 당신을 다시 연결시켜라…. 걱정을 최근의 치유 이미지로 교체시켜라…, 또한 그것을 당신에게 확신시켜주는 단어나 문구로…. 그리고 자신을 치유 이미지와 잠시 동안 같이 앉아 있게 하여, 내적으로 일어나는 이미지가 어떻게 느껴지는지를 주시하라…. 치유에 훨씬 더 좋은 이미지 사용을 배울 때, 이것은 훨씬 강력하게 될 수 있다는 것을 알아라….

그리고 당신이 원하는 동안에는 그 이미지와 치유감이 당신과 함께 머물러 있게 할 수 있으며, 외적 세상으로 당신의 관심을 돌리려 할 때는 그들을 가지고 나갈 수도 있다….

그리고 당신이 필요한 시간을 충분히 가져라….

### 20초 간 중지

당신이 바깥세상으로 당신의 관심을 돌릴 준비가 되었을 때, 조용히 당신 안에 특별한 치유지를 가졌음을 인식하는 표현을 하라…. 이 방법으로 당신의 이미지화를 사용할 수 있음을 인식하는 표현을 하라…. 자연스럽게 당신 안에 치유 능력이 만들어졌음을 인식하는 표현을 하라…. 그리고 당신이 준비되었을 때, 모든 이미지들은 희미해지고 안으로 사라지게 하라…. 항상 당신 안에서는 치유가 계속되고 있음을 알라…. 그리고 천천히 관심을 당신 주변의 방, 그리고 현재의 시간과 장소로 돌려라…. 그리고 중요하고 흥미롭다고 여기는 것들을 가지고 나오라, 즉 편안한 느낌들, 이완, 또는 치유감 등을…. 그리고 완전히 돌아왔을 때, 천천히 기지개를 켜고 눈을 떠라….

당신의 경험에 관해 기록하고 그림을 그릴 몇 분간의 시간을 가져라.

### 당신의 경험을 보고하라

이 경험은 당신에게 무엇과 같은가? 당신의 치유 심상은 전에 했던 것과 다른가, 아니면 같은가? 아직 경험하지 않았다면, 이제 당신의 치유 심상을 그리고, 채색하고, 모형 만들기를 생각하라. 예술적인 재능을 걱정하지 마라. 이것은 그것을 보다 실체적이고 현실감 있게 만들도록 도와주는 것이며, 또한 당신을 위한 것이다.

지금 당신의 치유 심상에 관해 무엇이 특별히 중요하고 흥미로울 것 같은가?

당신의 치유 심상에 관해 무슨 의문점들이 있는가?

당신의 내적 치유자는 이 의문점에 관해 무어라고 말할 것 같은가? 그것을 알기 위해 내적 치유자와 함께 방문하는 것을 생각해보아라.

### 요약

- 인간은 우리가 설정한 목표를 달성하려고 하는 대로 구성되어 있다.
- 치유 심상은 몸의 심리적인 조절을 회복할 수 있고, 생리적인 반응을 자극할 수 있고, 치유 기회를 감지하고 깨닫는 무의식적 마음을 준비할 수 있고, 당신을 원조하러 오는 미스터리를 끌어올 수 있는 목표 설정의 한 형태이다.
- 치유를 연상하는 것은 많은 형태를 만들 수 있다. 그러나 가장 좋은 이미지들은 당신 자신의 이미지들이다.
- 심상을 규칙적으로 사용하고, 보다 다양한 감각을 사용하고, 의식, 조절 신호와

동작을 사용하는 것이 치유 심상 효과를 증폭시킬 수 있다.

- 당신의 선택된 치료법과 함께 사용하는 치유 심상을 만들어라. 말하자면, 화학 치료와 방사선으로 암 세포를 죽이려 한다면, 그들 치료들이 완벽하게 되는 것을 연상하라는 것이다.
- 집중적인 심상 과정은 당신이 전에 배우고 경험한 것을 모두 포함하는 당신의 치유 심상을 세련되고 강화하도록 한다.

제 6 장

# 최선의 결정 만들기

"당신이 할 수 있고 꿈꿀 수 있는 것이 무엇이건 간에,
그것을 시작하라. 그것에서, 배짱은 재능이고 힘이고 마술이다."
— 요한 볼프강 폰 괴테(JOHANN WOLFGANG VON GOETHE) —

당신은 암 진단을 받았을 때, 잘못 준비되었다고 느끼는 치료에 대해 중요한 결정을 내리도록 요구받을 것이다. 가끔 치료 결정을 상대적으로 성급하게 해버린다는 점을 많은 사실들을 통해 알 수 있다. 합병증을 일으킬 수도 있고 일시적인 병일 수도 있기 때문에 쉽게 결정 내리기 어려움에도 불구하고 그리하는 경우가 있다. 다른 때는 결정이 너무 어려워서 심지어 이 문제를 수년 동안 연구한 권위자들까지도 논쟁하고 상충된 의견을 갖는다.

당신이 내릴 수 있는 유일한 결정은, 무엇을 하든지 당신의 질병을 이기도록 도와줄 것에 위탁하는 결정이다.

에이치 알 블록(H&R block)회사의 창립자인 딕 블록(Dick Block)은 전이된 폐암을 이겨내고 생존했다. 그는 그의 저서 『암과 싸우기(Fighting Cancer)』에서 열성을 다해 다음과 같이 기술하고 있다.

"당신은 암과 싸우기 위해 전력을 다할 것을 자신에게 약속해야만 한다. 예외는 없다. 어중간해서도 안 된다. 쉽고 편하기 위해서도 아니다.

모든 것이 그것에 못 미쳐도 안 된다. 당신이 이것을 수행할 때, 당신이 겪어야만 할 치료 중 가장 어려운 것이 될 것이다."

그 결정을 내리는 데 많은 난관이 있으리라는 것이 이상하게 느껴지겠지만, 암 치료란 어렵고 지루할 수 있다. 그것은 용기와 더불어 피곤하고 괴로울 수 있는 치료를 감내하는 의지를 요구한다. 그것은 비싼 대가를 치르게 만들고, 당신이나 당신 가족을 지치게 만들 수 있다. 그러나 내가 본 심각한 암들을 이겨낸 사람들은 전심전력을 다하고, 그들 자신과 그들의 모든 재원을 동원하고, 적절한 의사들과 다른 전문가들을 찾고, 생활방식을 바꾸고, 그들을 도울 거라고 생각되는 것들을 이용하고, 그리고 강력하고 만족할 만한 그들의 마음을 사용하여 암과 싸웠다.

당신이 자신에게 맡겼다면, 어떤 치료가 당신에게 최선인지를 결정할 필요가 있을 것이다. 치료 결정을 하는 것은 일차적으로 합리적인 과정으로 이루어져야 할 것이다. 즉 만들어진 결정의 명확성, 정보에 근거한 결정을 위해 필요한 정보를 수집하는 것, 이해득실과 결과에 대한 평가, 그리고 최선의 것을 선택하는 것 등이 필요하다.

그러나 많은 혼란을 주는 요소들이 순수한 합리적인 요소들을 방해하거나 맞서는 데 열중할 것이다. 합리적인 요소들과 자신을 친밀하게 하는 것이 유용할 것이다, 그래야 최선의 결정을 할 수 있다.

우선, 결정을 내리도록 도와줄 것으로 여겨지는 지침들이 명확하지 않을 것이다. 치료들(치료가 아닌 경우도) 사이에서 선택을 해야 할 것이다. 그러나 당신은 실제로 무엇을 선택할 것인가? 대부분의 사람들이나 종양의사들은 환자가 통상 치료를 원할 것으로 여긴다. 왜냐하면 '아무것도 하지 않으면' 불편하기 때문이다(대체요법들이나 심신요법들이 '아무것도 하지 않는 것은 아니지만). 그러나 대부분 많은 사람들이 받아들이는 암 치료 프로토콜은 그들의 목표만큼의 생존율을 보이지 못한다. 연구자료는 대신에 완화나 삶의 질 개선 같은 다른 단면을 보고하고 있다. 이 같은 결과들이 가치 없다는 것이 확실하진 않을지라도, 종양의사들이 무엇을 느끼는지를, 그리고 제공되는 치료로 당신에게 이치에 맞게 무엇을 주려는지를 알아야 한다. 그것이 당신의 결정을 변화시킬 것이다.

면담하는 종양의사에게 이런 의문점들을 물어볼 생각을 하라. 가능성은 있는가? 또는 이 치료로 나을 가능성은 있는가? 이 치료를 받으면 생존율을 높일 수 있는가? 그렇다면 퍼센트는 어느 정도이고, 무슨 차이가 나는가? 의학적으로 조금이라도 생존율을 높여준다면, 몇 퍼센트밖에 안 될지라도, 그리고 심각한 부작용이 있을지라도 처방하는 경향이 있다, 그러나 단 몇 퍼센트의 가능성으로 고통을 감내할 가치가 있는지 없는지는 모르겠다. 그것은 당신이 결정해야 할 일이다.

당신의 종양의사가 이 치료법에 관해 보여주고 들려준 최상의 결과는 무엇인가? 치료의 부정적인 면은 무엇인가? 이런 다양한 부작용이 얼마나 자주 일어나는가? 이런 부작용들은 영구적인가, 아니면 일시적인가? 그들이 치료할 수는 있는가? 그 의사들은 자신이 같은 상황이라면 자신에게 이 치료법을 적용할 수 있는가? 그 의사들은 그것을 가까운 가족들에게 권유할 수 있는가?

당신이 의사들을 면담할 때, 당신에게 중요한 논점들을 물어보아라. 예를 들어, 의사가 대체의학이 얼마나 효과 있다고 하는지를 알기 위해 할 수 있는 질문들은 다음과 같다.

— 의학 치료와 영양 및 심신 치료를 병행한 환자에 대한 경험이 얼마나 있는가?

— 내가 도울 수 있는 것이 나의 치료에 영향을 줄 것이라고 당신은 생각하는가?

— 내가 대체의학치료를 선택하고 내 암에 적용할 방법을 찾으려 할 때, 나와 같이 일할 의지가 있는가?

당신에게 중요한 의문점들을 물어보는 것이 당신에게 믿음을 줄 만한 의사를 결정하는 데 도움을 준다. 이상적으로는 의문점에 대해 통찰력과 감수성을 갖고 대답해주고 질병을 치료해주는 전문지식을 가진 의사를 원할 것이다. 한 의사에게서 전문지식, 친절함, 만족스러운 교감을 찾을 수 있다면 가장 이상적일 것이다. 그러나 그렇지 못하다면, 이 같은 3가지 특성을 공급할 팀을 구성할 생각을 하라. 가끔 한 팀에 전문적 지식을 가진 종양의사와 교감을 갖고 원하는 기술을 베푸는 다른 종양의사 또는 의사를 같이 포함시킨다. 적당하게 모두를 사용하라.

치료 과정과 시술자 사이에서 선택해야 한다면, 그 자체로 딜레마에 빠질 것이다. 어떤 점에서 당신은 통상적이건 비통상적이건 간에 누군가 믿을 만한 사람을 찾고자 할 것이다. 이런 이유로 거부할 수 없는 데이터가 없는 한, 나는 믿을 만한 종양의사나 의사가 제안하는 치료법으로부터 결코 환자를 끌어내지 않을 것이다. 믿음의 효과는 매우 강력하므로 우리가 더 좋은 해결점을 발견하지 못할 때를 제외하고는 그렇게 하지 않을 수 없다. 그것이 '보다 더 좋은' 해결점이라는 믿음 때문인지, 아니면 강력한 힘을 가진 해결점 그 자체인지, 우리는 아직 잘 모른다.

위약 효과 연구에서 긍정적인 예측의 효과는 3가지 상황이 어우러질 때 일어나는 경향이 있다. (1) 환자가 의사를 믿을 때 (2) 환자가 치료를 믿을 때 (3) 의사가 치료를 믿을 때 등이다.

심상유도아카데미의 공동 책임자인 데이비드 브레슬러(David Bresler)는 통찰력 있는 부언을 했다. 즉 그는 "아직 연구되지 않은 4번째 요소가 있는데, 환자의 치유 강도를 믿으려고 하는 의사의 효과"라고 말했다. 당신의 의사에게 지적이고 의욕이 있고, 자기 회복 능력을 가진 정력적인 사람처럼 당신을 치료할 것인가를 물어보라. 치유하려고 하는 당신의 노력을 지원할 뿐만 아니라, 당신의 질환을 치료하고 왕겨에서 밀을 가려내듯이 선택치료를 하는 데 있어 당신을 도와줄 수 있는지를 그들에게 물어보아라.

가장 쉬운 결정은 그들을 지원하는 데 있어 거역할 수 없는 데이터를 가지고 있는 경우나, 가장 좋은 효과 대 위험 비율을 갖는 경우이다. 어떤 상황에서는 치료법들에 주목할 수 있는데, 그 과정을 따라한 대부분의 사람들(또는 많은 사람들)이 일시적이고, 감수할 수 있고, 치유 가능한 부작용이 있지만 치료되고, 또는 생존 기간이 길어지고, 또는 다른 방법으로 효과를 본 경우를 말한다.

또 다른 상황으로는, 의학적 치료가 효과가 없을 것 같다는 명백한 데이터가 있는데도 많은 사람들이 결국 그들을 선택하게 되는 경우이다. 의사들은 아무 치료를 하지 않으면 우리가 불안해할 것 같기 때문에 처방에 응한다. 이런 상황들이 대체의학을 찾는 사람들이 가장 민감해하는 부분이다. 심각한 독성을 갖고 효과는 거의 없는 치료법에 비해, 효과는 적으나 독성이 거의 없는 치료 방법을 선택하는 것이 타당하다.

가장 어려운 결정은 치료에 대해 의견이 일치되지 않는 경우이다. 데이터가 논쟁 중이거나, 치료가 약간의 효과는 있으나 조절이 어렵고 심각한 위험도를 내포하고 있는 경우이다. 만족스런 결정을 만드는 도구를 이용하는 것이 결정적일 때가 바로 이때이다. 그리고 직관과 내적 경청이 보다 큰 역할을 하게 될 때이다.

## 36. 결정-만들기 도구들

좋은 결정이란 좋은 정보에 기반을 둔다. 그러므로 필요한 정보를 어떻게 획득하고 평가하는지를 아는 것이 결정적인 역할을 한다. 얼마 전까지만 해도 환자가 의학적인 정보, 특히 암에 관한 정보를 얻는다는 것은 어려운 일이었다. 심지어 암 진단으로 환자들이 고통과 절망에 빠지는 것을 막기 위해 환자들에게 알리는 것조차도 자제했다. 비록 이것이 40년간 미국에서 좋은 사례가 아니었다고 해도 말이다.

이제는 의사가 알려주는 것에 한술 더 떠서, 대부분 암의 유형에 따른 후원 그룹과 지지 그룹이 있고, 정보를 찾고자 하는 환자들을 위해 만들어진 자료실이 있고, 직접 인터넷에 접촉하여 수집할 수 있는 정보들이 있다. 생존율과 건강은 정보수집 능력과 평가 기술에 달려 있을지도 모른다.

5년 전 나의 절친한 친구는 방광에 암이 있다는 것을 발견했다. 그 당시의 표준 치료는 방광에서 암을 수술하는 것이었다. 그것은 목숨은 건질 수 있으나 수술이 어렵고, 외관을 손상시키고, 심지어 장애가 남는 치료였다. 샌프란시스코 베이(San Francisco Bay) 지역의 몇몇 손꼽히는 비뇨기과 의사들이 이 권유에 동의했다.

그러나 나의 친구는 정보기능 전문가인데, 암을 가진 가족들이 많았다. 그는 병원을 퇴원하자마자 인터넷을 뒤졌다. 한두 시간 만에 그는 자신과 같은 난세의 방광암을 수술 없이 85% 이상의 성공률로 치료할 수 있는 하버드(Harvard)의 비뇨기과 의사를 찾았다.

치료 선택은 방사선 치료와 방광 안으로 약물을 주입하는 화학요법으로 구성되었다. 인터넷의 안내로 이 의사의 집 전화번호를 확인하고, 토요일에 그를 방문하여 그의 연구 프로토콜에 관해 장시간 대화를 가졌다. 그 의사가 연구자료를 그에게 보내주었고, 내 친구는 그것을 그가 가장 좋아하는 비뇨기과 의사, 종양의사, 그리고 몇몇 다른 의사 친구들과 검토했다. 지역 비뇨기과 의사는 하버드 연구자들의 안내 하에 이 프로토콜을 따르기로 결정했다. 5년 이상 지난 후 내 친구는 방광을 잃지 않았고, 암은 사라졌다.

그러나 내 친구가 이 치료법을 대단히 신뢰한 것은 아니었다. 그는 최상의 치료를 얻기 위한 정보수집과 자기 확신에 뛰어난 재주를 이미 넘칠 정도로 갖고 있었다. 그는 다양한 영양, 약초, 심리 영성적 지원을 연구하고 이용했다. 오랜 묵상가이고 수행의 길을 걷는 구도자인 그는 "건강한 세포들은 모두 스스로 성장한다"는 간단한 시각화와 자기 설득·주문을 만들었다. 그는 지원 그룹과 합류하여 그의 사고방식과 라이프스타일을 활동적으로 바꾸었다. 그의 여정의 많은 부분을 웹 사이트(www.yellowstream.com)에 상세히 올려놓았다. 이는 지엽적이고 권위적인 의견에 매여 있을 필요가 없다는 예로서 검토할 만한 가치가 있다.

좋은 정보는 생명을 구할 수 있다. 아니면 최소한 방광이나 다른 신체적 기능이라도 구할 수 있다. 그것이 당신이 선택을 신중하게 할 시간을 가질 필요가 있는 이유이다.

암에 걸렸다는 말을 들었을 때, 대부분은 공황 상태에 빠진다. 그리고 가능한 한 그것이 빨리 몸에서 사라지기를 바랄 것이다. 그러나 암은 대부분 응급을 요하지 않는다. 치료 결정을 내리기 전에 정보를 수집하고 분류할 시간이 어느 정도는 있다. 얼마나 많은 시간이 있는가?

그것은 몇 가지 요소에 달려 있다. 유형, 위치, 암의 진행 단계, 그리고 당신이 얼마만큼 많은 시간을 필요로 하느냐에 달려 있는 것이다.

그리 공격적이지 않은 초기 전립선암을 가진 60~70대의 사람은 아마 심각한 진행 위험 없이 수개월의 시간을 벌 수 있을 것이다. 반면에 고단계의 림프종을 가진 젊은 사람은 그것의 진행을 막기 위해 1-2주 내에 결정을 해야 할 것이다. 먹고 있던 약은 이 동안에 계속 투여하라. 암 진단을 받은 사람들은 정보를 수집하고 치료를 결정하는 데 필요한 몇 주간의 시간이 있을 것이다. 그들이 그것을 원하든 원하지 않든 간에, 그 시간을 이용하도록 하라. 당신이 내 친구가 가지고 있는 그런 연구 기술을 갖지 못했다면, 도움을 요청할 사람을 찾아라.

자료 항목에 약간은 실어놓았다. National Cancer Institute의 PDQ 무료 서비스(800-422-6237)에서 암에 대한 실험적인 시도들을 발견할 수 있을 것이다. 당신과 같은 유형의 암에 대한 다른 치료법들, 통상적 또는 실험적 치료들을 평가하기 위해 인터넷을 찾아보거나, 그것을 어떻게 하는지 당신에게 알려줄 사람을 찾아라. 암의 다양한 유형에 따라 수많은 지원 그룹들, 정보 그룹들, 그리고 웹상의 유사한 자료실이 있다. www.pubmed.gov에서 National Library of Medicine database를 찾을 수 있을 것이다, 그리고 의학 논문과 연구에서 발췌된 내용이나 기사를 내려받기하라.

그것이 당신의 모든 선택을 가능하게 만들어주는 것과 마찬가지로, 얻어진 정보는 나중에 후회하는 것을 막아준다. 좋은 연구를 했다는 것을 알았을 때, 미련 없이 그것에 좀 더 시간을 할애하고자 하는 결정을 내릴 수 있다. 대부분의 사람들에게 정보는 불안감과 조절이 안 된다는 느낌을 덜어준다. 알면 알수록 당신에게 일어나는 것을 수용할 수 있도록 하는 역할이 보다 활동적으로 될 것이다.

그밖에 당신은 질 좋은 정보를 어디에서 얻는가? 만약 당신이 통상 의학이 제공하는 것을 탐구할 의도가 있다면, 당신의 의사와 함께 시작하라. 가정의, 내과 전공의, 또는 M.D.와 좋은 유대감이 있다면, 당신과 같이 정보를 모으고 분류하는 일을 하려는가를 물어보아라. 가능하다면 다양한 의견들은 다른 의학 그룹의 의사들이나 다양한 부류의 암 부전공자들(방사선 종양학, 외과, 내과 종양학과 같은), 그리고 심지어 다른 지역의 의사들에게서 나오는 것이 타당하다. 이것은 시간과 노력을 요할지라도, 권유받은 치료법이 의료 사회에서 잘 받아들여지는 것인지 아닌지를 알게 해준다. 넓고 다양한 의견들이 있다는 것은, 최상의 방법으로 보고 진행시키기에는 확신이 덜 생긴다는 것을 의미한다. 그러므로 마지막 결정에는 당신의 개인적인 호감과 직관에 보다 무게가 실릴 것이다.

다른 전문가와 대화할 때, 암과 암 치료법에 관해 어마어마한 양의 정보를 얻을 것이다. 이 복잡하고 새로운 정보를 흡수해야 한다는 중압감이 오히려 당신을 압도하고 혼동에 빠지게 할 수 있다. 짧은 시간에 당신이 전문가가 될 거라는 생각은 일반적으로 합리적이지 못하다. 그러나 치료에 관한 정보를 수집하면서, 의사에 관한 정보와 방문할 암 센터에 관한 정보를 모아라. 이 같은 조사를 할 동안 치료에 중요한 의미를 부여하는 가치 있는 것들에 주목하라. 당신은 어떻게 치료받는가? 의사와 직원들은 어떻게 교류하는가? 당신과 같이할 사람들을 얼마큼 이용할 수 있는가?

오늘날 대부분의 암 환자들은 정보 부족보다는 정보 과잉으로 고통받는다. 분류하고, 평가하고, 소화하는 데 잘못이 있을 수 있다. 잘못된 결정들은 상당 부분 알려진 통계보다 더 많을 것이다. 경험이 많고, 지식이 해박하고, 친절한 암 전문가의 도움이 모든 것을 예측하는 데

무가치할 수도 있다.

의사와 상의할 때 의문점들을 써내려가라. 그것들은 질병과 가능한 치료법들에 관해 보다 많은 것들을 배우고 나면 바뀔 것이다. 많은 것을 기억하려고 하지 마라. 대신 질문하는 것을 도와주고 말하는 것을 기억해줄 믿을 만한 친구나 가족을 데리고 가라. 녹음기를 가지고 가서 의사에게 나중의 검토를 위해 녹음하는 것을 꺼림칙하게 생각하는지를 물어보아라. 많은 의사들은 많은 정보가 사장되어버리고 그것을 모두 유지하기 어려워진다는 것을 이해한다.

몇 군데의 도서관은 암 환자에 관한 정보를 세분화해놓았다. 샌프란시스코에 있는 Plantree Library 같은 곳이다. 그들은 유료로 다양한 의학 전문지나 잡지, 신문 등에서 당신에게 맞는 유형의 암과 치료에 관한 기사를 모아줄 것이다. 자료 항목에 나열된 몇 개의 상업적 기업들은 또한 유료로 정보를 제공한다. 나는 보완 대체의학을 검토하려는 환자들에게 Moss Report 서비스를 이용하게 한다. 이 서비스는 시간이 감에 따라 점점 더 빨리 연구가 진행되게 해준다.

오래지 않아 아마 많은 책들과 기사들이 모아질 것이다. 그래서 너무 많아 읽고 싶어도 다 읽을 수 없을 것이다. 몇 가지 안내 책자는 특별히 가치가 있다. 아마 그 중에서 최고는 미첼 레르너의 치유선택(Michael Lerner's Choices in Healing)일 것이다. 특히 효과적으로 치료되지 않거나 치료 방법에 있어서 상당히 다른 의견이 있다면 그렇다.

레르너(Lerner)는 최상의 암 치료를 선택하려고 할 때 사람들이 부딪히는 문제점들을 오랫동안 연구했다. 그는 통상의학과 대체의학 모두에 도움을 줄 수 있다.

피터 틸라이(Peter Teeley)와 필립 배쉬(Philip Bashe)에 의한 The Complex Cancer Survival Guide는 일반적인 암의 다양한 유형에 대한 통

상적인 치료에 관해 상당히 상세한 정보를 제공해줄 수 있다. 또 제임스 고든(James Gordon, M.D.)과 샤론 컬틴(Sharon Curtin)에 의한 Comprehensive Cancer Care: Integrating Alternative, Complementary and Conventional Therapies는 이 같은 문제점에 대해 용의주도한 접근법을 제공한다. 내가 높이 평가하고 권하는 다른 책은 제레미 게펜(Jeremy Geffen, M.D.)에 의한 암학술지 논문(The Journal Through Cancer: An Oncologist's Seven-Level Program for Healing and Transforming the Whole Person)이다.

그러나 암 치료에 관한 상세한 정보를 수록한 책들은, 새로운 치료 방법들이 워낙 빠르게 나타나므로, 출판될 때는 벌써 구식이 될 수 있다. 규칙적인 원칙에 따라 업데이트되는 웹을 기반으로 하는 서비스에 가입하는 것이 하나의 장점일 수 있다. 웹상에 정보가 실리지 않았더라도, 특별한 치료법이나 시술자에 대한 조사를 의뢰할 수 있다.

## 37. 정보의 분류

현대의 암 환자에 대한 도전은 종종 너무 많은 정보를 갖는다는 것이고, 동시에 충분치 않다는 것이다. 너무 많다는 것은 책과 테이프, 잡지, 기사들이 많다는 것이며, 너무 적다는 것은 정보의 가치에 대한 우선순위를 매기거나 분류할 방법이 없다는 것이다. 여기에 압도되는 것을 피하기 위한 몇 가지 정보가 있다.

1. 당신의 지역사회에서 암 관리에 관한 좋은 정보자료를 가지고 있는 사람을 찾아라. 이들은 이 분야에 상당한 경험이 있는 간호사, 의사, 지원 그룹 추진자, 또는 수차례의 체험과 경험이 있는 암 생존자들

일 것이다. 그들이 당신의 입장이라면 누구를 찾을 것인가를 물어보아라. 누군가가 계속 권유되거나, 또는 어떤 회합을 피하라는 말을 반복해서 듣는다면, 그것은 가치 있는 정보이다.

당신의 주요 치료자로 선택할 사람은 아주 중요하다. 당신이 받을 어떤 치료보다 중요할 것이다. 그러므로 할 수 있는 한 많은 기본 정보를 얻도록 하라. 그런 후 상담을 시작하라.

지역 그룹이건 웹 기반의 e-mail 그룹이건, 지원 그룹은 적절한 의료나 자가치료 자료에 관한 뛰어난 정보 출처로서 역할을 할 수 있다. 자료 항목에 몇 가지 리스트를 올려놓았다.

2. 분류하고 심사숙고해서 선택하는 데 친구나 가족에게 도움을 요청하라. 필요하다면 누군가에게 정보를 체계화하고 서류 정리하는 것을 도와달라고 요청하라. 최상의 선택을 명확히 하고자 하는 당신을 돕는 사운딩보드(내 이야기를 들어주는 사람)가 되어달라고 친구에게 부탁하라.

3. 최대한 빨리 발견하기 위해 책, 테이프, 논문들을 샅샅이 조사하고, 그들을 3개의 파일로 분류하라.

(A) 확실히 관심이 있고 읽거나 조사하려고 하는 것

(B) 조금 뒤에 관심을 가져야 하는 것

(C) 20피트 장대로도 닿지 않을 것 같은 것.

파일 C는 재활용하거나 처분해라. 아니면 지역 암 센터나 도서관에 기증하라.

파일 B는 서류를 정리하라.

자료 A를 분리해서 2파일로 나누어라. 즉 (1) 치료 선택이 가능한 것과 (2) 자가치유 자료.

4. 이 두 파일을 골라 어떤 것이 가장 중요한가에 따라 각각 우선순

위를 정하라.

5. 치료 선택이 된 것으로 취급된 자료들을 취하고, 당신 후원자들의 도움을 받아 정보 자료들이 당신에게 최선이 되겠는가 하는 적법성을 점검하도록 하라. 이것은 믿을 만한 사람들이거나 조직인가? 이 사람은 암 치료 분야에서 명망 있는 위치에 있는 사람인가? 그 사람은 연구 결과를 발행하고 그것에 참여하는가? 그것에는 상업적 이해관계가 있는가? 그리고 그로 인한 강한 갈등 요소가 있는가? 그 사람은 일에 대한 책임감이 있는가? 이 사람에게서만 얻을 수 있는 비법에 대한 요구 사항이 있는가? 아직도 이 파일들이 너무 많다면, 가장 믿을만한 것만 취하고 다른 것은 버려라. 유효하다고 생각하는 몇 가지에만 조사를 집중하라.

6. 당신이 가장 중요하다고 여기는 자가치유 자료를 자세히 조사하라. 어느 것이 가장 접근하기 쉬운가? 가장 쉽게 읽을 수 있는가? 당신의 마음이 끌리는 테이프를 시리즈로 듣도록 하라. 이완을 도와주고, 보다 긍정적으로 느끼게 해주고, 당신에게 와닿는 암시를 갖게 해주는가? 전에 들었던 것보다 훨씬 좋은 느낌을 남겨주는 것을 찾도록 하라. 당신을 자극하고 불쾌하게 하는, 그리고 당신의 믿음과 대치되는 것을 버려라. 이것을 하는 동안 유지하고 싶은 마음가짐을 견지하도록 도와주는 것에 집중하라.

7. 보다 많은 자료를 받았을 때, 그것들을 위의 과정처럼 처리하라. 그것들이 즉각적 관심 대상인가, 아니면 후에 처리할 관심 대상인가? 아무런 관심 대상이 아닌가? 즉각적 관심 대상을 샅샅이 조사하고, 신빙성을 평가하고, 그들을 좀 더 추적하기 원하는지를 결정하라.

## 38. 다양한 의견을 수렴하라

암은 다양한 유형의 양상을 내포하고 있고, 또한 많은 암을 치료하는 데에는 다양한 합리적인 접근 방법이 있기 때문에, 다른 의학 그룹에 있는 암 전문가들로부터 여러 의견을 수렴하는 것이 가치가 있다. 당신이 다행스럽게도 경비가 문제되지 않는다면 다양한 선택을 할 수 있을 것이고, 그렇지 않다면 어떤 국한된 지역이나 의료 그룹으로 제한될 것이다. 충동적이고 독단적으로 한다면, 당신 자신에게 맞는다고 생각하는 치료 프로토콜을 가진 지역 의료 그룹을 찾게 될 수도 있다. 그러나 이것은 어려운 일이고, 끈기와 압박을 하는 사람들과 협상하고 유대관계를 잘 유지하는 능력이 요구된다. 당신의 지속적인 옹호자인 친구나 전문가는 그런 상황에서는 아무 가치가 없다. 당신의 의사를 믿는 것이 좋다는 결론을 내려야 할 것이고, 당신이 내적 일을 하거나 보조적인 영양과 보완치료에 집중하는 동안 그들로 하여금 그들의 일을 하게 하라.

## 39. 보완 또는 대체 치료

당신이 결정할 기회를 갖는 것 중 하나는 통상 치료를 할 것인가 안 할 것인가, 보완치료를 가미할 것인가 안 할 것인가, 또는 대체의학을 찾을 것인가 안 찾을 것인가 하는 것이다. 오랫동안 보완 대체의학을 사용한 의사인 나의 경험으로 보면, 어떤 통상 치료가 제공될 수 있는지 먼저 결정하라고 충고한다. 그런 후 확실하다고 여기는 강력한 대체 치료법들을 평가한다. 당신이 무슨 치료를 선택하든지 간에, 당신과 뜻이 통하는 보완치료법을 사용하도록 하라.

우리가 논의했던 것처럼 보완치료들은 일반적으로 영양을 개선하고, 스트레스를 줄이고, 운동과 활동을 하고, 침술, 약초들, 그리고 에너지와 생명력을 증가시키고 면역 반응을 지원하는 것을 목표로 하며, 몸과 에너지 작용과 같은 보조제를 사용하는 것들로 구성되어 있다. 이 보완치료제는 대부분의 상황에서 도움이 된다. 일반적으로 영양 공급이 잘된 암 환자는 영양 결핍 암 환자와 비교할 때 모든 점에서 좋게 작용할 것이다. 행복해하고 이완되고 집중할 수 있는 환자는 불안해하고 우울하고 절망하는 환자보다 좋게 작용할 것이다. 치료에 만족해하는 사람은 싫증내는 사람에 비해 상대적으로, 또 틀림없이 좋아질 것이다.

심상을 사용하고, 영양 상태가 좋으며, 전통 중의학을 사용하는 나의 많은 환자들이 통상 치료를 받는 동안 좋은 느낌을 받는다는 것은 놀라운 일이다. 물론 영양제와 약초들, 약들 사이에 가능한 상호작용을 주의 깊게 평가할 필요가 있다. 그래서 그들이 상쇄되지 않고 악화되지 않게 하라. 이것이 당신의 치유 팀에 보완치료와 통상 치료에 대한 해박한 지식을 모두 가지고 있는 사람이 왜 중요한지에 대한 이유이다.

암에 대한 대체 치료는 완전히 다른 주제이다. 통상 치료를 증가시키거나 보완하는 방법을 제공한다기보다는, 이 치료법들은 통상 치료를 대체하는 선택으로 효과를 요구한다. 이 치료법에는 주류의학 범위 내에서의 보완치료들과 주류 밖의 보완치료들이 있다. 내 마음에 보완치료들이 진정으로 만족할 만하고 타당하고 받아들일 수 있는 통상적인 선택이 아니라면, 또는 침습적이거나 세포 감소(세포 제거) 치료법들이 받아들여질 수 없는 것이라면, 고려해보아야 한다.

대체의학 암 치료 영역에서의 어려움은 통상 의학보다 그것의 작용 여부를 말하기가 훨씬 더 어렵다는 것이다. 통상 의학에서 이용되는 연구 데이터 유형은 대체의학에는 일반적으로 이용되지 않는다. 현대 의학을 연구하는 연구소는 그들이 하는 것이 효과가 있는지 없는지를 밝히기 위한 합의된 노력을 하는 데 있어서 신임을 줄 만하다. 그들은 대부분의 경우에서 데이터의 결과에 따라 그들이 하는 것을 변경할 것이다. 이 같은 능력이 드문 경우를 제외하면 대체의학 연구자들에게는 이용된 적이 없었다. 그것이 운 좋게 변할지도 모르지만 말이다. 그럼에도 불구하고 이 같은 연구는 이제 막 시작했기 때문에, 드물지만 대체의학 시도에 관한 만족할 만한 연구 데이터를 볼 수 있을 것이다. 대부분의 데이터는 아마 동물 시험과 같은 이론적 해석을 기반으로, 그리고 종종 증거를 기반으로 제공될 것이다.

암 환자, 특히 통상 의학 치료가 잘 듣지 않는 암 환자들은 사기극과 비싸고 가치 없는 치료에 상처받기 쉬운 것으로 유명하다. 사람들이 암을 치료하는 방법에는 다양한 방법이 있을 것이다. 그러나 보통 대체의학 치료법들이 통상적인 치료 과정만큼 효과적이라는 실제적인 근거는 없다. 많은 경우 있다고 해도 위험도가 적은 척할 것이다. 또한 안전에 관한 연구도 되어 있지 않다.

중의학이나 아유르베다와 같은 전통 치료법들은 효과적인 치료를 제공할 수 있다. 그러나 지금까지는 보완제로서 사용을 지지해줄 대조 군 연구 데이터가 거의 없는 편이다.

내 사견으로는 통상적인 치료법이 위험도를 능가하는 이익을 줄 수 있다는 증거가 있으면, 그때는 그것을 사용하고, 좋은 영양과 치유에 도움을 주는 사람이나 물건, 치유를 위한 내적 게임을 보조적으로 사용하라. 통상 치료들이 이 조건을 충족시키지 못한다면, 그때는 의미 있는 대체요법을 찾고, 같은 방법으로 보완요법을 시행하라.

## 40. 의사들은 암에 관한 정보를 어떻게 평가하는가?

의사나 과학자들이 암 치료에 관한 정보를 어떻게 평가하는지를 이해하는 것은 도움이 될 것이다. 그래야 당신은 그들이 추천하는 치료법을 평가할 수 있고, 정보를 분류하는 데 있어서 자신의 가치기준 하의 체계를 만들어낼 수 있다.

국립 암 연구원 학술지(The Journal of the National Cancer Institute)는 매년 평가를 요청하는 수많은 데이터와 연구자료를 분류하는 체계를 갖추고 있다. 가장 신뢰할 연구자료를 맨 우선순위에 두고, 보다 덜 중요한 것을 다음 순으로 나열했다. 체계의 가치 순으로 여기에 기술한다.

무작위 이중 맹검 위약 대조 연구 : 이런 연구 유형에서는, 환자 군을 무작위로 치료군과 대조군으로 나누고, 나이, 성별, 그리고 미리 정해놓은 기준에 따라 대비시킨다. 치료제는 환자가 치료제를 먹는지, 위약을 먹는지를 모르는 병원 직원에 의해 투여된다. 치료약제는 똑같은 모양으로 만들어져 있고 똑같은 코드로 되어 있어, 치료받는 환자는 자신이 무슨 치료를 받는지 모른다. 환자들은 또한 그들이 위약을 받는지, 실험 약을 받는지를 모른다(2차 맹검).

최종 실험에서, 데이터는 치료군과 대조군 사이에 차이점이 있는지 없는지를 보여주도록 분석된다. 코드는 한 가지가 다른 것보다 더 효과가 있는지, 또는 다른 면의 다양한 효과를 갖는지를 보여주기 위해 분리된다. 치료군이 통계적으로 좋은 결과를 보이고, 다른 연구에서 같은 결과가 재현된다면, 그때 일반적으로 이 치료는 종양의사나 암 환자들에 의해 실제적인 임상에 적용된다.

재현된 연구에서 같은 결과가 많이 나오면 나올수록, 그것은 보다 믿을 만한 것이 된다. 횟수로 보아 57% 이상에서 완화율을 갖는 일관된 치료 소견을 보인다면, 그때 그들은 당신에게 적용될 가능성이 크다. 실제적으로 그것이 당신에게 적용될지 안 될지는 아직 모른다. 왜냐하면 당신은 각 개인이지 통계자료가 아니기 때문이다. 그러나 이런 종류의 연구가 보여주는 것은 그 치료 자체가 당신과 같은 유형의 암에 기대치, 또는 훨씬 뛰어넘는 효과(위약 효과, 또는 치유 효과)를 갖는다는 것이다. 이중 맹검 연구 방법은 엄청난 경비와 시간을 요하는 방법이다. 그러나 치료를 평가하는 데 있어서는 가장 좋은 방법이다.

이 유형의 방법을 이해하는 데는 특별히 중요한 두 가지가 있다.

첫째, 당신은 통계자료가 아니라는 점이다. 둘째, 마음의 힘이 매우 강하기 때문에, 평가하는 데 있어 그것을 제거시키기 위해 이 복잡하고 값비싼 실험을 계획해야 한다는 것이다. 자신의 건강을 위해 싸우는 사람으로서, 당신은 연구자와는 다른 목표를 갖는다. 그들은 마음의 힘을 배제하려고 하는 반면에, 당신은 그 치료에 마음의 힘을 추가하기를 원할 것이다.

통계자료 연구 : 이중 맹검 대조 분석이 이용될 수 없다면, 다음 단계의 증거는 통계자료 분석이다. 거기서는 치료를 받은 많은 환자들을 관찰한다. 종종 어떤 치료는 기대 효과를 갖기 때문에, 통계자료 분석은 흥미로우나 효과의 어느 부분이 기대치로부터 나오고, 어느 부분이 치료제에서 나오는지에 관해 결론 내리기 어렵다. 그러나 당신이 일반적으로 난치성이라고 여겨지는 암을 가졌고, 통계자료 분석 상 특별히 좋은 결과가 보인다면, 그때는 그 치료법을 시도하는 데 주의 깊은

관심을 갖지 않으면 어리석을 것이다. 과거 30년 동안 전통 중의학에 관한 수많은 정보는 통계자료 연구로부터 나왔다.

전문가 의견 : 통계자료 분석 후에는 전문가 의견, 경과 관찰, 그리고 일화성 사례사 분야로 넘어간다. 증명되지 않고 실험적인 치료법에 관해 이용할 수 있는 유일한 증거가 이것인 경우가 종종 있다. 의학 세계에서는 종종 이런 증거를 배경으로 한 치료법이 임상 실험에 제공되곤 할 것이다. 그리고 그들의 계획은 연구 주제 권리를 보호하기 위한 임상시험심사위원회(Institutional Review Board)의 인가를 받는다.

그런 실험에는 몇 가지 단계가 있다.

1단계 실험에서 그것의 목표는 그 치료가 어떤 독성을 갖는지 알아보는 것이고, 2단계 실험에서는 적정량을 결정하는 데 중점을 두며, 3단계 실험에서는 커다란 그룹에서 그 치료가 얼마나 효과적인지를 밝히는 것을 목표로 한다. 4단계 실험에서는 용량 정도를 보다 세밀하게 분석하고, 장기적인 분석을 계속하는 것을 고려한다. 이 같은 인체 실험을 수행하기 전에 일반적으로 동물에 대한 광범위한 실험을 거친다. 그리고 종종 미국보다 실험에 대한 검열이 보다 자유로운 나라에서는 사람에게 적용하기도 한다.

합리적인 기전(Rational mechanism) : 가끔 어떻게 하여 치료가 가능할 수 있는지 주목할 만한 타당성이나 가능한 기전 이상의 다른 근거를 갖지 못하는 경우가 있다. 불행하게도 거기에는 이론적으로는 암에 좋은 치료법으로 여겨지지만, 이런저런 이유로 적용되지 못하는 것들이 있다. 그러나 다른 단계를 무너뜨리거나 단순한 '어림짐작'보다는, 타당성을 갖추는 것이 좋다.

이상적으로 보자면, 우리는 모든 선택에 대해 대조 무작위 이중 맹검 실험을 신중하게 하고, 개인적으로 치료가 당신에게 이득이 있는지 없는지를 예측할 수 있는 테스트를 병행하려 할 것이다. 그러나 불행하게도 대부분의 상황은 이런 이상과는 거리가 멀다. 그리고 불완전하고 결론이 나지 않은 데이터를 기반으로 결정하도록 요구당할 것이다.

이것은 쉽지 않다. 최종 분석에서는 치료가 해보다 득이 많을 것이라는 당신의 생각에 따라 결정해야만 한다. 해가 많은 치료법일수록 득을 줄 수 있다는 만족할 만한 데이터를 갖는 게 보다 중요하다. 안전하고 비독성인 치료법은 그것이 당신에게 타당하고 당신이 할 만한 여유가 있다면 선택하기 쉽다. 위험도가 있고 강력한 독성이 있는 치료법은 이득이 있다는 강한 증거를 요한다.

의학에서는 이것을 위험성 대비 수익성 비율이라고 한다. 그것은 그토록 많고 다양한 상황을 파악하는 데 가장 좋은 도구이다. 위험성 대비 수익성 비율을 평가할 때, 통상 치료는 일반적으로 자연치료, 즉 영양, 약초, 심상, 기타 등등에 비해 상대적으로 높은 위험도를 갖는 것으로 평가될 것이다. 그러나 어떤 경우에는 보다 커다란 이득을 만들어낼 수도 있다. 그것이 어떠할 것 같다는 확실한 정보가 없다면, 자연치료나 보완치료가 도움될 것이다.

그 경우 일차 치료로 선택할 때는 위험도 부분에 통상적 치료를 선택하지 않은 위험도도 포함해야 한다. 예를 들어, 야채를 많이 먹는 것은 크게 해가 되지 않고 보다 좋은 선물이 될 것이다. 비록 혼자 암을 모두 치료한다는 증거는 빈약할지라도 말이다. 화학요법 치료는 일시적으로 감염에 취약하고 면역 억제 효과가 있어 질병에 걸릴 수 있는 위험도를 가질 것이다. 그러나 그것이 당신이 가진 유형의 암에 대해 60%의 치유율을 갖는다고 가정해보자. 만약 당신이 이 시나리오에서 화학 치료를 제치고 채식을 선택했다면, 선택으로 인한 위험도 부분에 60% 치유율 감소를 고려해야 할 것이다.

일반적으로 보완치료, 특히 영양, 심신 영적 치료, 그리고 운동과 관련된 치료들은 위험도가 거의 없으면서도 강력하고 의미 있는 이점을 갖는다. 반면에 내과적 치료와 수술 치료들은 커다란 위험도를 가질 것이다. 커다란 위험 때문에 이득이 상대적으로 커야 하며, 이런 치료법들은 선택하기 전에 보다 신중하게 생각해야 한다.

가능한 한 타당성 있게 하려는 이런 시도와 함께, 아직도 많은 암 치료 선택에는 사적·직관적·감정적인 요소로 귀착되는 경우가 많다.

당신은 누구를 믿는가?

누구 그리고 무엇과 같이 있을 때 가장 편한가?

당신이 생각하기에 누구와 무엇이 치료 목표를 달성하는 데 결정적인 일격을 줄 것 같은가?

당신은 얼마나 많은 불편과 위험도를 거뜬히 견뎌낼 수 있을 것 같은가?

이것들은 항상 쉬운 문제가 아니기 때문에, 이때가 바로 당신의 사고와 느낌을 명료하게 하도록 유도심상이 당신을 도울 수 있는 때이다. 일단 당신이 정보를 수집하고 모든 능력을 총동원하여 분석하고 나면, 선택해야 할 시간이 올 것이다. 그리고 당신의 선택은 분명치 않을 것이다. 분명치 않다면, 심상 과정이 결정을 분명히 하도록 도와줄 수 있다.

그 대본은 내적 치유자와의 교차로 심상이라 불린다. 당신은 치유에 관해 많은 것을 알고 있는 현명하고 친절한 안내자 가운데서 다른 방향으로 걷고 있는 것을 연상할 것이다. 그리고 거기에는 무언가 치료의 결과가 있으리라는 것을 연상하면 된다. 아직은 실제적이고 확실한 어떤 두려움에 관해 경계할 필요가 있을지라도, 이 심상은 타당성과 정서성을 두루 갖춘 선택을 찾도록 도와줄 것이다. 이 심상은 직관뿐 아니라 지적인 이해력을 활성화시킨다. 궁극적으로, 가장 현명하고 사랑스러운 곳에서 선택하기를 원할 것이다. 당신은 할 수 있다, 그렇지 않은가?

교차로 심상에 들어가기 전에, 당신의 내적 치유자나 조언자와 만나는 노력을 하라. 어떤 이유로 이것이 적당치 않다면, 그때는 스스로 이 심상을 탐구하라. 당신이 원할 때는 언제라도 시작할 수 있고 멈출 수 있다는 것을 알도록 하라.

## 41. 내적 치유자와의 교차로 심상

편안한 곳에 자리를 잡고, 나름대로의 방법으로 긴장을 풀도록 하라…. 당신의 호흡이 천천히 더 깊어지게 하고 충만하게 하라…. 자 이제 편안하게…, 숨을 들이마실 때마다 신선한 공기, 신선한 산소, 신선한 에너지가 들어와 당신의 몸을 가득 채우는 것을 인식하라…. 숨을 내쉴 때마다 한 움큼의 긴장…, 한 움큼의 불편…, 한 움큼의 걱정이 빠져나가는 것을 연상하라…. 그와 같은 심호흡과 신선한 에너지가 들어오고 긴장과 걱정이 빠져나간다는 생각이 심신의 이완이 시작되도록 당신을 유도할 것이다…. 편안하고 자연스러운 움직임이 되도록 하라…. 어떤 외부의 힘도 가하지 말라…. 인위적인 어떤 것도 하려고 하지 말라…. 자연스럽게 일어나도록 하라…. 이제 숨을 쉬고 이완을 하고…, 숨을 쉬고 에너지를 채우고….

당신이 보다 깊은 이완을 원한다면, 몇 차례 더 심호흡을 하고 들어가라…. 자, 이제는 자연스러운 정도와 리듬으로 호흡하라…. 숨을 쉬는 육체의 부드러운 움직임이 자연스럽고 편안하게 당신을 이완하게 하라…. 의도적으로 하지 말고 편안하게 하라….

당신의 오른발이 이제 어떻게 느껴지는지를 인식하라…. 그리고 왼발이 어떻게 느껴지는지를…. 바로 직전에 아마 당신은 당신의 발을 전혀 느끼지 못했을 것이다…. 그러나 이제 당신은 그것들에게 집중했기 때문에, 그것들을 인지할 수 있고, 그것들이 어떻게 느껴지는지를 알 수 있을 것이다…. 당신의 발에 지성이 있다는 것을 인식하라…. 그리고 조용히 당신의 발을 이완에 참여시키려 할 때 무슨 일이 일어나는지를 느껴라…. 그리고 부드럽고 편안하게 하라…. 같은 방법으로 당신의 양 다리에 지성이 있음을 인식하고, 그것들을 자유롭게 풀어주어라…. 그리고 그 지성이 그들 나름대로 반응하도록 내버려두어라…. 그리고 어떤 긴장의 완화나 이완이 일어나는가를 인식하라…. 인위적인 어떤 노력도 가하지 말라…. 부드럽고 자유스럽게 내버려두어라…. 그리고 편안하고 즐거운 경험이 되게 하라….

당신이 원한다면 보다 깊고 편안하게 이완할 수 있다…. 신체 각 부분의 지성을 깨우쳐, 그것들을 부드럽게 하고 이완하는 데 참여시켜라…. 그리고 그것들이 어떻게 이완되는지를 인식하라…. 이제 당신은 스스로 이완을 조절할 수 있으므로, 당신이 편안한 만큼만 이완하면 된다…. 만일 당신이 바깥세상으로 의식을 돌리려 한다면, 눈을 뜨고 주위를 둘러봄으로써 완전히 깨어날 수 있다…. 그곳에서 당신이 무언가 반응이 필요하다면, 하면 된다…. 당신이 필요하다면 그것을 할 수 있다는 것을 염두에 두어라…. 당신은 다시 이완할 수 있고, 내적 심상의 세계로 관심을 돌릴 수 있다….

당신의 요추부와 골반부, 그리고 고관절부의 지성을, 그것들을 자유롭게 하고 이완하는 데 참여시켜라…. 그리고 복부와 중앙부를…, 가슴과 늑골부를…, 어떤 노력이나 몸부림도 없이…, 자연스레 진행되도록 하되, 당신이 그렇게 하고 있다는 것을 의식하라…. 역시 같은 방법으로 등과 척추의 지성을 그것들을 부드럽게 하고 해방시키는 데 참여시켜라…. 허리 아래쪽을…, 허리 위쪽을…, 양측 날개뼈 사이를…, 목과 어깨를…, 팔 위쪽을…, 팔꿈치를…, 팔뚝을…, 손목과 손을 경유하여…, 손바닥을…, 손가락을…, 그리고 엄지손가락을….

얼굴이나 턱의 지성을 인식하고 그들을 이완에 참여시켜라…. 부드럽고 편하게 되도록…, 그리고 머리와 이마…, 그리고 양 눈…, 심지어 당신의 혀도 편할 수 있도록 하라….

이완이 됐을 때, 집중력을 평상의 외부 세계에서 당신의 내적 세계라고 부를 수 있는 곳으로 옮겨라…. 당신만이 보고, 듣고, 냄새 맡고, 그리고 느낄 수 있는 내적인 세계…. 당신의 기억력, 당신의 꿈, 당신의 느낌, 당신의 계획 모두가 내재된 세계…. 당신이 어떤 것들과 연결되는 법을 배우는 세계…, 그곳은 당신이 치유 여행을 하는 동안 당신을 도와줄 것이다….

당신이 내부에서 발견한 대단히 특별한 장소를 연상하라…. 당신이 편하게 느끼고 긴장을 풀 수 있는 대단히 아름다운 곳, 그러나 대단히 잘 알고 있는 곳…. 이곳은 살면서 몇 번인가 실제로 가본 적 있는 곳일지도 모른다…. 외부 세상에서, 또는 이곳 내적 세상에서…, 또는 어느 곳에선가 본 적이 있는 곳일지도 모른다…어쩌면 그곳은 전에 한번도 가본 적이 없는 새로운 곳일지도 모른다…. 대단히 아름답고, 당신을 기꺼이 받아들이고, 그리고 안에서 좋은 기분을 느낄 수 있는 곳이라면 어디든 문제가 되지 않는다…, 안전하다고 느끼고, 치유된다고 느끼는 곳이라면….

이제 시간을 가지고 그 장소를 둘러보라…. 그리고 당신의 상상 속에서 본 것을 인식하라…. 당신이 본 모든 것…, 그것들이 어떻게 보이는지…, 그곳이 아름답고 편안하며 치유되는 것처럼 느껴진다면, 그곳을 어떻게 상상하느냐는 전혀 문제가 되지 않는다…당신의 상상 속에서 들리는 소리가 있는가…. 그렇지 않다면 단순히 정적만 흐르는가…. 당신의 상상 속에서 어떤 향기가 느껴지는가, 혹은 특별한 공기가 흐르는가…. 그런 것이 있든 없든, 당신이 그곳에서 치유됨을 느낀다면 전혀 문제없다…. 그곳은 상상할 때마다 조금씩 변할 수도, 같을 수도 있다…. 이는 큰 문제가 되지 않는다…. 조금씩 조금씩 탐구를 계속하라.

그곳은 하루 중 언제인 것 같은가…? 일 년 중 언제인 것 같은가…? 기온은 어떤 것 같은가…? 당신의 옷차림은 어떤가…? 천천히 시간을 들여 당신이 안전하고 편안하게 느낄 만한 장소를 찾아라…. 그리고 그곳에 있는 당신을 상상하라…. 만일 다른 생각 때문에 집중이 안 된다면, 심호흡을 한두 번 한 후 다시 그곳으로 돌아가라…. 지금 이 순간만은…, 다른 모든 가야 할 곳, 해야 할 일을 접어두어라…, 지금 이 순간만은….

당신이 준비가 되었을 때, 내적인 특별하고 안전한 장소에서 출발하여 큰 도로나 오솔길을 걸어가는 것을 연상하라…. 잠시 걸은 후 자신이 무엇을 보는지, 무엇을 듣는지, 무슨 냄새를 맡는지를 주시하고, 계속 걸을 때 어떻게 느껴지는가를 주시하라…. 자신이 땅과 연결되어 있음을 느끼게 하라. 그리고 당신이 원한다면, 당신과 함께해야 하는 내적 치유자 또는 안내자, 동업자 또는 보호자를 초대하라…. 잠시 후 많은 치료법이나 처리법을 가지고 있을 것 같은 수많은 도로나 오솔길이 사방으로 갈라져 있는 교차로에 다다른 것을 연상하라…. 잠시 동안 휴식을 가진 후에, 각각의 길을 볼 수 있는 데까지 멀리 내려다보라…. 각각의 길을 내려다볼 때, 무엇이 보이고 무엇이 느껴지는가를 주시하라…. 그렇게 할 때 당신의 느낌이나 몸의 감각에 집중하라…. 다른 길보다 어떤 한 길에 끌리는지, 아니면 걱정스럽거나 거부감을 느끼는 길이 여러 개 있는지를 주시하라….

당신이 준비되었을 때, 내적 치유자나 조언자와 각 길에 대해 논의하라. 그리고 각 길에 관해 무엇이라고 말하는지를 보아라…. 그리고 첫 번째 탐구할 길을 선택하라….

어떤 방법이든 속도를 적절하게 맞춰 이 길을 스스로 움직여 가라…. 조사할 때 당신의 직감을 믿어라, 그리고 그 길을 움직여 갈 때 무엇이 관찰되는지를 주시하라…. 그 길이 쉽든 어렵든 당신이 마주치는 것을 주시하라…. 길에서 마주치는 것이 어떤 종류의 것인가…. 그것을 다루는 데 있어 논쟁이나 장애가 있는지…, 만약 선택한다면, 어떻게 다루어야 하는지를 주시하라…. 그리고 어떻게 진행해야 하는지를…. 그리고 도움이나 안내가 필요하다면 내적 치유자를 잊지 마라…. 길의 끝이 있는지 없는지를 보고, 끝이 있다면 그 끝에는 무엇이 있는가…. 아니면 그 길이 당신이 볼 수 있고 감지할 수 있는 영역을 넘어 계속되는지를 보라….

그 길에 대한 조사가 끝났을 때, 교차로로 돌아와서 그곳에서 관찰하고 목격한 것을 검토할 약간의 시간을 가져라…. 그런 후 당신이 어떻게 느끼느냐에 따라 안전하고 특별한 곳으로 돌아와서 깨어난 후, 그 길에서 관찰한 것을 기록하거나 그림을 그리든지…, 아니면 같은 방법으로 다른 길을 조사할지 선택해야 할 것이다…. 자신을 존중하고 필요한 시간은 어떤 시간이라도 가져라…. 어떤 사람은 한 강좌에서 모든 길을 탐구한다…. 반면에 다른 사람들은 한번에 한 길을 탐구한다. 심상으로 각 길이 조사될 때까지 시간을 가지며 여러 차례에 걸쳐 그 과정을 반복한다…. 어느 것이든 다 좋다….

이제 다른 길을 조사하려 한다면, CD를 한 바퀴 돌리고 그것을 조사할 시간을 갖도록 하라…. 또는 끝내려 한다면, 바깥 세계로 배운 것을 가지고 나올 준비를 하라….

당신이 준비되었을 때, 모든 이미지를 희미해지게 하고 안으로 돌아가게 하라…. 항상 당신 안에서는 치유가 계속 일어나고 있음을 알아라…. 그리고 당신의 관심을 당신 주변의 방, 현재의 시간과 장소로 천천히 돌려라…. 그리고 중요하고 흥미롭다고 느끼는 것들을 같이 가지고 나오라, 즉 편안한 느낌, 이완 또는 치유와 같은 것…. 완전히 돌아왔을 때, 천천히 기지개를 켜고 눈을 떠라….

각 길에서 당신이 관찰하고 감지한 것을 기록하고 그릴 몇 분간의 시간을 갖도록 하라…. 각 길에서 경험한 것들을 비교할 시간을 갖도록 하라…. 그리고 친밀한 누군가와 그것을 논쟁할 시간을 갖도록 하라….

**당신의 경험을 보고하라**

각 길에서 당신은 무엇을 주시했는가? 다른 길에는 그 끝에 다른 것이 기다리고 있는가, 아니면 그들은 유사한가? 어떤 탐구가 보다 편한가? 보다 흥미로운 것은? 보다 끌리는 것은?

기억하라, 이것이 당신이 해야만 하는 것이 타당한 단계까지 명확하게 되지 않을 때, 당신의 직관을 치료 결정으로 가져가는 방법이다. 당신이 이 탐구로부터 배운 것, 그리고 결정을 만드는 과정에서 그들이 당신에게 의미하는 것을 주시하라.

당신이 탐구한 각각의 길에 대한 이 질문들에 답을 하라.

— 이 길에서 당신은 무엇을 경험했는가?

— 이 길에 대한 여행이 어떻게 느껴지는가?

— 이 길이 당신에게 제공하고자 하는 것을 당신은 어떻게 감지하는가?

— 당신의 내적 치유자는 이 길에 관해 무엇을 생각하는 것 같은가?(적절하다면 그것에 답하라)

당신이 각 길에 관해 이것을 할 때, 다음 질문에 답할 시간을 가져라.

— 이 길들을 탐구하면서 무엇을 배웠는가?

— 그 길들은 서로 모순은 없었는가, 아니면 평행했는가, 아니면 같은 곳으로 유도되었는가?

— 이 여정이 추구하는 치료 과정을 결정하는 데 도움되었는가? 그렇다면, 어떻게 도움이 되었는가?

당신은 치료를 수행할 때 수많은 결정을 해야 할 것이다. 그리고 당신에게 최상이 될 가능성이 있는 결정을 하도록 돕는 데 이 심상을 사용할 수 있다. 다음 3개의 장은 내과적, 수술적, 또는 방사선 치료가 선택된다면 최선으로 이용될 수 있도록 당신을 도울 것이다.

요약

- 적절한 치료 결정을 하는 것은 정보를 모으고, 정보를 분류하고, 다양한 의견을 수렴하고, 그리고 당신의 합리적이고 직관적인 능력을 모두 사용하는 복잡한 과정이다.
- 의사들이 정보를 평가하는 방법을 당신이 배우는 것은 그들 중 일부를 당신 스스로 평가하는 것을 도울 수 있다.
- 심상 과정은 특히 결정이 어려울 때 결정을 명확히 하도록 당신을 도울 수 있다.

## 제 7 장

# 성공적인 수술을 위한 준비

이완과 심상요법을 통해 수술을 준비하는 것이 입원 기간을 줄이고, 불편함의 정도를 줄이고, 수술 후 합병증을 줄인다는 다수의 연구결과가 보고되었다. 이 같은 방법으로 준비하는 사람들은 걱정이 덜하고, 보다 빨리 낫고, 약 사용을 줄일 수 있었다.

유도심상요법은 수술 준비 관리에서 곧 표준 기본 관리가 될 것으로 예상한다.

Blue Shield of California, Pacific Care of Arizona, 그리고 American Specialty Health Care와 같은 다수의 주요 보험회사들이 지금은 기본적으로 수술 전 환자들에게 유도심상요법 테이프와 자가관리 프로그램을 제공한다. 왜냐하면 이 훈련은 결과를 개선하고, 지출을 줄이고, 환자에 대한 경험을 개선하기 때문이다.

Blue Shield of California는 최근에 수술 전 유도심상 테이프를 이용하여 환자 1명당 평균 700달러를 절약할 수 있었다는 보고를 했다. 금전적인 절약이 환자인 당신에게 중요한 것은 아니다. 하지만 그것은 빠른 치료와 적은 고통, 그리고 적은 합병증으로 바꾸어 생각할 수 있다. 바로 그것이 당신에게 중요한 문제이다.

이 분야에서 수행된 뛰어난 연구 업적은 공히 흥분되고 고무적이다. 헨리 베네트(Henry Bennett)와 엘리자베스 디스브로우(Elizabeth Disbrow)는 University of California at Davis에 근무하는 심리학자이다. 환자가 수술 전날 수술 결과가 좋을 것이고 그 결과가 개선될 수 있다는 이야기를 듣고, 일반적인 합병증을 줄이는 특별한 암시가 주어질 때, 합병증 빈도가 의미 있게 줄어드는 것을 발견했다.

디스브로우와 베네트는 복부 수술을 받는 것에 관해 한 그룹의 환자들에게 한 가지 실험을 했다. 복부 수술은 가끔 수술 후 장이 영향을 받아 심각하거나 생명까지 위협할 수 있는 '수술 후 장폐색증'이라는 합병증을 야기할 수 있다. 이들은 수술 전날 환자를 방문하여 그들이 회복실에서 깨어났을 때 "당신의 위는 격렬히 움직이고 요동칠 것이다. 그리고 당신의 장은 펌프질할 것이고 활발히 움직일 것이다. 그래서 당신은 수술하자마자 배가 고플 것이다"라고 말했다. 그리고 그들은 환자에게 좋아하는 음식을 묻고, "당신은 가능한 한 빨리 당신이 좋아하는 음식을 먹을 수 있을 것이다. 그리고 당신의 위와 장은 수술 후 바로 움직이기 시작할 것이고 격렬히 활동할 것이다"라고 암시를 주었다.

그들은 이 암시를 들은 환자들의 수술 후 장폐색증이 약 50퍼센트 이하로 감소되었다는 것을 발견했다. 그들의 장운동은 대조군이 평균 4.2일인 데 비해 2.6일 만에 돌아왔다. 대조군은 이 같은 가르침을 받지 않았고, 다른 것은 모두 똑같이 준비했다.

더욱 놀랄 만한 발견으로, 베네트와 동료들은 다른 그룹의 수술 전 환자들을 데리고 어떻게 신체의 혈액 흐름이 한 곳에서 다른 곳으로 돌려질 수 있는가에 관한 예로, 얼굴 붉어짐을 가지고 토론했다. 그리고 그들에게 "혈관은 평활근으로 만들어져 있고, 근육처럼 국소 부위에서 혈액을 다른 곳으로 돌리기 위해 수축과 이완을 할 수 있고, 틀림없이 당신은 당신의 수술 자리에 거의 피가 흐르지 않게 할 수 있을 것이다. 혈액이 수술하는 동안 수술 부위에서 다른 부위로 옮겨간다는 것은 매우 중요하다. 그러므로 당신의 피는 수술하는 동안 수술 부위에서 멀어져 있을 것이다. 그리고 수술 후 그것은 수술 부위로 다시 돌아와서 영양을 공급하고, 빠르고 완벽하게 당신의 신체가 치유되도록 할 것이다"라고 그들에게 암시를 주었다. 환자들은 최면이나 전환 상태를 유도 받지 않고 이 방법으로 단 한 번 강의를 받았는데, 평균 600cc의 혈액 손실이 있었다. 반면에 그 같은 가능성을 듣지 못한 대조 군 그룹에서는 평균 1100cc의 혈액 손실이 있었다.

면역 개선과 상처 치유에 관한 암시를 사용한 다른 연구들 또한 이 단순하고 직접적인 암시를 사용함으로써 분명한 효과가 있음을 보여주었다. 심상을 담은 언어(imagery-laden language)에는 모든 암시가 풍부하게 있다는 것을 주목하라.

이들이나 다른 연구들 공히 회복에 대한 이완, 격려, 그리고 교육까지, 수술 회복에 확실한 효과가 있다는 것을 보여준다. 그들은 최면술사가 이미 수년 전부터 알고 있던 것, 즉 스트레스가 많은 사람들은 암시에 영향 받기 쉽다는 것을, 특히 권위 있는 인물이나 상징으로부터 오는 암시에 의해 영향 받기 쉽다는 것을 간접적으로 보여준다. 그래서 당신은 도움이 될 만하거나 그렇지 않은 것을 각성시킬 만한 암시를 선택하는 게 중요하다.

불행하게도 대부분의 의사들은 암시의 효과에 대해 거의 훈련을 받지 않아 교감하는 기교가 부족하다. 그래서 모르는 사이에 해를 끼친다. 적절한 예는 통상적으로 수술 전에 작성하는 '수술 동의서

(informed consent)' 작성 과정이다. 의사들은 너무나도 자주 이 의례를 대리인에 의해 받아쓰게 하고 있다. 그 결과 전에 누군가에게 일어난 적이 있는, 또는 일어날 가능성이 있는 모든 불상사를 일방적으로 낭송하는 꼴이 된다. 이런 소통의 문제점은, 위험 요소에 관한 진술이 수술의 긍정적인 국면에 의해 상쇄되지 않는다면 너무 암시적이어서, 의도치 않은 암시로 작용할 수 있다는 것이다. 그것이 바로 일차적으로 시술에 관해 당신 스스로 결정해야 하는 이유이다.

물론 당신은 당신이 선택한 시술에 동반되는 위험을 알 필요가 있다. 그러나 성급한 의사가 '수술 동의서' 정보를 수술 전 아침이나 저녁에 제공하고, 겁먹은 환자에게 일어날 수 있는 온갖 나쁜 것들을 의무적으로 낭송할 때, 나는 그것이 의료 과실의 동기가 된다고 생각한다. 대신에 교감은 행위가 일어나기 훨씬 전에 일어나야만 한다. 그리고 가장 중요한 것은 강한 긍정적인 효과에 의해 상쇄되어야 한다는 것이다. 긍정적인 효과가 위험도를 능가하지 않는다면, 그 시술을 해서는 안 된다. 의사는 환자에게 "당신도 알다시피, 이것은 실제적인 위험성일 뿐 대부분 이 같은 일은 일어나지 않는다. 그리고 시술은 잘될 것이다"라고 부언을 해야 한다. 이 수술을 진행하고자 우리가 선택한 이유가 바로 이것이다. 당신은 아직도 이것이 당신에게 최선의 선택이라고 생각하는가? 좋다. 그럼 우리 모두 성공이라고 확신할 수 있는 모든 것을 시행하도록 하자.

수술을 받기로 결정했다면, 최상의 결과를 얻는 데 집중해야 한다. 당신의 집도의나 마취의사가 긍정적인 심상이나 암시의 힘을 알지 못한다면, 당신이 그것에 대해 정확한 판단을 했다고 확신하고, 가능한 한 가장 성공적인 수술이 될 것이라고 확신하라. 집도의로 하여금 당신은 그 또는 그녀를 믿는다는 것을, 그리고 수술이 성공적으로 이루어지도록 안에서 도울 것이라는 것을 알게 하라.

수술을 위해 당신 스스로를 준비할 때, 다소간의 정보가 당신에게 도움이 될지 어떨지 안다는 것은 중요하다. 몇 가지 연구가 이 점에 관해 사람들을 두 부류로 구분했다. 즉 알면 알수록 덜 걱정하는 부류, 그리고 알면 알수록 더 걱정하는 부류로 말이다.

보다 많은 정보를 필요로 하는 사람은 가끔 심리학 문헌에 나오는 '철두철미한 말 장수(vigilant copers)'라고 불린다. 그들은 자신들에게 일어나는 일에 대하여 알면 알수록 더 좋은 느낌을 갖는다. 그들은 수술, 수술 전 처치, 수술 후 예상되는 것 등에 관한 상세한 내역을 더 많이 알려고 한다.

오히려 많이 알려고 하지 않는 사람은 '회피하는 말 장수(avoidant copers)'라고 한다. 그들은 차라리 잠이 들고, 그것이 끝났을 때 깨어나기를 원할 것이다. 시술에 관해 너무 많이 말하게 되면, 오히려 더욱 걱정하게 될 것이다. 두 방법이 다 도움이 될 거라는 것을 아는 것이 중요하다. 그리고 이 상황에서 대처하는 스타일을 바꿀 필요는 없다. 당신의 스타일을 존중하고, 그에 알맞게 준비하라.

당신이 철두철미한 말 장수라면, 당신은 수술에 관해 갖는 모든 의문점들을 집도의, 간호사, 또는 직원이 틀림없이 가르쳐주기를 원할 것이다. 당신이 느끼는 것에 관해 상세히 물어보는 것은 (수술이) 잘 진행되도록 하려는 심상요법에 중요하다. 당신은 그 계획에 대한 시간표에 집착할 것이다. 그러나 그것이 명확하게 실행된다면, 당신은 그것에 시간을 쏟은 것에 대해 행복해할 것이고, 그에 관한 예정표를 만들 수 있다. 시간 사용을 극대화하기 위해 질문표를 작성해 미팅을 준비하라. 집도의와 접촉하는 과정에서 문제점이 생겼다면, 질문을 사무실에 팩스로 보내서 알 만한 누군가가 시술의 진행 과정을 알려줄 것을 요구하라.

당신이 회피하는 스타일로 하려 한다면, 이완에 집중하고, 수술이 잘 끝나고 회복되어 깨어나는 데 집중하라. 아래 대본은 당신 자신의 스타일을 사용하도록 한다. 그것은 중요하다고 생각하는 세부 항목들을 포함하고 있다. 따라서 편리하다면 세부 항목을 추가하지 않고 그대로 이완하게 할 것이다.

성공적인 수술을 준비하는 첫 번째 대본은 수술 전 수일 동안을 위한 것이다. 당신이 좋아하는 한 자주 들어라. 그리고 수술 전날에는 최소한 3~4회 정도 들어라.

수술 날 아침에는 두 번째 대본을 들어라. 그것은 근본은 같으나 당일 수술을 위해 적당한 강도로 고쳐 말해 놓았다.

회복실에서 깨어났을 때 다음 세 번째 유도심상 대본을 듣기 시작해라. 그것은 편안함, 휴식, 치유와 회복의 과정에 주목될 것이다. 회복 중에는 하루에 1~3회 정도를 권장하지만, 원한다면 자주 듣도록 하라. 이 대본은 수술로부터 회복하는 치유 심상을 형성하도록 당신을 유도한다. 그러나 또한 암 치유에 관한 암시도 포함해놓았다. 그것은 가장 중요한 과정에서 당신의 집중력을 계속 유지하도록 해줄 것이다.

## 42. 성공적인 수술을 위한 준비

편안한 곳에 자리를 잡고 당신 나름대로의 방법으로 이완을 시작하라…. 당신의 호흡이 좀 더 깊어지도록 하고 충만하게 하라…. 그러나 아직은 편안하게…, 숨을 들이마실 때마다 당신의 몸을 채울 신선한 공기, 신선한 산소, 신선한 에너지가 들어오는 것을 인식하라…. 숨을 내쉴 때마다 한 움큼의 긴장…, 한 움큼의 불편…, 한 움큼의 걱정을 내보낼 수 있음을 이미지화하라…. 신선한 에너지를 들이마시고 심호흡을 하여 긴장과 걱정을 내뱉음으로써 당신의 심신 이완을 시작하도록 하라…. 편안하고 자연스러운 움직임이 되도록 하라…. 어떤 외부의 힘도 가하지 말라…. 인위적인 어떤 것도 만들지 말라…. 자연스럽게 일어나도록 하라…. 이제 숨을 마시고 이완을 하고…, 숨을 마시고 에너지를 채우고….

당신이 보다 깊게 이완하고자 한다면, 몇 번 심호흡을 하라…. 그러나 지금은 자연스러운 횟수와 리듬으로 호흡하라…. 숨을 쉬는 당신 몸의 부드러운 움직임을 느끼며 편안하고 자연스럽게 긴장을 풀라…. 의식하지 말고 편안하게 하라….

당신의 오른발이 이제 어떻게 느껴지는지를 인식하라…. 그리고 왼발이 어떻게 느껴지는지를…. 바로 직전에는 아마 당신의 발을 전혀 느끼지 못했을 것이다…. 그러나 이제 당신은 당신의 그것들에게 집중했기 때문에 그것들을 인지할 수 있고, 그것들이 어떻게 느껴지는지를 알 수 있을 것이다…. 당신의 발에 지능이 있다는 것을 인식하라…. 그리고 당신이 조용히 당신의 발을 이완하려 할 때 무슨 일이 일어나는지를 느껴라…. 그리고 부드럽고 편안하게 하라…. 같은 방법으로 당신의 양 다리에 지능이 있음을 인식하고, 그것들을 자유롭게 풀어주어라…. 그리고 그것들이 나름대로 반응하도록 내버려두어라…. 그리고 어떤 긴장의 완화나 이완이 일어나는가를 인식하라…. 인위적인 어떤 노력도 가하지 말라…. 부드럽고 자유스럽게 내버려두어라…. 그리고 편안하고 즐거운 경험이 되게 하라….

당신이 원한다면 보다 깊고 편안하게 이완을 할 수 있다…. 같은 방법으로 신체의 다른 부위들 역시 부드럽고 편안한 상태를 만들어라…. 그리고 그들이 어떻게 이완이 되는지를 보라…. 이제 당신은 스스로의 이완 상태를 조절할 수 있으므로, 당신이 편안할 만큼만 깊게 이완한다…. 만일 당신이 바깥세상으로 의식을 돌리려 한다면, 눈을 뜨고 주위를 둘러봄으로써 완전히 깨어날 수 있다…. 당신이 무엇인가에 반응할 필요가 있다면, 하면 된다…. 당신이 필요하다면, 그것을 할 수 있다는 것을 알아두라…. 다시 긴장을 풀고 당신이 심상화한 내적 세계로 집중하라….

위와 같은 방식으로 당신의 등과 척추, 그리고 고관절부를 자유롭게 하고 이완하라…. 그리고 복부와 중앙부를…, 흉부와 늑골부를…, 어떤 노력이나 몸부림도 없이…, 자연스레 진행되도록 하되, 그러나 당신이 그렇게 하고 있다는 것을 의식하라….

역시 같은 방법으로 당신의 등과 척추를 부드럽게 하고 자유롭게 하라…. 허리 아래쪽을…, 허리 중앙부를…, 양측 날개뼈 사이를…, 목과 어깨를…, 팔 위쪽을…, 팔꿈치를…, 팔뚝을…, 손목과 손을 경유하여…, 손바닥을…, 손가락을…, 그리고 엄지손가락을….

얼굴이나 턱의 지능을 인식하고 그들을 이완시켜라…. 부드럽고 편하게 되도록…. 그리고 머리와 이마…, 그리고 양 눈…, 심지어 당신의 혀도 편할 수 있도록 하라….

이완이 됐을 때, 집중력을 평상의 외부세계에서 당신의 내적인 세계라고 부르는 곳으로 옮겨라…. 당신만이 보고, 듣고, 냄새 맡고, 그리고 느낄 수 있는 내적인 세계…. 당신의 기억력, 당신의 꿈, 당신의 느낌, 당신의 계획 모두가 내재된 세계…. 당신이 어떤 것들과 연결되는 법을 배우는 세계…. 그곳은 당신이 치유 여행을 하는 동안 당신을 도와줄 것이다….

당신이 내부에서 발견한 아주 특별한 장소를 상상하라…. 당신이 편하게 느껴지고 긴장을 풀 수 있는 아주 아름다운 곳, 그러나 상당히 잘 알고 있는 곳…. 이곳은 살면서 몇 번인가 실제로 가본 적이 있는 곳일지도 모른다…. 외부 세상에서, 또는 이곳 내적인 세상에서…, 또는 어느 곳에선가 본 적이 있는 곳일지도 모른다…. 어쩌면 그곳은 전에 한번도 가본 적이 없는 새로운 곳일지도 모른다…. 대단히 아름답고, 당신을 기꺼이 받아들이고, 그리고 안에서 좋은 기분을 느낄 수 있는 곳이라면 어디든 문제가 되지 않는다…. 안전하다고 느끼고, 치유된다고 느끼는 곳이라면….

이제 시간을 가지고 그 장소를 둘러보라…. 그리고 당신의 상상 속에서 본 것을 인식하라…. 당신이 본 모든 것…, 그것들이 어떻게 보이는지…. 그곳이 아름답고 편안하며 치유되는 것처럼 느껴진다면, 그곳을 어떻게 상상하느냐는 전혀 문제가 되지 않는다…. 당신의 상상 속에서 들리는 소리가 있는가…. 그렇지 않다면 단순히 정적만 흐르는가…. 당신의 상상 속에서 어떤 향기가 느껴지는가, 혹은 특별한 공기가 흐르는가…. 그런 것이 있든 없든, 당신이 그곳에서 치유됨을 느낀다면 전혀 문제없다…. 그곳은 상상할 때마다 조금씩 변할 수도, 같을 수도 있다…. 이는 큰 문제가 되지 않는다…. 조금씩 탐구를 계속하라.

그곳은 하루 중 언제인 것 같은가…? 일 년 중 언제인 것 같은가…? 기온은 어떤 것 같은가…? 당신의 옷차림은 어떤가…? 천천히 시간을 들여 당신이 안전하고 편안하게 느낄 만한 장소를 발견하라…. 그리고 그곳에 있는 당신을 상상하라…. 만일 다른 생각 때문에 집중이 안 된다면, 심호흡을 한두 번 한 후 다시 그곳으로 돌아가라…. 지금 이 순간만은…, 다른 모든 가야 할 곳, 해야 할 일을 접어두어라…, 지금 이 순간만은….

스스로 당신에게 치유감을 주는 무언가가 있다는 것을 깨닫게 하라…. 아름다움일 수도 있고…, 평화로운 느낌일 수도 있고…, 쾌적한 기온 또는 향기 또는 모든 물질들이 조합되어 있는 것일 수도 있다…. 아마 당신은 당신에게 헌신적이고 당신 인생에 도움을 주는 무언가에 대한 느낌을 갖게 될 것이다…. 여기서 어떤 치유를 발견할지는 문제가 되지 않는다…. 또는 특별히 그것을 확인할 수 있을지 없을지도 문제가 되지 않는다…. 그러나 그곳에 어떤 치유가 있는지를 스스로 경험하게 하라…. 그리고 그곳에서 가볍게 이완하라…. 이완을 하는 동안, 당신의 자연 치유 시스템이 최상으로 작용할 수 있다는 것을 깨달아라…. 흩어짐 없이…, 하고자 하는 것을 말할 필요 없이….

일생 동안 당신과 함께하면서 상처를 치유하고, 손상을 수선하고, 감염을 제거하고, 암 세포를 파괴하는 동일한 고유의 능력은 이제 최대의 역량으로 기능할 수 있다…, 당신의 귀중한 에너지가 흩어짐 없이…. 그래서 이완하는 동안, 당신의 몸은 치유 능력을 충만하게 할 시간을 벌 수 있다…. 근육이 이완되었을 때, 당신의 혈액이 모든 방향으로 흘러들어갈 것이다…. 당신의 면역 방어자를 그들이 필요한 모든 곳으로 가게 할 것이다…. 그리고 더 이상 건강하지 않다고 생각되는 세포들을 그들이 효과적이고 선택적으로 강타하게 할 것이다…. 그들을 삼키고, 그들을 제거하고…, 당신에게 건강하지 않은 것을 방출할 때마다 그것을 제거하고…, 내쉬는 숨을 통해…, 대변과 소변으로…, 심지어 땀으로…, 숨을 들이마실 때는, 신선한 공기와 산소로 당신을 에너지가 넘치도록 하고…, 영양가 있고 건강한 음식으로…, 당신에게 강인함, 용기, 심지어 즐거움을 주는 생각으로…, 이제 잠시 동안 이곳에서 자신에게 휴식을 취하게 하라….

이제 이곳에서 깊은 이완과 집중을 하여, 수술에서 훌륭한 결과를 얻고자 하는 대로 당신의 관심을 집중하기 시작하라…. 멋지게 진행되는 시술을 연상하고, 빠르고 완벽하게 회복되는 것을 연상하라…. 당신의 의사나 간호사들은 그들 대부분의 생애를 의술을 수련하고 발전시키는 데 헌신했고, 그와 같은 노력으로 최선의 서비스를 할 수 있다는 것을 기억하라…. 수술 당일, 그들은 최상의 컨디션이고, 차분하고, 집중되고, 최고의 정신력을 가지고 있다는 것을 연상하라…. 또한 당신이 사랑하고 당신을 사랑하는 모든 사람들의 사랑과 바람에 둘러싸여 있고, 보호되고 있다는 것을 나름대로 연상하기를 원할 것이다…. 지금 혹은 수술하는 동안이나 회복하는 동안에, 당신이 믿는 정신적인 힘과 능력은 당신을 인도하고 돌보아줄 것이다….

수술하는 동안 차분하고 이완된 상태로 머물 때, 근육은 이완돼 있을 것이며, 그럼으로써 당신의 집도의가 하고자 하는 것을 쉽게 하도록 해줄 것이다…. 당신은 내내 편하고 여유로울 수 있다…. 혈압은 근육이 이완되어 있는 동안 내내 일정할 것이고…, 근육의 이완은 모든 수술 과정이 순조롭게 진행되도록 해줄 것이다…. 집도의는 확인할 필요가 있는 곳을 잘 볼 수 있을 것이다…. 제거될 필요가 있는 것은 쉽게 제거될 것이며…, 후에 당신의 근육들은 빠르고 완벽하게 치유될 것이다….

당신이 깊게 이완되어 있는 동안, 당신의 몸은 수술 부위로 가는 혈액을 다른 곳으로 돌려놓을 수 있다…. 그것이 필요한 모든 곳에서는 수술 부위로 가는 혈관을 수축시키고, 다른 곳을 개방하여 혈액을 그곳으로 돌려놓는다…. 이것을 어떻게 하는가를 당신은 굳이 알 필요가 없다. 왜냐하면 당신의 몸은 이미 알고 있기 때문이다…, 그것이 붉어질 때 했던 것과 마찬가지로…. 그리고 이것은 집도의가 확인할 필요가 있는 곳을 보기 쉽게 만들어준다…, 제거될 필요가 있는 것이 쉽게 제거되도록….

수술이 끝났을 때, 당신 몸은 혈액이 수술 자리로 돌아오게 할 수 있으며, 수술 자리가 빨리, 완전히 나을 수 있도록 도울 것이다…. 영양분과 산소를 가져다줄 것이다…. 복구하도록 도와주는 특별한 치유 세포를 가져다줄 것이다…, 그곳을 깨끗하게 씻어내고, 그곳에 있어서는 안 될 것들을 제거할 면역 방어자들을….

당신이 회복실에서 깨어났을 때, 상상하던 것보다 편하고 여유로울 것이라는 것을 인식하고 놀랄 것이다…. 그러나 더 편안하기 위해 필요한 무언가를 당신은 항상 요구할 수 있다….

당신이 회복실에서 깨어났을 때, 당신은 깊은 호흡이 편하고 폐가 깨끗하다는 것을 알고 놀랄 것이다…. 그리고 당신이 완전히 깨어났을 때, 곧 허기를 느낄 것이다…. 그리고 당신이 좋아하는 음식이 생각나기 시작할 것이다…. 그것을 생각하면, 당신의 위와 장은 꼬르륵 소리가 나고 요동칠 것이다….

수술 후 당신이 기대했던 것보다 훨씬 편하게 느껴지는 것을 인식하고 놀랄 것이며, 불편하다고 느끼는 것을 조절할 수 있다는 것을 인식하고 놀랄 것이다…, 깊게 이완하고 당신의 몸이 치유되도록 함으로써….

당신이 이완되고, 편하고, 여유롭기 때문에 직원들과 교류하기가 쉽고, 제공되는 좋은 치료를 받아들이기가 쉽다…. 당신이 편안하게 있기 위해 필요한 것에 관해 의사, 간호사, 또는 직원에게 항상 물어볼 수 있다…. 당신이 소변을 보고 싶을 때는 쉽게 볼 수 있다는 것을 알 수 있다….

여기서 당신이 원하는 한 오랫동안 이완을 즐길 수 있다…. 이 조용하고, 평화롭고, 아름다운 곳에서…, 다른 어떤 곳으로 갈 필요 없이…, 지금 당장은 어떤 것도 할 필요 없이…, 이완을 제외하고는…, 편안하게 머물러라…. 당신의 몸이 치유가 되게 하라, 당신의 몸은 어떻게 해야 잘 치료되는지를 알고 있다…. 당신이 긍정적인 생각과 심상에 집중할 시간이 필요할 것 같으면, 간단하게 오디오의 잠시 멈춤 단추를 눌러라. 그리고 진행할 준비가 되면, 그때 시작 단추를 눌러라….

당신에게 충분히 필요한 시간을 갖도록 하라…. 그리고 바깥세상으로 당신의 관심을 돌리려 할 때, 당신의 마음속에 특별한 치유지를 갖고 있음을 조용히 표현하라…. 이 같은 방법으로 당신의 심상을 사용할 수 있음을…, 그리고 자연스럽게 당신 안에 형성된 치유 능력을…. 그리고 이제 준비가 되었으면, 모든 심상을 희미해지게 하고 안으로 돌아가게 하라…. 그리고 항상 당신 내부에서는 치유가 계속 진행되고 있음을 알게 하라…. 조용히 당신의 관심을 당신 주변의 방, 그리고 현재의 시간과 장소로 돌려라…. 당신에게 중요하고 흥미롭다고 생각되는 것들을 가지고 돌아오라. 즉 편안한 느낌, 이완의 느낌, 그리고 치유에 대한 느낌 등…. 언제라도 돌아왔을 때는 천천히 기지개를 켜고 눈을 떠라….

그리고 당신의 경험에 관해 기록하고 그림을 그릴 몇 분간의 시간을 갖도록 하라.

### 당신의 경험을 요약하라

평소처럼, 치유 일지에 기록하고 그림을 그릴 약간의 시간을 갖도록 하라. 만약 당신이 아직 하지 않았다면, 당신 경험에 관해 다음 질문을 고려하라.

— 이 과정 후 당신은 어떻게 느껴지는가?

— 이 과정에 관해 당신에게 가장 흥미롭고 중요한 것은 어떤 것인가?

— 그 밖에 당신의 수술에 관해 당신의 심상에 포함시키고 싶은 것이 있는가? (그렇다면 당신이 수련할 때마다 그것을 추가하도록 하라.)

— 심상을 하는 동안 기억해야 할, 수술 팀에게 물어볼 새로운 질문이 있는가?

다음 대본은 수술 당일 들어야 하는 것으로 고안되어 있다. 당신이 수술 전 처치를 받기 전이나 후에 당신은 그것을 당신이 좋아하는 만큼 들을 수 있고, 수술하는 동안 당신이 그것을 들을 수 있도록 의료 팀에게 요구할 수 있다.

마취 상태일지라도 암시에 대해 무의식적으로 반응할 수 있다는 것을 믿는 사람들이 있다. 나는 그것이 근거가 희박하다고 느끼기는 하지만, 그럼에도 불구하고 당신이 수술 동안 듣고 싶다고 해서 해가 될 일은 없을 것이다.

수술하는 동안 듣고 싶다면, 오디오에 배터리를 새로 갈아 끼우고, 수술 전 처치를 받기 전에 당신에게 편안한 볼륨으로 조절해놓아라. 수술하는 동안 움직이지 않도록 볼륨 조절기를 적당한 위치에 맞춰 테이프로 귀에 고정하라.

## 43. 성공적인 수술을 위한 준비 : 수술 당일

편안한 곳에 자리를 잡고 당신 나름대로의 방법으로 이완을 시작하라…. 당신의 호흡이 좀 더 깊어지게 하고 충만하게 하라…. 그러나 아직은 편안하게…, 숨을 들이마실 때마다 당신의 몸을 채울 신선한 공기, 신선한 산소, 신선한 에너지가 들어오는 것을 인식하라…. 숨을 내쉴 때마다 한 움큼의 긴장…, 한 움큼의 불편…, 한 움큼의 걱정을 내보낼 수 있음을 이미지화하라…. 신선한 에너지를 들이마시고 심호흡을 하여 긴장과 걱정을 내보냄으로써 당신의 심신 이완을 시작하도록 하라…. 편안하고 자연스러운 움직임이 되도록 하라…. 어떤 외부의 힘도 가하지 말라…. 인위적인 어떤 것도 만들지 말라…. 자연스럽게 일어나도록 하라…. 이제 숨을 마시고 이완을 하고…, 숨을 마시고 에너지를 채우고….

당신이 보다 깊게 이완하고자 한다면 몇 번 심호흡을 하라…. 그러나 지금은 자연스러운 횟수와 리듬으로 호흡하라…. 숨을 쉬는 당신 몸의 부드러운 움직임을 느끼며 편안하고 자연스럽게 긴장을 풀라…. 의식하지 말고 편안하게 하라….

이완이 되었을 때, 당신의 관심을 통상적인 바깥세상에서 우리가 내적 세상이라고 부르는 곳으로 돌려라…. 당신이 보고, 듣고, 냄새 맡고, 느끼는 내적 세상…, 당신의 기억, 꿈, 느낌, 그리고 당신의 모든 계획이 내재된 세상…, 무언가와 연결할 수 있는 세상…, 치유 여정에서 많은 방법으로 당신을 도울 수 있는 세상….

당신이 내부에서 발견한 대단히 특별한 장소를 상상하라…. 당신이 편하게 느끼고 긴장을 풀 수 있는 가장 아름다운 곳, 그러나 아주 잘 알고 있는 곳…. 이곳은 살면서 몇 번인가 실제로 가본 적이 있는 곳일지도 모른다…. 외부 세상에서, 또는 이곳 내적인 세상에서…, 또는 어느 곳에선가 본 적이 있는 곳일지도 모른다…. 어쩌면 그곳은 전에 한 번도 가본 적이 없는 새로운 곳일지도 모른다…. 아주 아름답고, 당신을 기꺼이 받아들이고, 그리고 안에서 좋은 기분을 느낄 수 있는 곳이라면 어디든 문제되지 않는다…. 안전하다고 느끼고, 치유된다고 느끼는 곳이라면….

이제 시간을 가지고 그 장소를 둘러보라…. 그리고 당신의 상상 속에서 본 것을 인식하라…. 당신이 본 모든 것…, 그것들이 어떻게 보이는지…. 그곳이 아름답고 편안하며 치유되는 것처럼 느껴진다면, 그곳을 어떻게 상상하느냐는 전혀 문제되지 않는다…. 당신의 상상 속에서 들리는 소리가 있는가…. 그렇지 않다면 단순히 정적만 흐르는가…. 당신의 상상 속에서 어떤 향기가 느껴지는가, 혹은 특별한 공기가 흐르는가…. 그런 것이 있든 없든, 당신이 그곳에서 치유됨을 느낀다면 전혀 상관없다…. 그곳은 상상할 때마다 조금씩 변할 수도, 같을 수도 있다…. 이는 큰 문제가 되지 않는다…. 조금씩 천천히 탐구를 계속하라.

그곳은 하루 중 언제인 것 같은가…? 일 년 중 언제인 것 같은가…? 기온은 어떤 것 같은가…? 당신의 옷차림은 어떤가…? 천천히 시간을 들여 당신이 안전하고 편안하게 느낄 만한 장소를 발견하라…. 그리고 그곳에 있는 당신을 상상하라…. 만일 다른 생각 때문에 집중이 안 된다면, 심호흡을 한두 번 한 후 다시 그곳으로 돌아가라…. 지금 이 순간만은…, 다른 모든 가야 할 곳, 해야 할 일을 접어두어라…, 지금 이 순간만은….

스스로 당신에게 치유감을 주는 무언가가 있다는 것을 깨닫게 하라…. 아름다움일 수도 있고…, 평화로운 느낌일 수도 있고…, 쾌적한 기온 또는 향기 또는 모든 물질들이 조합되어 있는 것일 수도 있다…. 아마 당신은 당신에게 헌신적이고 당신 인생에 도움을 주는 무언가에 대한 느낌을 갖게 될 것이다…. 여기서 어떤 치유를 발견할지는 문제가 되지 않는다…. 또는 특별히 그것을 확인할 수 있을지 없을지도 문제되지 않는다…. 그러나 그곳에 어떤 치유가 있는지를 스스로 경험하게 하라…. 그리고 그곳에서 가볍게 이완하라…. 이완하는 동안, 당신의 자연 치유 시스템이 최상으로 작용할 수 있다는 것을 깨달아라…, 흩어짐 없이…, 하고자 하는 것을 말할 필요 없이….

일생 동안 당신과 함께하면서 상처를 치유하고, 손상을 수선하고, 감염을 제거하고, 그리고 암 세포를 파괴하는 동일한 고유의 능력은 이제 최대의 역량으로 기능할 수 있다…. 당신의 귀중한 에너지가 흩어짐 없이…, 그래서 이완을 하는 동안, 당신의 몸은 치유 능력을 가득 채울 시간을 벌 수 있다…. 근육이 이완되었을 때, 당신의 혈액이 모든 방향으로 흘러들어갈 것이다…. 당신의 면역 방어자를 필요한 모든 곳으로 가게 할 것이다…. 그리고 더 이상 건강하지 않다고 생각되는 세포들을 면역 방어자들이 효과적이면서도 선택적으로 강타하게 될 것이다…. 그들을 삼키고, 그들을 제거하고…, 당신에게 건강하지 않은 것을 방출할 때마다 그것을 제거하고…, 내쉬는 숨을 통해…, 대변과 소변으로…, 심지어 땀으로…, 숨을 들이마실 때는, 신선한 공기와 산소로 당신을 에너지가 넘치도록 하고…, 영양가 있고 건강한 음식으로…, 당신에게 강인함, 용기, 심지어 즐거움을 주는 생각으로…, 이제 잠시 동안 이곳에서 자신을 휴식을 취하게 하라….

이제 이곳에서 깊은 이완과 집중을 하여, 수술에서 훌륭한 결과를 얻고자 하는 것으로 당신의 관심을 집중하기 시작하라…. 멋지게 진행되는 시술을 연상하고, 빠르고 완벽하게 회복되는 것을 연상하라…. 당신의 의사나 간호사들은 그들 대부분의 생애를 의술을 수련하고 발전시키는 데 헌신했고, 그래서 그와 같은 노력으로 최선의 서비스를 할 수 있다는 것을 기억하라…. 수술 당일에 그들은 최상의 컨디션이고, 차분히 집중하며 최고의 정신력을 가지고 있다는 것을 연상하라…. 또한 당신이 사랑하고 당신을 사랑하는 모든 사람들의 사랑과 바람에 의해 둘러싸여 있고 보호되고 있다는 것을 생각하라…. 지금이나 수술하는 동안이나 회복하는 동안에, 당신이 믿는 정신적인 힘과 능력은 당신을 인도하고 돌보아줄 것이다….

수술하는 동안 차분하고 이완된 상태로 머물 때, 근육은 이완되어 있을 것이며, 그럼으로써 당신의 집도의가 하고자 하는 것을 쉽게 하도록 해줄 것이다…. 당신은 내내 편하고 여유로울 수 있다…. 혈압은 근육이 이완되어 있는 동안 내내 일정할 것이고…, 근육의 이완은 모든 수술 과정이 순조롭게 진행되도록 해줄 것이다…. 집도의는 확인할 필요가 있는 곳을 잘 볼 수 있을 것이다…. 제거될 필요가 있는 것은 쉽게 제거될 것이며…, 후에 당신의 근육들은 빠르고 완벽하게 치유될 것이다….

당신이 깊게 이완되어 있는 동안, 당신의 몸은 수술 부위로 가는 혈액을 다른 곳으로 돌려놓을 수 있다…. 그것이 필요한 모든 곳에서는 수술 부위로 가는 혈관을 수축시키고, 다른 곳을 개방하여 혈액을 그곳으로 돌려놓는다…. 이것을 어떻게 하는가를 당신은 굳이 알 필요가 없다. 왜냐하면 당신의 몸은 이미 알고 있기 때문이다…, 그것이 붉어질 때 했던 것과 마찬가지로…. 그리고 이것은 집도의가 확인할 필요가 있는 곳을 보기 쉽게 만들어준다…. 그리고 제거될 필요가 있는 것이 쉽게 제거되도록 해준다….

수술이 끝났을 때, 당신 몸은 혈액이 수술 자리로 돌아오게 할 수 있으며, 수술 자리가 빨리, 그리고 완전히 나을 수 있도록 도울 것이다…. 영양분과 산소를 가져다줄 것이다…. 복구하도록 도와주는 특별한 치유 세포를 가져다줄 것이다…, 그리고 그곳을 깨끗하게 씻어내고, 그곳에 있어서는 안 될 것들을 제거할 면역 방어자들을…

당신이 회복실에서 깨어났을 때, 상상하던 것보다 편하고 여유로울 것이라는 것을 인식하고 놀랄 것이다…. 그러나 더 편안하기 위해 필요한 무언가를 당신은 항상 요구할 수 있다….

당신이 회복실에서 깨어났을 때, 당신은 깊은 호흡이 쉽고 폐가 깨끗하다는 것을 알고 놀랄 것이다…. 그리고 당신이 완전히 깨어났을 때, 곧 허기를 느낄 것이다…. 그리고 당신이 좋아하는 음식이 생각나기 시작할 것이다…. 그것을 생각하면, 당신의 위와 장은 꼬르륵 소리가 나고 요동칠 것이다….

수술 후 당신이 기대했던 것보다 훨씬 편하게 느껴지는 것을 인식하고 놀랄 것이며, 불편하다고 느끼는 것을 조절할 수 있다는 것을 알고 놀랄 것이다…, 깊게 이완하고 당신의 몸이 치유되도록 함으로써….

당신이 이완되고, 편하고, 여유롭기 때문에 직원들과 교류하기 쉽고, 제공되는 좋은 치료를 받아들이기 쉽다…. 당신이 편안하게 있기 위해 필요한 것에 관해 의사, 간호사, 또는 직원에게 항상 물어볼 수 있다…. 당신이 소변을 보고 싶을 때는 쉽게 볼 수 있다는 것을 알 수 있다….

여기서 당신이 원하는 한 오랫동안 이완을 즐길 수 있다…. 이 조용하고, 평화롭고, 아름다운 곳에서…, 다른 어떤 곳으로 갈 필요 없이…, 지금 당장은 어떤 것도 할 필요 없이…, 이완을 제외하고는…, 편안하게 머물러라…. 당신의 몸이 치유되게 하라, 당신의 몸은 어떻게 해야 잘 치료되는지를 잘 알고 있다….

당신이 필요한 충분한 시간을 갖도록 하라….

이 녹음은 몇 분 후에 멈출 것이지만, 다시 하고 싶다면 몇 분 후 다시 시작할 수 있을 것이다…. 또는 당신이 이완되고 편안하게 머무르고 있는 동안 간단하게 그것을 멈추게 할 수 있다…. 당신이 원하는 한 계속해서 이곳에 머무를 수 있고, 쉽게 숨을 쉴 수 있고, 당신만의 특별한 곳에 있다는 것, 이완하는 것, 꿈을 꾸는 것, 그리고 치유하는 것이 얼마나 신나게 느껴지는지를 즐길 수 있다. 당신의 주의력을 다시 한 번 바깥세상으로 돌리는 것이 중요하게 될 때까지…. 그리고 당신의 관심을 바깥세상으로 돌려야 할 때가 되었을 때, 직원들이 직접 당신에게 말을 걸 것이다. 그리고 그들이 깨어났는가를 묻고 말을 걸 때, 당신은 깨어나기 시작할 수 있으며, 가능한 한 이완되고 편안하게 머무를 수 있다…. 그리고 이미 치유와 회복은 시작되고 있다…. 치유와 회복을 돕기 위한 방법으로 당신의 마음을 사용하는 능력에 대해 좋은 느낌을 가질 것이다.

이 대본은 수술로부터 회복하려 할 때 당신을 위한 것이다. 당신이 깨어나자마자 그것을 틀고 당신이 원하는 만큼 들어라.

## 44. 수술 후 치유를 위한 유도심상

편안한 곳에 자리를 잡고 당신 나름대로의 방법으로 이완을 시작하라…. 당신의 호흡이 좀 더 깊어지게 하고 충만하게 하라…. 그러나 아직은 편안하게…, 숨을 들이마실 때마다 당신의 몸을 채울 신선한 공기, 신선한 산소, 신선한 에너지가 들어오는 것을 인식하라…. 숨을 내쉴 때마다 한 움큼의 긴장…, 한 움큼의 불편…, 한 움큼의 걱정을 내보낼 수 있음을 상상하라…. 신선한 에너지를 들이마시고 심호흡을 하여 긴장과 걱정을 내보냄으로써 심신의 이완을 시작하도록 하라…. 편안하고 자연스러운 움직임이 되도록 하라…. 어떤 외부의 힘도 가하지 말라…. 인위적인 어떤 것도 만들지 말라…. 자연스럽게 일어나도록 하라…. 이제 숨을 마시고 이완을 하고…, 숨을 마시고 에너지를 채우고….

당신이 보다 깊게 이완하고자 한다면 몇 번 심호흡을 하라…. 그러나 지금은 자연스러운 횟수와 리듬으로 호흡하라…. 숨을 쉬는 당신의 몸의 부드러운 움직임을 느끼며 편안하고 자연스럽게 긴장을 풀라…. 의식하지 말고 편안하게 하라….

당신의 오른발이 이제 어떻게 느껴지는지를 인식하라…. 그리고 왼발이 어떻게 느껴지는지를…. 바로 직전에 아마 당신은 당신의 발을 전혀 느끼지 못했을 것이다…. 그러나 이제 당신은 당신의 그것들에게 집중했기 때문에, 그것들을 인지할 수 있고, 그것들이 어떻게 느껴지는지를 알 수 있을 것이다…. 당신의 발에 지능이 있다는 것을 인식하라…. 그리고 조용히 당신의 발을 이완하려 할 때 무슨 일이 일어나는지를 느껴라…. 부드럽고 편안하게 하라…. 같은 방법으로 당신의 양다리에 지능이 있음을 인식하고, 그것들을 자유롭게 풀어주어라…. 그리고 그것들이 나름대로 반응하도록 내버려두어라…. 어떤 긴장의 완화나 이완이 일어나는가를 인식하라…. 인위적인 어떤 노력도 가하지 말라…. 부드럽고 자유스럽게 내버려두어라…. 그리고 편안하고 즐거운 경험이 되도록 하라….

당신이 원한다면 보다 깊고 편안하게 이완할 수 있다…. 같은 방법으로 신체의 다른 부위들 역시 부드럽고 편안한 상태를 만들어라…. 그리고 그들이 어떻게 이완되는지를 보아라…. 이제 당신은 스스로의 이완 상태를 조절할 수 있으므로, 당신이 편안할 만큼만 깊게 이완한다…. 만일 당신이 바깥세상으로 의식을 돌리려 한다면, 눈을 뜨고 주위를 둘러봄으로써 완전히 깨어날 수 있다…. 당신이 무언가에 반응할 필요가 있다면, 하면 된다…. 당신이 필요하다면 그것을 할 수 있다는 것을 알아두라…. 다시 긴장을 풀고 당신이 심상화한 내적 세계로 집중하라….

위와 같은 방식으로 당신의 등과 척추, 그리고 고관절부를 자유롭게 하고 이완하라…. 그리고 복부와 중앙부를…, 흉부와 늑골부를…, 어떤 노력이나 몸부림도 없이…, 자연스레 진행되도록 하되, 그러나 당신이 그렇게 하고 있다는 것을 의식하라….

역시 같은 방법으로 당신의 등과 척추를 부드럽게 하고 자유롭게 하라…. 허리 아래쪽을…, 허리 중앙부를…, 양측 날개뼈 사이를…, 목과 어깨를…, 팔 위쪽을…, 팔꿈치를…, 팔뚝을…, 손목과 손을 경유하여…, 손바닥을…, 손가락을…, 그리고 엄지손가락을….

얼굴이나 턱의 지능을 인식하고 그들을 이완시켜라…. 부드럽고 편하게 되도록…, 그리고 머리와 이마…, 그리고 양 눈…, 심지어 당신의 혀도 편할 수 있도록 하라….

이완이 됐을 때, 집중력을 평상의 외부 세계에서 당신의 내적인 세계라고 부르는 곳으로 옮겨라…. 당신만이 보고, 듣고, 냄새 맡고, 느낄 수 있는 내적인 세계…. 당신의 기억력, 당신의 꿈, 당신의 느낌, 당신의 계획 모두가 내재된 세계…. 당신이 어떤 것들과 연결되는 법을 배우는 세계…. 그곳은 당신이 치유 여행을 하는 동안 당신을 도와줄 것이다….

당신이 내부에서 발견한 아주 특별한 장소를 상상하라…. 당신이 편하게 느끼고 긴장을 풀 수 있는 아주 아름다운 곳, 그러나 흔히 잘 알고 있는 곳…. 이곳은 살면서 몇 번인가 실제로 가본 적이 있는 곳일지도 모른다…. 외부 세상에서, 또는 이곳 내적인 세상에서…. 또는 어느 곳에선가 본 적이 있는 곳일지도 모른다…. 어쩌면 그곳은 전에 한 번도 가본 적이 없는 새로운 곳일지도 모른다…. 대단히 아름답고, 당신을 기꺼이 받아들이고, 안에서 좋은 기분을 느낄 수 있는 곳이라면 어디든 문제가 되지 않는다…. 안전하다고 느끼고, 치유된다고 느끼는 곳이라면….

이제 시간을 가지고 그 장소를 둘러보라…. 그리고 당신의 상상 속에서 본 것을 인식하라…. 당신이 본 모든 것…, 그것들이 어떻게 보이는지…. 그곳이 아름답고 편안하며 치유되는 것처럼 느껴진다면, 그곳을 어떻게 상상하느냐는 전혀 문제가 되지 않는다…. 당신의 상상 속에서 들리는 소리가 있는가…. 그렇지 않다면 단순히 정적만 흐르는가…. 당신의 상상 속에서 어떤 향기가 느껴지는가, 혹은 특별한 공기가 흐르는가…. 그런 것이 있든 없든, 당신이 그곳에서 치유됨을 느낀다면 전혀 상관없다…. 그곳은 상상할 때마다 조금씩 변할 수도, 같을 수도 있다…. 이는 큰 문제가 되지 않는다…. 조금씩 천천히 탐구를 계속하라.

그곳은 하루 중 언제인 것 같은가…? 일 년 중 언제인 것 같은가…? 기온은 어떤 것 같은가…? 당신의 옷차림은 어떤가…? 천천히 시간을 들여 당신이 안전하고 편안하게 느낄 만한 장소를 발견하라…. 그리고 그곳에 있는 당신을 상상하라…. 만일 다른 생각 때문에 집중이 안 된다면, 심호흡을 한두 번 한 후 다시 그곳으로 돌아가라…. 지금 이 순간만은…, 다른 모든 가야 할 곳, 해야 할 일을 접어두어라…, 지금 이 순간만은….

스스로 당신에게 치유감을 주는 무언가가 있다는 것을 깨닫게 하라…. 아름다움일 수도 있고…, 평화로운 느낌일 수도 있고…, 쾌적한 기온 또는 향기 또는 모든 특질들이 조합되어 있는 것일 수도 있다…. 아마 당신은 당신에게 헌신적이고 당신 인생에 도움을 주는 무언가에 대한 느낌을 갖게 될 것이다…. 여기서 어떤 치유를 발견할지는 문제되지 않는다…. 또는 특별히 그것을 확인할 수 있을지 없을지도 문제가 되지 않는다…. 그러나 그곳에 어떤 치유가 있는지를 스스로 경험하게 하라…. 그리고 그곳에서 가볍게 이완하라…. 이완하는 동안, 당신의 자연 치유 시스템이 최상으로 작용할 수 있다는 것을 깨달아라…, 흩어짐 없이…, 하고자 하는 것을 말할 필요도 없이….

일생 동안 당신과 함께하면서 상처를 치유하고, 손상을 수선하고, 감염을 제거하고, 그리고 암 세포를 파괴하는 공통적인 고유의 능력은 이제 최대의 역량으로 기능할 수 있다…. 당신의 귀중한 에너지가 흩어짐 없이…, 그래서 이완을 하는 동안, 당신의 몸은 치유 능력을 가득 채울 시간을 벌 수 있다…. 근육이 이완되었을 때, 당신의 혈액이 모든 방향으로 흘러들어갈 것이다…. 당신의 면역 방어자를 필요한 모든 곳으로 가게 할 것이다…. 그리고 더 이상 건강하지 않다고 생각되는 세포들을 그들이 효과적이면서도 선택적으로 강타하게 할 것이다…. 그들을 삼키고, 그들을 제거하고…, 당신에게 건강하지 않은 것을 방출할 때마다 그것을 제거하고…, 내쉬는 숨을 통해…, 대변과 소변으로…, 심지어 땀으로…, 숨을 들이마실 때는, 신선한 공기와 산소로 당신을 에너지 넘치게 하고…, 영양가 있고 건강한 음식으로…, 당신에게 강인함, 용기, 그리고 심지어 즐거움을 주는 생각으로…, 이제 잠시 동안 이곳에서 자신을 휴식을 취하게 하라….

당신의 수술이 완료된 지금, 회복이 보다 편안하게 되도록 도울 수 있는 생각이나 심상에 당신은 집중할 수 있다…. 그리고 계속해서 당신의 몸과 마음의 치유 능력을 고무시켜라…. 당신의 몸은 항상 활동적으로 치유와 회복의 과정을 진행하고 있고, 그리고 이때가 이완하고, 필요한 휴식을 취하고, 잘 먹고, 전에 당신을 도운 적이 있는 이완과 심상화하는 동질의 능력을 사용해서 치유를 지원할 수 있는 때이다….

당신의 몸은 어떻게 치유해야 하는지를 알고 있다는 것을 기억하라. 전에 그것은 수도 없이 치유를 했기 때문에…, 당신이 상처를 입고 타박상을 입을 때마다 그것을 다시 부르기를 원할 것이다…. 또는 화상을 입었을 때…, 또는 궁극적으로는 회복되었던 감기나 다른 질병 또는 손상을 입었을 때…, 당신의 몸이 손상이나 상처를 수선하기 위해 무엇을 해야 하는지를 바로 안다는 것은 얼마나 놀라운 일인가…. 또는 감염을 제거하는 것을…, 또는 질병으로부터 치유되는 것을…, 그러므로 당신의 몸은 무엇을 해야 할지를 안다…. 그리고 이미 자연치유 과정을 시작하고 있다…. 당신의 피는 계속 순환해서, 신선한 산소와 영양분, 면역 세포, 그리고 치유가 완벽하고 잘되도록 돕기 위해 어디로 가야 하고 무엇을 해야 할지를 정확히 알고 있는 또 다른 특별한 재생세포들을 운반해준다….

치료하는 동안 당신의 몸은 활동적으로 치유되는 지역에 에너지와 자원을 쏟아부어야 하기 때문에, 일상적인 때보다 훨씬 더 많은 휴식이 필요할 것이다…. 자신에게 휴식을 줌으로써, 치유할 때보다 빠르고, 보다 완벽하게 회복되도록 스스로를 돕는다…. 그리고 이 테이프를 들음으로써 당신은 편안함의 정도와 회복 속도를 높일 수 있다….

당신이 원하는 한 당신은 자주 들을 수 있다. 밤낮 없이 아무 때라도…. 당신이 이완하고 당신이 원하는 치유를 연상하면 할수록 더욱 많은 에너지를 치유하는 데 쏟아넣을 수 있다…. 당신이 완전히 회복될 때까지 최소한 하루에 한번 이상은 이것을 듣도록 하라….

이제 활동적으로 치유하고, 수선하고, 강화해야 할 당신 신체 부위에 집중할 시간을 가져라…. 혈액이 쉽고 자유롭게 그 모든 부위에 흐르는 것을 연상하라…. 신선하고 붉은 피가 빠르고 건강한 재생을 위해 필요한 산소, 에너지, 재생 세포, 영양분, 그리고 또 다른 물질들을 가져다주는 것을 연상하라….

혈액이 영양분과 치유 인자들을 공급할 때, 그것은 또한 찌꺼기, 염증, 부종 또는 불편, 그리고 더 이상 그곳에는 필요 없는 물질들을 씻어낸다…. 나중에 깨끗하고, 소생되고, 활기에 넘치고, 훌륭하게 치유되는 부위만 남도록….

신체의 한 부분이 완벽하게 회복되면, 그것은 재생이 필요한 다른 곳으로 특별한 관심을 돌린다…. 그런 방법으로 치유가 되면 그곳은 전보다 훨씬 강하게 된다….

몸이 치유될 때, 자신이 충만하고 완벽하게 회복되는 것을 연상하라…. 당신의 몸과 마음에 강한 힘과 회복력이 형성되는 것을 연상하라….

당신이 수술하기 전보다 훨씬 더 좋은 단계의 건강과 행복을 이루도록 도울 수 있는 방법을 연상하라…. 그리고 현재 하고 있는 치유 과정을 어떻게 최선으로 사용할 수 있는가를 연상하라…. 당신의 몸을 다시 활발하게 움직이고 사용하여 전진하는 것을 연상하라.

당신 자신이 점점 더 좋아지는 느낌을 떠올릴 때, 당신이 얻는 쾌감을 인식하고, 그런 느낌이 점점 강하게 커져서, 당신의 몸과 마음을 뚫고 퍼져 나가게 하라….

당신이 점점 좋아짐을 느낄 때 할 수 있을 것 같은 무언가를 연상하라…. 특히 당신이 가장 하고 싶어 하는 것…, 그리고 당신이 같이 하고 싶은 사람과 그것을 하는 것을 연상하라…. 심지어 전에 한동안 할 수 없었던 것도 있을 것이다…. 그리고 어떤 것은 회복된 후 할 수 있을 듯한 것도 있을 것이다…. 더 이상 할 수 있는 것들이 없다면, 전에는 시간이 없어서 못 했지만 이제는 하고픈 다른 어떤 것을 연상하라….

이 방법으로 자신을 연상함에 부수적으로 따라오는 좋은 느낌이 있다면, 가능한 한 충분히 그들을 느끼게 하라…. 그리고 가능한 한 그들을 충분히 즐겨라….

한동안 최선의 결과를 이룬 치유 심상에 대한 연상을 계속하고 싶다면, 조만간 깨어나도록 요구하는 신호를 무시하거나, 또는 녹음 재생기의 잠시 멈춤 단추를 눌러라….

바깥세상의 의식으로 돌아올 준비가 되었을 때, 멈춤 단추를 해제하거나 시작 단추를 눌러라…. 만약 당신이 원한다면, 바로 자신을 졸게 하거나 잠들게 하라…. 깊은 편안함이 당신의 치유를 더욱 도와줄 것이다….

**10초 간 중지**

이제 자신에게 바깥세상으로 돌아갈 준비를 시켜라…. 당신이 깨어났을 때 정신이 번쩍 드는 것을 느끼고, 상쾌함을 느끼고, 그리고 치유를 돕는 데 마음의 힘 사용법이 훌륭하다고 느낄 것이다….

이제 당신 주위의 바깥세상으로 나가는 것을 인식하기 시작하고, 천천히 모든 관심을 바깥세상으로 돌려라…. 당신 주위에서 들리는 것을 깨닫기 시작하라…. 당신이 눈을 떴을 때, 무엇이 보이는가를 인식하라…. 바깥세상으로 돌아올 때 상쾌함을 느낄 것이다…. 그리고 편안함…, 그리고 중요하다고 여기는 것을 가지고 나오라…. 완전히 깨어나는 데 필요한 시간을 충분히 가져라…. 전보다 훨씬 좋아짐을 느끼고…, 당신이 하고 싶다면 언제라도 이 깊은 편안한 상태로 돌아갈 수 있다는 것을 알아라….

완전히 깨어났을 때, 그리고 그것이 좋다고 느낀다면, 치유 일지에 이 경험에 관한 기록을 하거나 그리기를 원할 것이다.

**당신의 경험을 보고하라**

치유 일지에 당신의 경험을 기록하거나 그리기를 할 때, 당신이 아직 준비되지 않았다면, 다음 질문에 대답하라.

— 치유 과정을 연상하는 방법에 관해 인식되는 것은 무엇인가?

— 당신의 치유가 어떻게 진행되는 것 같은가?

— 치유가 더욱 빠르고 완벽하게 되도록 도울 수 있는 것 중에 놓칠 것 같은 것이 있는가?

— 무엇이 그것을 제공할 것 같은가? 또는 무엇이 그것을 제공하는 것으로 연상되는가?

— 당신의 치유에 관해 당신이 대답할 것 같은 다른 생각이나 질문이 있는가?

**요약**

- 수술에 관해 정신적으로 준비하는 것은 통증, 합병증, 출혈, 그리고 입원 기간을 줄이는 것으로 보인다.
- 수술에 관해 정신적으로 당신 스스로를 준비하는 법을 안다는 것은 위험에 관한 부주의한 암시로부터 당신을 보호할 수 있다.
- 유도심상은 성공적인 수술을 위한 정신적인 준비를 하는 충분히 증명된 방법이다.
- 수술 전후에 테이프를 듣는 것은 매우 유용하다. 심지어 집도의나 마취의사의 허락 하에 수술 동안에도 그것들을 들을 수 있다.

제 8 장

# 최상의 항암 화학요법 치료가 되게 하라

항암치료는 암 세포를 파괴하는 강한 약을 사용하는 방법이다. 화학요법 약제의 3분의 1은 자연 물질에서 추출한 것이다. 다른 것은 실험실에서 만들어진다. 다른 종류의 항암 약제는 서로 다른 기전을 갖지만, 그들 대부분은 분열과 성장을 하는 세포의 능력을 전형적으로 방해하는 세포 독이다. 왜냐하면 암 세포는 분열이 정상세포보다 빠르기 때문에, 빠른 대사율을 가지고 있고 혈액에서 들어오는 것을 과도하게 섭취한다. 이것에는 화학요법 약제도 포함되어 있다. 그래서 비정상적인 세포가 정상적인 세포보다 이 같은 약을 복용했을 때 훨씬 더 손상을 입는다.

어떤 암에서는 화학요법이 치료 효과를 나타내고, 반면에 다른 암에서는 암을 약화시켜 자연면역 체계가 그것을 제거할 기회를 준다. 그 외 다른 형태의 암에서 화학요법은 보조요법이라 불린다. 그것이 의미하는 것은 수술이나 방사선 요법 후 암의 현미경 시야까지 가능하면 제거함으로써, 재발을 줄이기 위한 부가적인 예방조치로서 하는 것이다.

화학요법이 당신이 갖고 있는 암의 유형에 적합하다면, 그것은 당신의 암 치료에 도움이 될 것이다. 화학요법에 위험이 없는 것은 아니다. 심장, 신경계, 그리고 가장 심각하게는 면역계에 강한 독성을 갖는다. 면역 세포가 가장 빠르게 분화하기 때문에, 그것들이 가장 빈번하게 화학요법의 효과에 의해 손상을 입는다. 화학요법을 선택하기 전에 강한 장점과 위험을 주의 깊게 검토하는 것이 중요한 이유가 그것이다. 효과에 있어서는 당신이 아군과 적군에 모두 폭탄을 퍼붓는 것과 같다. 그러므로 화학요법은 사용할 가치가 있다는 확신이 필요가 있다.

미국 문화에서 의료(medicine)라 함은 약이라는 의미로 깊게 각인되어 있다. 그리고 암을 두려워하기 때문에, 간혹 화학요법은 가치가 의심스러운 상황에서도 권유된다. 화학요법 외에 다른 암 치료에 대한 접근법의 과학적인 데이터가 실제로 얼마 없기 때문에, 통상적인 의사들에 의해 '우리가 가지고 있는 최선의 것'으로 화학요법이 제공된다.

많은 의사들과 사람들은 암에 걸렸을 때 '아무것도 하지 않는 것'을 두려워한다. 왜냐하면 암에 대한 자연치료나 대체요법은 아직 증명되지 않았고, 그것들은 '아무것도 하지 않음'이라는 개념으로 오해되고 있기 때문이다. 위험도가 장점을 능가할 때는 화학요법을 줄이는 게 타당한 치료 선택이다. 그런데 너무 자주 무시된다. 그러나 많은 경우에 화학요법은 암 치료에서 유용한 치료법이다. 일단 화학요법을 하기로 결정했다면, 그것이 최상의 효과를 내도록 최대한 관심을 기울여야 한다.

나는 당신에게 최소한, 또는 전혀 부작용 없이 당신이 원하는 효과가 정확히 이루어지는 것을 연상하기를 권유한다. 이런 연상은 다양한 부작용을 줄이는 것으로 나타났다. 나는 미래에 그것이 보다 효과적인 치료가 된다는 것을 보여줄 수 있으리라 믿는다.

위약 효과에 대한 방대한 연구에서 위약은 수술 치료, 약물 치료, 또는 정신 치료 모두에 상당한 효과를 준다는 기대치를 보여주었다.

주목할 만한 동물 연구 중 하나는, 한 동물이 어떤 물질에 대해 면역 반응을 가질 것으로 기대될 때, 그것이 스스로 반응을 활성화시킨다는 것을 보여주었다. 로체스터 대학의 로버트 아더 박사(Dr. Robert Ader)와 그의 동료들에 의한 이 연구는 PNI(psychoneuroimmunology)라는 새로운 과학 분야를 의학적인 기대 분야로 발전시켰다. 이런 발견이 처음 보고된 것은 약 15년 전이다.

아더는 쥐에게 면역 억제제인 사이클로포스파마이드를 포함한 사카린을 탄 물을 먹였다. 잠시 후 연구자들은 쥐의 순환하는 면역 세포 수를 계산했다. 그리고 예상대로 어느 정도 쥐의 면역 시스템이 억제되었음을 발견했다. 이 약을 포함한 단맛 나는 물에 수차례 노출된 후, 다른 약을 타지 않고 단순히 사카린만 탄 물을 주었음에도 불구하고, 그 쥐는 약을 타서 준 경우의 약 50퍼센트에 해당하는 면역 억제 효과를 보였다.

면역 시스템은 인지를 빨리 하는 것 같다. 그것이 우리가 싸워야 할 암을 발견하자마자 곧 면역 자극 심상을 시작해야만 하는 이유이다. 시작한 지 한 주나 두 주밖에 안 됐다 하더라도, 화학요법을 받는 동안 면역 기능을 향상시키는 심상요법을 통해 면역 시스템을 자극하는 효과를 얻을 것이다. 그리고 그 심상이 불안증, 우울증, 그리고 화학요법으로 인한 오심을 줄여주는 것으로 생각될 때, 그것은 매우 가치 있는 도구가 될 것이다.

환자들의 3분의 1~4분의 1 가량에서는 화학요법에 대한 생각만으로도 오심과 구토를 일으킨다. 그러므로 부작용에 대한 마음의 역할은 중요할 뿐만 아니라 현실이다. 물론 그것은 유도심상을 하지 않았거나 잘못 유도된 경우지만, 추정하건대 예상되는 오심이나 구토는 이완과 긍정적인 심상에 잘 반응한다.

유도심상과 최면에 관한 효과를 실험하는 다른 연구들, 그것은 근본적으로 이완과 심상을 기본으로 하는 암시로 구성되어 있고, 어른과 어린아이에서 모두 예상한, 치료 후 오심을 줄이거나 없애는 데 성공적인 것으로 나타났다. 다행스럽게도 화학요법으로 인한 오심과 구토에 대한 의학적 치료는 많이 개선되었다. 새로운 의학 치료와 유도심상의 병합 치료가 단독으로 치료하는 것보다 훨씬 효과가 있다.

아더 제임스(Arthur G. James) 암 전문병원과 연구소에서 수행한 연구에서 화학요법, 특히 유도심상을 사용한 환자들은 '매우 놀랄 만한 긍정적 효과'를 보고했다. British Journal of Cancer에 96명의 유방암 환자에게 화학요법에 대한 유도심상과 이완을 사용한 것에 관한 또 다른 논문이 발표되었다. 환자들은 화학요법 동안 보다 이완된 상태였고, 삶의 질도 훨씬 향상되었다. 이는 연구 논문의 저자로 하여금 이완과 유도심상요법이 간단하고, 저렴하고, 화학요법을 받은 환자에 효과적이라는 결론을 내리도록 했다.

화학요법을 받은 환자의 31% 이상이 불안증 또는 우울증 때문에 치료를 조기 중단한다. 그렇기 때문에 이 같은 특징의 수련은 상당한 임상 효과를 갖는다. 당신이 미리 예정된 치료 과정을 끝마칠 수 있다면, 그것이 성공적이 될 가능성은 높아질 것이다.

심상은 또한 화학요법과 관련된 문제들을 도울 수 있다. 1995년 저널 Pain에 발표된 연구논문은 심상, 이완, 그리고 인식 행동 훈련이 몇 가지 유형의 화학요법에서 일반적인 부작용인 구내염의 통증을 줄일 수 있다는 것을 보여주었다.

아래의 유도심상 대본은 샌프란시스코의 UCSF-Mount Zion Cancer Center에서 테스트되었다. 선구적인 연구에서는 화학요법으로 인한 불안증이 한번 듣는 것만으로 사라졌다는 것을 보여주었다. (이 대본을 통해) 당신은 화학요법을 기다리거나 받고 있는 사람을 도울 수 있는 치료의 요소들을 연상할 기회를 가질 것이다. 그것이 계획된 과정일지라도, 당신은 당신 나름의 방법으로 이 같은 요소들 각각을 연상할 기회를 가질 것이다. 그들을 연상하는 방법이 옳은지 아닌지에 관해서는 걱정하지 마라-그것은 시간 낭비다. 특정한 심상이 다른 것보다 좋다고 생각되지는 않는다-당신 자신의 심상이 가장 강한 것이다. 당신 나름대로 각 과정을 연상하고, 당신의 무의식적인 치유 능력이 하고자 하는 것이 무엇인지를 알고 있다는 것을 확신하라.

어떤 유형의 심상이 각 개인에게 최상인지 모르기 때문에, 대본은 치유의 중요한 4가지 요소를 보여준다.

1. 깊은 이완에서는 인체의 자연치유 요소들이 최상으로 작용하고, 정상적이고 건강한 세포를 보호한다, 특히 상처받기 쉽고 걱정되는 것을 보호한다.

2. 화학요법 약제가 효과적이면서 완전히 암 세포를 파괴하는 것을 연상하라.

3. 공격적인 면역 반응이 찌꺼기나 남은 암 세포가 어떤 상태이든지, 이들을 쓸어버리는 것을 연상하라.

4. 성공적인 치료의 효과를 즐기는 당신 자신을 연상하라. 함께 하고 싶은 사람들과 하고 싶은 일을 하면서.

유도심상 대본을 수차례 듣고 어떤 심상이 떠오르는지를 보라. 대본으로 수련함에 따라 심상이 변하거나 진화할 것이다. 이것은 정상이다. 화학요법이 작용하는 것을 연상할 때, (만약 변한다면) 심상이 어떻게 변하는지를 인식하라. 마치 당신이 그 방법으로 나타난 것을 실제적으로 만들 수 있는 것처럼 치유 현상을 연상하라. 원하거나, 희망하거나, 구걸하지 말고, 작용하기를 바라는 대로 정확하게 작용하는 것을 연상하라. 당신에게 가장 도움이 되는, 의미가 있는, 또는 강력한 요소들에 집중하라.

화학요법 치료 전에 당신 자신을 준비하기 위해 미리 일주일 동안 하루에 한두 번씩 심상요법을 사용할 수 있다. 화학요법을 받는 동안은 자주 하고, 각 치료 과정마다 5일 동안 하라.

## 45. 최상의 화학요법 만들기

**making the most chemotherapy**

편안한 곳에 자리를 잡고 당신 나름대로의 방법으로 이완을 시작하라…. 당신의 호흡이 좀 더 깊어지게 하고 충만하게 하라…. 그러나 아직은 편안하게…, 숨을 들이마실 때마다 당신의 몸을 채울 신선한 공기, 신선한 산소, 신선한 에너지가 들어오는 것을 인식하라…. 숨을 내쉴 때마다 한 움큼의 긴장…, 한 움큼의 불편…, 한 움큼의 걱정을 내보낼 수 있음을 이미지화하라…. 신선한 에너지를 들이마시고 심호흡을 하여 긴장과 걱정을 내뱉음으로써 당신의 심신 이완을 시작하도록 하라…. 편안하고 자연스러운 움직임이 되도록 하라…. 어떤 외부의 힘도 가하지 말라…. 인위적인 어떤 것도 만들지 말라…. 자연스럽게 일어나도록 하라…. 이제 숨을 마시고 이완을 하고…, 숨을 마시고 에너지를 채우고….

당신이 보다 깊게 이완하고자 한다면 몇 번 심호흡을 하라…. 그러나 지금은 자연스러운 횟수와 리듬으로 호흡하라…. 숨을 쉬는 당신의 몸의 부드러운 움직임을 느끼며 편안하고 자연스럽게 긴장을 풀라…. 의식하지 말고 편안하게 하라….

당신의 오른발이 이제 어떻게 느껴지는지를 인식하라…. 그리고 왼발이 어떻게 느껴지는지를…. 바로 직전에는 아마 당신은 당신의 발을 전혀 느끼지 못했을 것이다…. 그러나 이제 당신은 당신의 발들에게 집중했기 때문에, 그것들을 인지할 수 있고, 그것들이 어떻게 느껴지는지를 알 수 있을 것이다…. 당신의 발에 지능이 있다는 것을 인식하라…. 그리고 당신이 조용히 당신의 발을 이완하려 할 때, 무슨 일이 일어나는지를 느껴라…. 부드럽고 편안하게 하라…. 같은 방법으로 당신의 양 다리에 지능이 있음을 인식하고, 그것들을 자유롭게 풀어주어라…. 그리고 그것들이 나름대로 반응하도록 내버려두어라…. 그리고 어떤 긴장의 완화나 이완이 일어나는가를 인식하라…. 인위적인 어떤 노력도 가하지 말라…. 부드럽고 자유스럽게 내버려두어라…. 그리고 편안하고 즐거운 경험이 되도록 하게 하라….

당신이 원한다면 보다 깊고 편안하게 이완할 수 있다…. 같은 방법으로 신체의 다른 부위들 역시 부드럽고 편안한 상태를 만들라…. 그리고 그들이 어떻게 이완되는지를 보라…. 이제 당신은 스스로의 이완 상태를 조절할 수 있으므로, 당신이 편안할 만큼만 깊게 이완한다…. 만일 당신이 바깥세상으로 의식을 돌리려 한다면, 눈을 뜨고 주위를 둘러봄으로써 완전히 깨어날 수 있다…. 당신이 무언가에 반응할 필요가 있다면, 하면 된다…. 당신이 필요하다면 그것을 할 수 있다는 것을 알아두라…. 다시 긴장을 풀고 당신이 심상화한 내적 세계로 집중하라….

위와 같은 방식으로 당신의 등과 척추, 그리고 고관절부를 자유롭게 하고 이완하라…. 그리고 복부와 중앙부를…, 흉부와 늑골부를…, 어떤 노력이나 몸부림도 없이…, 자연스레 진행되도록 하되, 당신이 그렇게 하고 있다는 것을 의식하라….

역시 같은 방법으로 당신의 등과 척추를 부드럽게 하고 자유롭게 하라…. 허리 아래쪽을…, 허리 중앙부를…, 양측 날개뼈 사이를…, 목과 어깨를…, 팔 위쪽을…, 팔꿈치를…, 팔뚝을…, 손목과 손을 경유하여…, 손바닥을…, 손가락을…, 그리고 엄지손가락을….

얼굴이나 턱의 지능을 인식하고 그들을 이완시켜라…. 부드럽고 편하게 되도록…, 그리고 머리와 이마…, 그리고 양 눈…, 심지어 당신의 혀도 편할 수 있도록 하라….

이완이 됐을 때, 집중력을 보통 때의 외부 세계에서 당신의 내적인 세계라고 부르는 곳으로 옮겨라…. 당신만이 보고, 듣고, 냄새 맡고, 느낄 수 있는 내적인 세계…. 당신의 기억력, 당신의 꿈, 당신의 느낌, 당신의 계획 모두가 내재된 세계…, 당신이 어떤 것들과 연결되는 법을 배우는 세계…, 그곳은 당신이 치유 여행을 하는 동안 당신을 도와줄 것이다….

당신이 내부에서 발견한 아주 특별한 장소를 상상하라…. 당신이 편하게 느껴지고 긴장을 풀 수 있는 아주 아름다운 곳, 그러나 익히 잘 알고 있는 곳…. 이곳은 살면서 몇 번인가 실제로 가본 적이 있는 곳일지도 모른다…. 외부 세상에서, 또는 이곳 내적인 세상에서…, 또는 어느 곳에선가 본 적이 있는 곳일지도 모른다…. 어쩌면 그곳은 전에 한 번도 가본 적이 없는 새로운 곳일지도 모른다…. 아주 아름답고, 당신을 기꺼이 받아들이고, 안에서 좋은 기분을 느낄 수 있는 곳이라면 어디든 문제가 되지 않는다…. 안전하다고 느끼고, 치유된다고 느끼는 곳이라면….

이제 시간을 가지고 그 장소를 둘러보라…. 그리고 당신의 상상 속에서 본 것을 인식하라…. 당신이 본 모든 것…, 그것들이 어떻게 보이는지…, 그곳이 아름답고 편안하며 치유되는 것처럼 느껴진다면, 그곳을 어떻게 상상하느냐는 전혀 문제되지 않는다…. 당신의 상상 속에서 들리는 소리가 있는가…. 그렇지 않다면 단순히 정적만 흐르는가…. 당신의 상상 속에서 어떤 향기가 느껴지는가, 혹은 특별한 공기가 흐르는가…. 그런 것이 있든 없든, 당신이 그곳에서 치유됨을 느낀다면 전혀 상관없다…. 그곳은 상상할 때마다 조금씩 변할 수도, 같을 수도 있다…. 이는 큰 문제가 되지 않는다…. 조금씩 천천히 탐구를 계속하라.

그곳은 하루 중 언제인 것 같은가…? 일 년 중 언제인 것 같은가…? 기온은 어떤 것 같은가…? 당신의 옷차림은 어떤가…? 천천히 시간을 들여 당신이 안전하고 편안하게 느낄 만한 장소를 발견하라…. 그리고 그곳에 있는 당신을 상상하라…. 만일 다른 생각 때문에 집중이 안 된다면, 심호흡을 한두 번 한 후 다시 그곳으로 돌아가라…. 지금 이 순간만은…, 다른 모든 가야 할 곳, 해야 할 일을 접어두어라…, 지금 이 순간만은….

스스로 당신에게 치유감을 주는 무언가가 있다는 것을 깨닫게 하라…. 아름다움일 수도 있고…, 평화로운 느낌일 수도 있고…, 쾌적한 기온 또는 향기 또는 모든 물질들이 조합되어 있는 것일 수도 있다…. 아마 당신은 당신에게 헌신적이고 당신 인생에 도움을 주는 무언가에 대한 느낌을 갖게 될 것이다…. 여기서 어떤 치유를 발견할지는 문제가 되지 않는다…. 또는 특별히 그것을 확인할 수 있을지 없을지도 문제가 되지 않는다…. 그러나 그곳에 어떤 치유가 있는지를 스스로 경험하게 하라…. 그리고 그곳에서 가볍게 이완하라…. 이완하는 동안, 당신의 자연치유 시스템이 최상으로 작용할 수 있다는 것을 깨달아라…. 흩어짐 없이…, 하고자 하는 것을 말할 필요 없이….

일생 동안 당신과 함께하면서 상처를 치유하고, 손상을 수선하고, 감염을 제거하고, 암 세포를 파괴하는 공통적인 고유의 능력은 이제 최대의 역량으로 기능할 수 있다…. 당신의 귀중한 에너지가 흩어짐 없이…. 그래서 이완을 하는 동안, 당신의 몸은 치유 능력을 가득 채울 시간을 벌 수 있다…. 근육이 이완되었을 때, 당신의 혈액이 모든 방향으로 흘러들어갈 것이다…. 당신의 면역 방어자를 필요한 모든 곳으로 가게 할 것이다…. 그리고 더 이상 건강하지 않다고 생각되는 세포들을 그것들이 효과적이고 선택적으로 강타하게 할 것이다…. 그들을 삼키고, 그들을 제거하고…, 당신에게 건강하지 않은 것을 방출할 때마다 그것을 제거하고…, 내쉬는 숨을 통해…, 대변과 소변으로…, 심지어 땀으로…, 숨을 들이마실 때는, 신선한 공기와 산소로 당신을 에너지가 넘치도록 하고…, 영양가 있고 건강한 음식으로…, 당신에게 강인함, 용기, 그리고 심지어 즐거움을 주는 생각으로…, 이제 잠시 동안 이곳에서 자신을 휴식을 취하게 하라….

당신이 이 편안함을 즐길 때, 받고자 예정된 치료가 당신에게 정확하게 작용할 것이라는 것을 연상하라…. 잘 작용하고 있는 치료에 대해 연상하는 것은 치료에 긍정적인 효과를 더해줄 수 있다는 연구 결과가 이미 나와 있다….

치료를 시작하기 전에, 당신 몸의 건강한 세포를, 특히 머리카락, 소화관, 골수, 심장, 그리고 약효가 미칠 필요가 없는 부분이 보호되는 것을 연상하는 데 집중력을 모을 수 있다…. 화학요법을 받는 동안 건강한 조직에 혈액량을 줄이는 것을 연상할 수 있다…. 이제 화학요법 전에, 건강한 조직에 그들이 건강한 상태를 유지할 정도만 혈액을 남기고 일시적으로 차단하는 것을 연상하라…. 잠금 밸브를 적당한 곳에 설치하는 것을 연상하거나, 건강한 조직으로 가는 혈액을 차단할 뿐만 아니라, 동시에 화학요법 약물을 대량 포함한 큰 혈류를 그들이 참으로 필요한 곳(비정상적이거나 파괴될 필요가 있는 조직이나 세포들)으로 가게 하는 컴퓨터 조절 시스템을 갖고 있는 것을 연상할 수 있다…. 건강한 조직이 방호막 또는 강한 백열등에 의해 보호받는 것을 연상할 수 있다…. 어떤 영적인 또는 보호받는 힘…, 또는 약물로부터 그들을 차단시켜주는 에너지 스크린…, 화학요법이 암 세포나 조직을 가득 채우고 있는 동안, 마치 당신이 건강한 조직을 둘러싸거나 보호할 수 있는 것처럼…, 당신에게 어떤 방법이 떠오르든 스스로 그런 보호를 하는 것을 연상하라…. 당신의 머리에 주목하고, 당신의 위와 장에서 일시적으로 대부분의 혈액을 멀리 돌리는 것을 연상하라…. 당신 심장의 안이나 주위에 필터나 차단막을 설치하라. 그래서 약물이 그것을 통해 펌프질되어 필요한 곳으로 가게 하라, 심장으로 약물이 흡수됨이 없이…. 새로운 혈액 세포를 만드는 골수 세포는 약물로부터 보호되고 차단된다…. 그리고 약물이 필요한 신체 부위로 약물이 직접 유도될 수 있는 것을 연상하라….

약물이 암 세포에 도착하자마자 그들을 빠르고, 효과적으로, 완전히 죽이는 것을 연상하라…. 그들이 폭발하고, 내파하고, 녹아버리고, 쪼그라들고, 말라버리고, 또는 다른 방법으로 파괴되는 것이 연상될 것이다…. 아마 당신 나름의 이미지를 갖게 될 것이다. 그리고 그것이 훨씬 좋을 것이다…. 이제 화학요법이 하고자 하는 것을 정확하게 하고, 암 세포들을 파괴하는 것을 연상하라…. 위에서 보듯이 극적인 죽음을 연상하든지, 약물이 그들의 영혼을 없애고 하늘나라로 보내는 연상을 하든지, 큰 문제가 되지 않는다…. 당신이 연상하고자 하는 방법대로 연상하라…. 그러나 지금 바로 하라…. 완전하게…, 당신이 하고자 하는 대로 정확하게 작용되는 것을 연상하라…. 암을 박멸하는 데 집중하라…. 건강한 세포들만 홀로 남겨라…. 암을 가짐으로써 얻는 것이 있다면, 당신이 배우고 인정할 것은, 건강하지 않은 것을 버리는 동안 건강한 것을 지킬 수 있다는 것을 확신하는 것이다….

비정상적인 세포들이 약해지고 파괴된다는 것은, 당신의 면역방어 시스템이 강렬하고 용솟음치는 반응을 연상케 한다…. 수십억 개의 면역 세포와 살해 세포들이 치료되어야 할 조직으로 몰려들어가 남아 있는 암 세포나, 찌꺼기, 전장의 화학 잔재들을 씻어내고, 건강한 세포가 다시 자랄 수 있도록 건강하고, 잘 조절되고, 잘 구성된 환경을 재조성하는 것을 연상하라…. 그들은 주변을 청소하고 다시 좋은 건강을 위해 그곳을 안전하게 만든다…. 암 세포보다 수십만 배의 면역 세포가 있다는 것을 연상하라(실제 그렇게 있기 때문에)…. 그리고 그들이 남아 있는 암 세포들을 쉽게 발견하고 제거할 수 있다는 것을 연상하라…. 암 세포들이 죽고, 심하게 상처 입고, 멍하게 되는 것을 연상하라…. 공격적이고 고도로 자극받은 면역 세포에 의해 지리멸렬하고 완전히 상처 입는 것을 연상하라…. 당신의 면역 세포에 응원을 보내고, 암 세포들로 하여금 그들 뒤에 얼마나 많은 당신의 면역 세포들이 있는지를 알게 하라…. 그들을 뿌리째 뽑아버려라…! 뒤에서 기병대의 돌격 나팔 소리가 들릴 것이다…. 그곳에는 어떤 다른 음악이 있거나 암 세포들이 외치는 전장의 절규가 있을 것이다…. 더욱 더 박차를 가하라…. 효과적으로, 공격적으로, 그리고 머뭇거림 없이 주변 세포의 건강을 해치거나 전체적으로 기능하지 않는 세포들을 제거하는 것을 연상하라…. 많은 에너지를 이들에게 주어라…. 그리고 당신의 면역 세포가 내내 강하고 힘차게 남아 있는 것을 연상하라…. 하루 24시간 일하고 있는 것을…, 당신이 깨어 있든지 자든지…, 그리고 매 시간 그들을 살피고 돌보아라, 이 방법이 그들이 싸우는 것을 격려하는 것이다….

시간을 갖고 그것들이 당신의 편에서 강력한 연합된 힘을 가질 것이라는 느낌을 인식하라….

이제 미래의 당신을 연상하라…. 그리 멀지 않은 미래, 화학요법 치료가 모두 끝나고 당신이 상상할 수 있는 최상의 결과를 얻은 때를 연상하라…. 당신이 즐겼던 것을 다시 한번 하는 것을 연상하라…. 같이 즐겼던 사람들과 함께하는 것을 연상하라…. 그리고 건강이 재충전됨을 즐기는 것을 연상하라….

화학요법이 치료에 최상으로 사용되었고, 가장 최선의 결과를 얻은 것에 대하여 만족감을 느끼는 당신을 연상하라…. 당신이 연상하는 방법대로 치료받고 작용되었음을 연상하라…. 그것에 관해 대단히 흐뭇함을 느끼는 것을 연상하라….

당신이 원하는 미래의 어느 날, 당신이 의사를 방문하고, 그 의사가 미소 지으며 당신에게 희소식을 전해주는 것을 연상하라…. 벽에 있는 달력의 날짜를 보아라…. 당신과 의사 모두가 성공적인 치료가 되었다고 아주 대단히 만족해하는 것을 연상하라…. 당신이 상상할 수 있는 최고의 미래에 있는 자신이, 당신에게 의미가 있고 기쁨을 주는 일을 하고 있음을 연상하라…. 좋은 치료를 받을 수 있고, 그것이 최상의 이용이 된 것에 대해 감사함을 느끼는 것을 연상하라….

필요한 충분한 시간을 가져라….

당신의 관심을 바깥세상으로 돌릴 준비가 되었을 때, 조용히 당신의 마음속에 특별한 치유지를 가졌음을 인식하는 표현을 하라…. 이 같은 방법으로 당신의 심상을 사용할 수 있음을 인식하는 표현을 하라…. 자연스럽게 당신 마음속에 만들어지는 치유 능력을 인식하는 표현을 하라…. 그리고 준비되었을 때, 이미지를 희미하게 하고 안으로 사라지게 하라…. 치유가 당신 안에서 항상 이루어지고 있음을 알아라…. 그리고 조용히 집중력을 당신의 방, 그리고 현재의 시간과 장소로 돌려라…. 그리고 편안하고, 이완되고, 치유되는 느낌을 포함하는 중요하고 흥미롭다고 생각되는 것들을 가지고 나오라…. 그리고 완전히 돌아왔을 때, 천천히 기지개를 켜고 눈을 떠라….

당신의 경험에 관해 글을 쓰거나 그림을 그릴 몇 분의 시간을 가져라.

**당신의 경험을 보고하라**

평소와 같이, 이 경험에 대해 의미 있고 관심 갈 만한 것을 쓰거나 그려라. 그런 후 아직 하지 않았다면, 다음 질문들에 답을 하라.

— 이 과정을 마친 후 어떤 것을 느끼는가?

— 당신의 건강한 세포를 보호하는 것을 어떻게 연상하는가? 앞으로는 어떻게 할 것인가?

— 화학요법 약물을 어떻게 연상할 것인가? 암 세포에 직접적으로 작용하는 것을 어떻게 연상할 것인가? 화학요법이 접촉됐을 때 그들의 반응을 어떻게 연상할 것인가?

— 어떻게 해야 앞으로 보다 더 강력한 연상이 되겠는가?

— 당신의 면역 반응을 어떻게 연상할 것인가?

— 미래의 당신 자신을 어떻게 연상할 것인가?

— 당신은 어떻게 보는가?

— 이것은 얼마나 먼 미래인가?

— 당신은 무엇을 하고 있는가?

— 당신은 누구와 같이 있는가?

— 당신에게 긍정적인 동기를 가져다줄 만한 다른 미래 이미지가 있

는가?

— 지금 당신의 심상에 관해 가장 중요하고 흥미로운 것은 무엇이라고 생각되는가?

요약

- 화학요법은 강력한 약물이므로, 선택할 때 그것의 장점과 위험성을 잘 고려할 필요가 있다.
- 많은 사람들은 화학요법을 예상되는 부작용 때문에 조기에 중단한다. 심상요법이 이것을 예방하는 데 도움이 될 수 있다.
- 유도심상은 많은 화학요법 처방의 감정적·육체적 부작용을 줄이거나 없앨 수 있으며, 당신으로 하여금 최상의 사용이 되도록 한다.

제9장

# 방사선 치료와 다른 치료가 최상의 효과를 얻는 법

방사선 치료는 의료에서 세 번째로 빈번하게 사용하는 암 치료법이다. 어떤 경우에는 치유 효과를 볼 수 있고, 어떤 경우에는 시간을 벌어주거나 통증을 줄여주고, 암 손상으로부터 상처받기 쉽고 위험한 장기를 보호해줄 수 있다. 수술이나 화학요법처럼 위험이 없는 것은 아니다. 얼마큼 조사되느냐에 달려 있고, 얼마큼 포커스를 잘 맞추느냐에 달려 있으며, 어떤 장기가 영향을 받느냐에 달려 있다. 상당한 과정의 방사선 치료를 받은 사람들의 대부분은 치료 후 한동안 심한 피로감을 느낀다. 그리고 어떤 사람들은 영향을 받은 조직이 어떤 것이냐에 따라 부작용들을 경험할 것이다. 즉 장이 조사됐다면 오심과 설사, 타액선이 영향 받았다면 타액 분비 이상 소견 등이 그것이다.

유도심상이 수술이나 화학요법보다 방사선 치료에 더 도움된다는 것에 관한 증거는 부족한 편이다. 그러나 존재하는 증거로서는 일관되고 긍정적이다. 저널 Oncology Nursing Forum에 기고한 최신 논문에서 방사선 치료를 받은 1기, 2기 유방암 환자가 유도심상 오디오테이프를 하루에 한 번씩 들을 때, 치료 동안 보다 편안했다는 의미 있는 보고가 나왔다.

Journal of the National Cancer Institute에서 발행된 문헌 검토에서는, 다양한 연구 방식을 사용한 54개의 연구가 검토 대상으로 결정되었다. 그런데 몇 가지 행동 양식을 통합하는 행동 간섭요법이 침습적 의학치료와 관련된 불안증과 고통을 개선할 수 있다는 것이 보고되었다. 이것은 MRI, 대장 내시경, 혈관 조영술, 수술, 화학요법과 같은 의학적 개입 전이나 진행 중, 그리고 후에 실시한 유도심상에서 나타난 우리의 데이터와 모두 일치했다.

심리학 학위 후보자인 크리스토퍼 사토 페리(Christopher Sato-Perry Ph.D)는 방사선 요법을 받은 250명 이상의 암 환자와 함께 3,000회의 대화식 유도심상 강좌를 수행했다. 샌프란시스코 Radiation Oncology Center of California Pacific Medical Center(CPMC)에 재직하고 있는 그는 그의 환자들에게 이완을 가르치고, 긍정적으로 치료를 연상하는 법을 찾는 것을 가르쳤다. 흥미롭게도 이것은 치료의 심상이나 오심 또는 피로의 심상과 대화를 시키거나 협상을 시키는 것 같다. 사토 페리는 내가 했던 것처럼 이것이 종종 가장 강력한 심상을 사용하는 방법이라는 것을 믿는다. 왜냐하면 그것이 고도로 개인적인 심상을 유발시키기 때문이다. 그것은 어떤 개인에게는 가장 강력한 효과를 갖는 경향이 있다.

CPMC에서는 방사선 치료를 받는 모든 환자에게 그 강좌를 제공한다. 대기실에 있는 소책자는 유도심상 프로그램을 치료의 절대 필요한 부분으로 기술하고 있다. 사토 페리는 대략 환자의 20%가 유도심상 프로그램으로 혜택을 받았고, 첫 강좌를 들은 20명의 환자 중 19명이 6번째 강좌까지 계속했다고 말한다. 의사나 간호사들, 직원들은 그것이 얼마나 환자들에게 유용한지를 보았다. 그리고 그들 대부분은 사토 페리의 권유로 직접 유도심상을 경험했다.

CPMC의 방사선 종양의사이자 프로그램의 발성 후원자인 마크 라운사빌(Dr.Mark Rounsaville)는 이렇게 말했다. "환자에게 방사선이나 수술, 그리고 화학요법 치료보다 그것(유도심상)이 훨씬 더 필요하다는 것은 명백하다. 그들의 심리적이고 영적인 필요 또한 인식되고 추구되어야 한다. 암은 일생에서 큰 도전이다. 그러므로 환자들에게 진단, 치료, 회복을 타개하는 그들의 모든 능력을 어떻게 이용하는지를 보여줄 필요가 있다. 대화식 심상요법 강좌는 암을 치료하는 동안 약물을 처방하는 것과 같은 방식으로 처방되어야 한다."

50대 후반의 건장한 체격의 남자 환자인 마이크(Mike)는 폐암 4기 진단을 받았다. 시카고에서 노무사로 일하는데, 평생 흡연과 술을 즐겼다. 마이크는 착한 사람이지만, 유도심상을 받아들일 것 같은 유형의 사람이 아니었다. 하지만 그는 라운사빌 박사로부터 방사선 치료를 받았고, 매우 열심히 치유 심상을 받아들였다. 마이크는 방사선을 황금색 빛으로 연상했고, 그 빛이 폐로 스며들어가 암을 녹여 없애고, 그의 몸 안을 금빛 광채로 채우는 것을 연상했다. 그는 방사선 기계와 의사들, 간호사들, 기사들을 치료를 돕기 위해 보낸 천사로 간주했다. 그는 규칙적으로 같이 상의할 활동적인 내적 치유자를 가졌고, 그 어떤 것도 요구하지 않는 순수한 감사의 기도를 매일 했다. 진단 후 수년 동안 식단을 바꾸지 않았으며 담배도 끊지 않았다. 그러나 다양한 암 치료 보조제는 복용했다.

그와 같은 단계의 암을 가진 사람들은 생존율이 겨우 1년 정도이다. 마이크는 암 진단 후 6년간 양질의 삶을 산 후 심장병으로 사망했다. 사망했을 때 그의 몸에는 전혀 암 소견이 없었다.

사토 페리는 대부분의 암 환자와 마찬가지로, 방사선 치료를 받는 사람들은 그것의 힘과 참여에 대해 논쟁거리를 갖게 된다고 말한다.

"나는 사람들이 다른 사람들의 제안이나 통계에 빠지지 말고, 자신의 소신 있는 경험을 하고자 집중하는 사람이기를 원한다. 그것은 그들이 내적 자신으로부터 강한 암시를 받을 수 있을 때 가장 최상으로 일어난다. 나는 방사선 치료를 받은 사람들이 병원이나 병원 직원, 크기와 위용을 갖춘 방사선 기계와 같은 특별한 외적인 힘과 직면하여 그들의 힘으로 깨어나는 것을 보고 싶다. 그러나 사실 그 기계는 그들의 심-신-정신의 최고의 정교함의 일부분 정도밖에 되지 않는다는 것이다."

방사선 치료를 받기로 결정했다면, 그것이 당신이 원하는 대로 정확하게 작용되기 위해 지정한 곳으로 들어가게 하라. 어떻게 해야 암 세포를 죽이는 방사선의 힘을 최상으로 연상하고 사용할 수 있는지에 관해 내적 치유자와 상의할 약간의 시간을 갖도록 하라. 또한 방사선 치료를 할 때, 어떻게 해야 그곳의 정상 세포들이 보호받도록 도울 수 있는지를 물어보아라.

다음의 심상 대본에서는, 당신에게 심상이 생기면 자신의 심상을 사용하도록 하라. 평소와 마찬가지로 당신의 치유 일지 작성을 준비하고, 바로 곁에 쓰고 그릴 도구를 준비하라.

## 46. 방사선 치료가 최선이 되도록 하기

편안한 곳에 자리를 잡고 당신 나름대로의 방법으로 이완을 시작하라…. 당신의 호흡이 좀 더 깊어지게 하고 충만하게 하라…. 그러나 아직은 편안하게…, 숨을 들이마실 때마다 당신의 몸을 채울 신선한 공기, 신선한 산소, 신선한 에너지가 들어오는 것을 인식하라…. 숨을 내쉴 때마다 한 움큼의 긴장…, 한 움큼의 불편…, 한 움큼의 걱정을 내보낼 수 있음을 상상하라…. 신선한 에너지를 들이마시고 심호흡을 하여 긴장과 걱정을 내보냄으로써 당신의 심신 이완을 시작하도록 하라…. 편안하고 자연스러운 움직임이 되도록 하라…. 어떤 외부의 힘도 가하지 말라…. 인위적인 어떤 것도 만들지 말라…. 자연스럽게 일어나도록 하라…. 이제 숨을 마시고 이완을 하고…, 숨을 마시고 에너지를 채우고….

당신이 보다 깊게 이완하고자 한다면 몇 번 심호흡을 하라…. 그러나 지금은 자연스러운 횟수와 리듬으로 호흡하라…. 숨을 쉬는 당신의 몸의 부드러운 움직임을 느끼며 편안하고 자연스럽게 긴장을 풀라…. 의식하지 말고 편안하게 하라….

당신의 오른발이 이제 어떻게 느껴지는지를 인식하라…. 그리고 왼발이 어떻게 느껴지는지를…. 바로 직전에 아마 당신은 당신의 발을 전혀 느끼지 못했을 것이다…. 그러나 이제 당신은 당신의 그것들에게 집중했기 때문에, 그것들을 인지할 수 있고 그것들이 어떻게 느껴지는지를 알 수 있을 것이다…. 당신의 발에 지능이 있다는 것을 인식하라…. 그리고 당신이 조용히 당신의 발을 이완하려 할 때 무슨 일이 일어나는지를 느껴라…. 그리고 부드럽고 편안하게 하라…. 같은 방법으로 당신의 양 다리에 지능이 있음을 인식하고, 그것들을 자유롭게 풀어주어라…. 그리고 그것들이 나름대로 반응하도록 내버려두어라…. 그리고 어떤 긴장의 완화나 이완이 일어나는가를 인식하라…. 인위적인 어떤 노력도 가하지 말라…. 부드럽고 자유스럽게 내버려두어라…. 그리고 편안하고 즐거운 경험이 되도록 하라….

당신이 원한다면 보다 깊고 편안하게 이완할 수 있다…. 같은 방법으로 신체의 다른 부위들 역시 부드럽고 편안한 상태를 만들라…. 그리고 그들이 어떻게 이완되는지를 보라…. 이제 당신은 스스로의 이완 상태를 조절할 수 있으므로, 당신이 편안할 만큼만 깊게 이완한다…. 만일 당신이 바깥세상으로 의식을 돌리려 한다면, 눈을 뜨고 주위를 둘러봄으로써 완전히 깨어날 수 있다…. 당신이 무언가에 반응할 필요가 있다면, 하면 된다…. 당신이 필요하다면 그것을 할 수 있다는 것을 알아두라…. 다시 긴장을 풀고 당신이 심상화한 내적 세계로 집중하라….

위와 같은 방식으로 당신의 등과 척추, 그리고 고관절부를 자유롭게 하고 이완하라…. 그리고 복부와 중앙부를…, 흉부와 늑골부를…, 어떤 노력이나 몸부림도 없이…, 자연스레 진행되도록 하되, 그러나 당신이 그렇게 하고 있다는 것을 의식하라….

역시 같은 방법으로 당신의 등과 척추를 부드럽게 하고 자유롭게 하라…. 허리 아래쪽을…, 허리 중앙부를…, 양측 날개뼈 사이를…, 목과 어깨를…, 팔 위쪽을…, 팔꿈치를…, 팔뚝을…, 손목과 손을 경유하여…, 손바닥을…, 손가락을…, 그리고 엄지손가락을….

얼굴이나 턱의 지능을 인식하고 그들을 이완시켜라…. 부드럽고 편하게 되도록…, 그리고 머리와 이마…, 그리고 양 눈…, 심지어 당신의 혀도 편할 수 있도록 하라….

이완이 됐을 때, 집중력을 평상의 외부 세계에서 당신의 내적인 세계라고 부르는 곳으로 옮겨라…. 당신만이 보고, 듣고, 냄새 맡고, 그리고 느낄 수 있는 내적인 세계…. 당신의 기억력, 당신의 꿈, 당신의 느낌, 당신의 계획 모두가 내재된 세계…. 당신이 어떤 것들과 연결되는 법을 배우는 세계…. 그곳은 당신이 치유 여행을 하는 동안 당신을 도와줄 것이다….

당신이 내부에서 발견한 대단히 특별한 장소를 상상하라…. 당신이 편하게 느껴지고 긴장을 풀 수 있는 정말 아름다운 곳, 그러나 흔히 잘 알고 있는 곳…. 이곳은 살면서 몇 번인가 실제로 가본 적이 있는 곳일지도 모른다…. 외부 세상에서, 또는 이곳 내적인 세상에서…, 또는 어느 곳에선가 본 적이 있는 곳일지도 모른다…. 어쩌면 그곳은 전에 한번도 가본 적이 없는 새로운 곳일지도 모른다…. 대단히 아름답고, 당신을 기꺼이 받아들이고, 그리고 안에서 좋은 기분을 느낄 수 있는 곳이라면, 어디든 문제가 되지 않는다…. 안전하다고 느끼고, 치유된다고 느끼는 곳이라면….

이제 시간을 가지고 그 장소를 둘러보라…. 그리고 당신의 상상 속에서 본 것을 인식하라…. 당신이 본 모든 것…, 그것들이 어떻게 보이는지…, 그곳이 아름답고 편안하며 치유되는 것처럼 느껴진다면, 그곳을 어떻게 상상하느냐는 전혀 문제가 되지 않는다…. 당신의 상상 속에서 들리는 소리가 있는가…. 그렇지 않다면 단순히 정적만 흐르는가…. 당신의 상상 속에서 어떤 향기가 느껴지는가, 혹은 특별한 공기가 흐르는가…. 그런 것이 있든 없든, 당신이 그곳에서 치유됨을 느낀다면 전혀 상관없다…. 그곳은 상상할 때마다 조금씩 변할 수도, 같을 수도 있다…. 이는 큰 문제가 되지 않는다…. 조금씩 천천히 탐구를 계속하라.

그곳은 하루 중 언제인 것 같은가…? 일 년 중 언제인 것 같은가…? 기온은 어떤 것 같은가…? 당신의 옷차림은 어떤가…? 천천히 시간을 들여 당신이 안전하고 편안하게 느낄 만한 장소를 발견하라…. 그리고 그곳에 있는 당신을 상상하라…. 만일 다른 생각 때문에 집중이 안 된다면, 심호흡을 한두 번 한 후 다시 그곳으로 돌아가라…. 지금 이 순간만은…, 다른 모든 가야 할 곳, 해야 할 일을 접어두어라…, 지금 이 순간만은….

스스로 당신에게 치유감을 주는 무언가가 있다는 것을 깨닫게 하라…. 아름다움일 수도 있고…, 평화로운 느낌일 수도 있고…, 쾌적한 기온 또는 향기 또는 모든 특질들이 조합되어 있는 것일 수도 있다…. 아마 당신은 당신에게 헌신적이고 당신 인생에 도움을 주는 무언가에 대한 느낌을 갖게 될 것이다…. 여기서 어떤 치유를 발견하는지는 문제되지 않는다…. 또는 특별히 그것을 확인할 수 있을지 없을지도 문제되지 않는다…. 그러나 그곳에 어떤 치유가 있는지를 스스로 경험하게 하라…. 그리고 그곳에서 가볍게 이완하라…. 이완하는 동안, 당신의 자연치유 시스템이 최상으로 작용할 수 있다는 것을 깨달아라…. 흩어짐 없이…, 하고자 하는 것을 말할 필요 없이….

일생 동안 당신과 함께하면서 상처를 치유하고, 손상을 수선하고, 감염을 제거하고, 암 세포를 파괴하는 공통적인 고유의 능력은 이제 최대의 역량으로 기능할 수 있다…. 당신의 귀중한 에너지가 흩어짐 없이…, 그래서 이완하는 동안, 당신의 몸은 치유 능력을 가득 채울 시간을 벌 수 있다…. 근육이 이완되었을 때, 당신의 혈액이 모든 방향으로 흘러들어갈 것이다…. 당신의 면역 방어자를 필요한 모든 곳으로 가게 할 것이다…. 그리고 더 이상 건강하지 않다고 생각되는 세포들을 효과적이고 선택적으로 강타하게 할 것이다…. 그들을 삼키고, 그들을 제거하고…, 당신에게 건강하지 않은 것을 방출할 때마다 그것을 제거하고…, 내쉬는 숨을 통해…, 대변과 소변으로…, 심지어 땀으로…, 숨을 들이마실 때는, 신선한 공기와 산소로 당신을 에너지가 넘치도록 하고…, 영양가 있고 건강한 음식으로…, 당신에게 강인함, 용기, 심지어 즐거움을 주는 생각으로…, 이제 잠시 동안 이곳에서 자신을 휴식을 취하게 하라….

당신이 편안하게 이완을 즐기고 있을 때, 당신과 함께 있어야 하는 내적 지원을 의미하는 심상을 청하라…. 즉 내적 치유자를…. 또는 진정으로 당신의 치유를 도와줄 사람들에 대한 심상을 청하라…. 또는 당신을 지원하고 인도할 어떤 영적인 힘의 이미지를 청하라…. 그리하여 그들의 도움을 요청하라….

치료가 시작되기 전에, 방사선이 암 세포에 도달하기 위해 통과해야 하는 조직에 주목하라…. 당신이 이 조직들에 애정과 치유 에너지를 보내는 것을 연상하라…. 그리고 치료 받는 동안 이 조직들을 특별히 잘 보호하고 돌볼 것을 내적 치유 능력에 요구하라…. 이 세포들이 치료 동안 어떻게 보호받고 지원받을 수 있는가에 대해 떠오르는 이미지가 있을 것이다….

건강한 조직들이 방어물이나 보호막, 영적인 힘, 또는 거기에 있을 거라고 상상하는 전자기력장이나 에너지에 의해 보호되는 것을 연상할 것이다…. 마치 방사선이 암 세포나 조직을 죽이고 있는 동안, 당신이 건강한 조직들을 둘러싸거나 보호할 수 있는 것처럼…. 또는 당신이 이것을 연상하게 하는 다른 방법이 있을 것이다….

강력한 방사선이 필요한 곳에 정확히 조준되고 집중되는 것을 연상하라…. 직접적으로 암 조직이나 종양에…. 그들을 빠르고, 효과적이고, 그리고 완벽하게 죽이는 것을 연상하라…. 당신은 방사선을 에너지 광선, 총알, 또는 다른 형태의 정 조준된 치명적 에너지로 연상할 것이다…. 당신은 암 세포나 조직이 폭발하고, 파괴되고, 용해되고, 오그라들고, 말리고, 또는 악한이 영화에서 항상 그렇듯이, 어둡고 조그만 심장을 움켜쥐고 죽어가는 것을 연상할지도 모른다…. 아마 당신은 다른 이미지, 그리고 그보다 훨씬 더 좋은 이미지를 가질지도 모른다…. 이제 방사선이 원하는 대로 하고, 암 세포를 파괴하는 것을 연상하라…. 상상하는 대로 발현되는 것을 연상하라…. 철저히…, 그리고 완전하게…, 당신이 원하는 대로 정확하게 그것이 작용하는 것을 연상하라…. 암을 박멸하는 데 집중하고…, 건강한 조직은 홀로 남게 하라….

이제 방사선이 그곳의 암 세포를 모두 죽인 후, 당신의 면역 시스템이 강건하고 공격적으로 반응하는 것을 연상할 수 있다…. 수십억 개에 달하는 면역 세포, 살해 세포들이 그곳으로 몰려들어가 남아 있는 암 세포, 찌꺼기, 전장의 화학 잔재들을 닦아내고, 건강한 세포들이 다시 한번 성장할 수 있도록 건강하고, 조절이 잘되고, 잘 구성된 환경을 재건하는 것을 연상하라…. 그들은 주변을 깨끗하게 정리하고, 건강을 위해 그곳을 다시 한번 안전하게 만든다…. 그곳에 암 세포보다 수십만 배의 면역 세포(정말로 그렇게 많이 있기 때문에)가 있음을 연상하라. 그래서 그들은 남아 있는 암 세포들을 쉽게 발견하고 장악할 수 있음을 연상하라…. 암 세포들이 사멸하고, 약해지고, 처참하게 상처 입고, 그리고 멍해지는 것을 연상하라…. 공격적이고 고도로 활성화된 면역 세포에 의해 조직이 파괴되고 상처받기 쉬운 상태가 되는 것을 연상하라…. 그들이 손상을 입었기 때문에, 그들은 화학 전달물질을 누출하고 방출하여 실제로 살해 세포를 끌어들이게 된다…. 암 세포는 더 이상 그들로부터 숨을 수가 없다….

당신의 면역방어 시스템에 찬사를 보내라. 그리고 암 세포들로 하여금 당신의 뒤에 얼마나 많은 면역 세포들이 있는지를 알게 하라…. 그들을 뿌리째 뽑아버려라…. 뒤에서 기병대의 돌격 나팔 소리가 들릴 것이다…. 그곳에는 어떤 다른 음악이나 암 세포들이 외치는 전장의 울음소리가 있을 것이다…. 면역 세포들이 효과적이고, 공격적이고, 머뭇거림 없이 그들 주변 세포의 건강을 해치거나 전체적으로 기능하지 않는 세포들을 제거하는 것을 연상하라…. 더욱 더 박차를 가하라…. 많은 에너지가 이곳으로 가게 하라…. 당신의 면역 시스템이 힘차고 강하게 계속 남아 있을 것을 연상하라…. 하루 24시간 계속 작용하는 것을 연상하라…. 깨어 있거나 잠든 동안에도…, 매시간 그들을 살피고 돌보아라. 이 방법이 싸우는 그들을 격려하는 것이다….

시간을 갖고 그것들이 당신의 편에서 강력한 연합된 힘을 가질 것이라는 느낌을 인식하라….

이제 당신이 미래로 이동하는 것을 연상하라…. 그리 멀지 않은 미래의 어느 날, 방사선 치료가 다 끝나고, 당신이 상상할 수 있는 한 최상의 결과를 이뤘음을 연상하라…. 당신이 즐겼던 것들을 다시 한번 즐기고 있는 것을 연상하라…. 당신이 함께 있고 싶어 하는 사람들과 함께 있는 것을 연상하라…. 그리고 건강이 재충전됨을 즐기는 것을 연상하라…. 치료가 잘 이용되었고, 최상의 결과를 얻은 것에 기뻐하고 있음을 연상하라…. 하고자 하는 대로 치료가 진행되었음을 연상하라…. 그리고 그로 인해 매우 기분이 좋음을 연상하라.

벽에 있는 달력의 페이지들이 한 장 한 장 떨어져 나가고, 이제 수년 후 미래의 자신을 연상하라. 때때로 당신의 검사 결과를 확인하고, 당신의 몸을 진찰하고, 의사가 미소를 지으면서 당신에게 좋은 소식을 전하는 것을 연상하라…. 당신과 의사 모두 치료가 성공적이었음을 매우 기뻐하는 것을 연상하라…. 당신이 상상하는 훨씬 먼 미래에, 의미 있고 즐거운 일을 당신이 하고 있는 것을 연상하라…. 좋은 치료를 받고, 그것이 최상의 결과가 될 수 있었던 것에 대하여 감사함을 느끼는 것을 연상하라….

필요한 시간을 갖도록 하라….

관심을 바깥세상으로 돌리려 할 때, 조용히 당신 안에 특별한 치유지를 가지고 있음을 인식하는 표현을 하라…. 이 방법으로 당신이 이미지 심상을 사용할 수 있음을…, 내적으로 자연스럽게 치유 능력이 만들어지고 있음을…, 암 투병을 돕는 방사선과 다른 치료법을…, 그리고 당신이 준비되었을 때, 모든 이미지가 희미해지고 안으로 사라지게 하라…. 항상 내적으로는 치유가 계속되고 있음을 알아라…. 그리고 당신의 관심을 당신이 있는 방, 현재의 시간과 장소로 천천히 돌려라…. 중요하고 흥미롭다고 느끼는 것을 가지고 나오라. 안락함이나, 이완이나, 또는 치유감을 포함하여…. 그리고 완전히 돌아왔을 때, 천천히 기지개를 켜고 눈을 떠라….

그리고 당신의 경험에 관해 쓰거나 그릴 몇 분의 시간을 가져라.

**당신의 경험을 보고하라**

여느 때처럼, 이 경험에 관해 당신에게 중요하고 흥미롭다고 느끼는 것을 쓰거나 그려라. 그런 후 당신이 아직 작성하지 않았다면 다음에 답하라.

— 이 과정을 한 후 당신은 어떻게 느끼는가?

— 당신의 건강한 세포를 보호하는 것을 어떻게 연상하는가?

— 미래의 당신은 어떠할 것 같은가?

— 방사선을 어떻게 연상하는가?

— 암 세포에 방사선이 직접 조사되는 것을 어떻게 연상하고, 방사선이 암 세포와 만났을 때 그들은 어떻게 반응하는가?

— 미래에 방사선이 보다 훨씬 강력하게 작용했음을 어떻게 연상할 것인가?

— 당신의 면역 반응을 어떻게 연상할 것인가?

— 미래에 보다 강력하게 연상되는 것은 어떻게 하는 것인가?

— 미래에 당신 자신을 어떻게 연상할 것인가?
— 당신은 어떻게 보는가?
— 지금은 얼마나 먼 미래인가?
— 당신은 무엇을 하고 있는가?
— 당신은 누구와 같이 있는가?
— 당신에게 긍정적인 동기를 가져다줄 다른 미래의 이미지가 있는가?
— 지금 당신의 심상에 관해 당신에게 가장 중요하고 흥미로운 것은 무엇 같은가?

## 47. 최상의 영양, 치유, 그리고 다른 치료들을 만들기

당신은 치유 심상에서 스스로 하는 모든 것을 포함할 수 있어야 하고, 포함해야만 한다. 화학요법, 방사선요법, 그리고 수술에 우선하여 영양을 고려해야 한다. 당신이 치유 능력을 지원하기 위해 식단을 바꾼다면, 심상에 그것을 포함시켜라. 당근, 브로콜리, 비타민 C, 중국 허브, 또는 먹으려고 선택한 것의 치유력에 관해 생각하라. 무언가 먹으려고 결정했다면, 그것이 당신에게 이롭다는 것을 연상하라. 정제된 설탕의 강력한 효과를 상쇄시키고도 남을 만한 초콜릿 조각으로부터 얻는 감정적인 만족감에는 화학적인 이득이 있을 것이다. 당신에게 적당하다고 느끼는 것을 먹는 것에 대해 두려워하지 말라. 그러나 먹을 때 그것을 축복하고 정화하라. 치료에 도움이 되리라는 확신을 가지고 그것을 안으로 가져가는 방법을 찾아라.

이 시도로 자신이 속았다고 생각한다면, 그때는 다른 음식을 선택하는 것을 고려하라. 당신 자신에게 왜 치유에 도움되지 않는 것을 선택했는지를 물어보아라. 목적은 당신 자신을 비난하려는 것이 아니라, 당신의 의도가 무엇에 있는지를 명확히 하고, 그 의도를 현실로 만드는 것을 어떻게 연상하는가 하는 것이다.

당신이 가진 모든 침 치료, 마사지, 친구들과의 대화, 산책, 호흡, 기도, 생각 등은 제공될 수 있거나 축복받을 수 있다. 그것들 모두가 당신을 지원하는 것을 연상하라. 그리고 그렇지 않은 것을 인식할 때, 그 상황을 어떻게 변화시킬 것인가를 생각하기 시작하라. 혹시 그들이 변하지 않는다고 느낀다면, 그들을 받아들여라.

의학 치료나 치유 치료를 하는 이유는 내가 알기로는 단 2가지뿐이다. 그것은 당신이 더 좋아진다고 느끼거나, 생명을 연장할 만큼 강력한 힘을 갖는다는 것이다. 그것을 시행해서 당신에게 그 느낌이 다가온다면, 당신은 원하는 결과를 얻을 것이다.

영화 〈Little Big Man〉에서 더스틴 호프만(Dustin Hoffman)은 반은 백인이요, 반은 인디언(미국 원주민)으로 양육된 젊은 청년 역을 맡았다. 그의 인디언 '할아버지'는 말하는 것과 행동하는 것에서 위엄과 지혜가 넘치는 전형적인 추장이었다. 어느 날 그는 그날이 자신이 죽을 날이라고 결정한다. 그는 담요와 의약품 가방을 챙기고 위대한 영혼에게 바칠 죽음의 노래를 불렀다. 그는 의식적으로 담요에 누워 눈을 감고 기다렸다. 수일을 기다린 후, 그는 일어나서 담요를 접은 후, 호프만에게 말했다. "가끔은 마법이 일어나고, 가끔은 일어나지 않는다."

우리는 보통 우리가 할 수 있는 것과 할 수 없는 것을 알지 못한다. 헨리 포드(Henry Ford)는 "당신이 할 수 있다고 생각하든 할 수 없다고 생각하든, 당신은 다 옳다"라고 말했다. 항상 그것이 작용할 것처럼,

그리고 당신에게 닿을 것처럼 당신의 치유 작업을 하라. 그러면 치유될 것이다. 그렇지 않으면 아마 다른 치료 방법을 찾아야 할 것이다.

### 요약

- ㅁ 유도심상은 방사선 치료로 인한 원치 않는 부작용을 줄이는 데 유용하다.
- ㅁ 영양요법부터 보완치료법까지, 사용하고자 하는 다른 치료법들을 심상이나 치료하고자 하는 의지에 통합시켜라.
- ㅁ 방사선에 대한 특별한 유도심상 대본이 이 치료가 최상이 되도록 하는 것을 연상하게 해줄 것이다.

제10장

# 통증 경감하기

통증이 암 환자들에게 큰 논쟁거리는 아닐지라도, 우리가 관심을 가질 만한 가치는 충분히 있다. 유도심상은 시술이나 수술 후, 또는 암으로부터 나오는 통증을 경감시키는 데 효과가 있다. 특히 감정은 통증에 영향을 주는 증폭 효과를 경감시키는 데 효과가 있다.

통증은 2가지 주요 양상으로 구성된 복잡한 과정이다. 즉 자극을 받는 통증 신경의 물리적인 감각과, 그것에 대한 우리의 반응이다. 첫 번째 요소는 통각이고, 두 번째는 고통이다.

고통은 통증의 감정적인 구성 요소이며, 종종 통증의 큰 부분을 차지한다. 통증 신호를 처리하고 전달하는 뇌 부위는 감정을 처리하는 부위와 밀접하거나 가끔 똑같기 때문이다. 통증과 감정을 신호 전달하는 뇌의 신경전달 화학물질은 밀접하게 서로 관련이 있다. 이것은 아마 두려움이나 다른 불쾌한 기분이 통증을 증폭시킬 수 있음을 설명하는 이유가 될 것이다. 그러나 한편으로 그것은 통증을 줄이거나 없애는 내적인 연결이 있다는 것도 알게 해준다.

이완과 유도심상이 암 환자의 통증을 의미 있게 경감시킬 수 있다는 많은 연구자료가 보고되었다. 통증이 수술 후에 오든, 암으로 인한 것이든 마찬가지다. 물론 명상, 물리치료, 침구술 같은 통증을 조절하는 다른 효과적인 방법들도 있다. 그러나 통증을 경감시키는 마음의 힘을 사용하는 것은 보다 큰 조절감과 신뢰를 주고, 통증을 복잡하게 하고 증폭시키는 감정적 긴장을 완화해준다.

나는 종종 심상과 비약물적 방법이 심한 통증을 경감시키거나, 심지어 약물로 경감시킬 수 없는 통증까지도 경감시키는 것을 본 적이 있다. 통증이 약물에 의해 경감되지 않을 때, 심상은 최선의 방법으로 작용한다. 왜냐하면 그것은 약물이 작용하지 않는 정신적·감정적 요소에 집중할 수 있기 때문이다.

매리(Mary)는 4기 폐암 환자이며 심한 흉통을 호소하는 74세의 할머니다. 어떤 약도 듣지 않아 나를 소개받아 찾아왔다. 그녀의 통증에 대해 물어보는 과정에서 그녀의 인생에 대해서도 묻게 되었다. 그녀는 나에게 많은 것을 말했다. 자식들과 손자들에 관한 이야기, 그들만 남겨놓는 것에 대해 절실하게 느끼는 슬픔, 그리고 마지막으로 그녀의 괴롭고 학대당한 결혼생활에 관한 것이었다. 그녀의 남편이 얼마나 잔인했는지에 관해 이야기할 때는 울음을 터뜨리고 말았다. 잠시 후 몸을 추스르고는 들어주어서 고맙다고 말했다. 그녀가 느끼는 슬픔에 관해 누군가에게 말한 것은 처음이라고 했다.

나는 말하고 나니 어떠냐고 물었다. 그러자 "대단히 안도가 된다. 그리고 믿을 수가 없다. 가슴의 통증이 사라졌다!"라고 했다.

이것은 누군가의 통증이 모두 감정에 기인한다는 말은 아니다. 그러나 감정적인 통증이 실제로 있다. 그리고 많은 사람들이 그것을 육체적으로 느낀다. 감정은 육체적 원인으로 인한 통증을 극적으로 증폭시킬 수 있으며, 그것이 통제되지 않게 만들 수도 있다. 어떤 것이기를 원하는가와 어떤 것인가의 차이가 고통이다. 그러므로 해결책은 그 차이를 줄이거나 없애는 것이다.

또 다른 방법도 있다. 한 가지는 느끼는 경로를 바꾸는 것이고, 다른 하나는 느끼는 것을 지각하는 방법을 바꾸는 것이다.

심상은 인체의 치유 시스템에 직접적이고 강력한 생리적 영향력을 갖는다. 어느 곳에나 있는 위약 효과에 관한 연구에서, 다른 모든 양상들과 비교해본 공인된 결과(그리고 상대적으로 적으나 보다 강력한 것으로 판명되는)는 치유에 있어서 심상의 힘과 긍정적인 믿음에 관한 강력한 증거를 보여준다. 확실한 치료법이나 약물을 투여 받은 사람들과 비교하여, 위약을 투여 받은 모든 환자의 30~55%에서 동등하거나 그 이상의 반응을 보인다는 것은 잘 알려져 있다.

통증을 경감시키는 위약 효과는 전에 논의된 적이 있는데, 쉽게 말하면 '치유 효과'라고 말할 수 있는 것이다. 이것은 강력한 통증 완화제로 작용하는 뇌의 화학물질인 엔돌핀의 분비에 기인한다.

1978년 UCSF의 연구자 존 레바인(Jon Levine)과 그의 동료들은 치과 시술 후에 나오는 통증을 연구했다. 그들은 '위약 반응자'라고 여길 수 있는 환자들을 확인할 수 있었다. 그들은 비활성 주사제를 투여 받은 후 통증완화 효과를 얻었으나, 오피움 효과를 억제하는 약제를 투여 받으면 다시 통증이 발생했다. 달리 말하면, 환자들이 통증 완화제를 투여 받았다고 믿었을 때, 그들의 뇌는 통증을 완화시키는 강력한 엔돌핀을 분비한 것이다.

엔돌핀은 모르핀과 유사하다. 그리고 뇌는 모르핀보다 수천 배 강한 다이노르핀(dynorphin)이라고 불리는 통증완화 화학물질을 생산할 수 있다. UCLA의 마취과 부교수인 데이비드 브레슬러(David Bresler)는 뇌는 세계에서 가장 큰 약국이고, 심상은 그것을 여는 열쇠라고 말하고 싶어 했다.

아래에 그 능력을 이용하는 간단한 심상 과정이 있다. 이 첫 심상 과정은 이완이다. 그것은 통증을 증가시킬 수 있는 근육 긴장을 줄여준다. 그리고 직접적으로 통증을 완화하는 몇 가지 심상 기법을 사용한다.

이 장 뒤에서 통증의 감정적인 면에 집중하는 대화식 심상 기법을 가르치고자 한다. 이들 모두 나름대로의 역할이 있다는 것을 발견하게 될 것이다. 또는 어느 하나가 다른 것보다 더 효과적으로 작용할 수도 있다. 그들 모두를 시도해보고, 당신에게 가장 효과적인 것을 사용하도록 하라.

이 과정을 시작하기 전에, 약 25분간 방해받지 않을 것을 확인하라. 치유 일지를 준비하고, 심상 수련을 시작하기 전에 통증의 특징과 강도를 기술할 몇 분간의 시간을 가져라.

당신의 통증이 어느 부위에 있는가?

그것은 사이즈와 모양이 어떤가?

그것은 어떤 특징을 갖는가?

그것은 0부터 10까지의 통증 척도(0은 통증이 없음이고, 10은 상상할 수 있는 한 최악의 통증)에서 어느 강도에 해당하는가?

당신은 통증과 관련하여 어떻게 느끼는가?

당신은 통증 완화를 위해 지금 어떤 방법을 시도하고 있으며, 그들이 어떻게 작용하고 있는가?

이제 할 수 있는 한 가장 편한 자세를 취하고, 보다 더 편안한 때로 옮겨가거나 이동할 수 있음을 기억하라. 나름대로의 방법으로 심상을 따라가서, 당신이 얼마나 편하게 되는지를 보도록 하라.

## 48. 엔돌핀을 발산하는 심상

편안한 곳에 자리를 잡고 당신 나름대로의 방법으로 이완을 시작하라…. 당신의 호흡이 좀 더 깊어지게 하고 충만하게 하라…. 그러나 아직은 편안하게…, 숨을 들이마실 때마다 당신의 몸을 채울 신선한 공기, 신선한 산소, 신선한 에너지가 들어오는 것을 인식하라…. 숨을 내쉴 때마다 한 움큼의 긴장…, 한 움큼의 불편…, 한 움큼의 걱정을 내보낼 수 있음을 이미지 하라…. 신선한 에너지를 들이마시고 심호흡을 하여 긴장과 걱정을 내뱉음으로써 당신의 심신 이완을 시작하라…. 편안하고 자연스러운 움직임이 되도록 하라…. 어떤 외부의 힘도 가하지 말라…. 인위적인 어떤 것도 만들지 말라…. 자연스럽게 일어나도록 하라…. 이제 숨을 들이마시고 이완을 하고…, 숨을 들이마시고 에너지를 채우고….

당신이 보다 깊게 이완하고자 한다면 몇 번 심호흡을 하라…. 그러나 지금은 자연스러운 횟수와 리듬으로 호흡하라…. 숨을 쉬는 당신의 몸의 부드러운 움직임을 느끼며 편안하고 자연스럽게 긴장을 풀라…. 의식하지 말고 편안하게 하라….

당신의 오른발이 이제 어떻게 느껴지는지를 인식하라…. 그리고 왼발이 어떻게 느껴지는지를…. 바로 직전에 아마 당신은 당신의 발을 전혀 느끼지 못했을 것이다…. 그러나 이제 당신은 당신의 그것들에게 집중했기 때문에, 그것들을 인지할 수 있고 그것들이 어떻게 느껴지는지를 알 수 있을 것이다…. 당신의 발에 지능이 있다는 것을 인식하라…. 그리고 당신이 조용히 당신의 발을 이완하려 할 때 무슨 일이 일어나는지를 느껴라…. 부드럽고 편안하게 하라…. 같은 방법으로 당신의 양 다리에 지능이 있음을 인식하고, 그것들을 자유롭게 풀어주어라…. 그리고 그것들이 나름대로 반응하도록 내버려두어라…. 어떤 긴장의 완화나 이완이 일어나는가를 인식하라…. 인위적인 어떤 노력도 가하지 말라…. 부드럽고 자유스럽게 내버려두어라…. 편안하고 즐거운 경험이 되도록 하게 하라….

당신이 원한다면 보다 깊고 편안하게 이완할 수 있다…. 같은 방법으로 신체의 다른 부위들 역시 부드럽고 편안한 상태를 만들라…. 그리고 그들이 어떻게 이완되는지를 보라…. 이제 당신은 스스로의 이완 상태를 조절할 수 있으므로, 당신이 편안할 만큼만 깊게 이완한다…. 만일 당신이 바깥세상으로 의식을 돌리려 한다면, 눈을 뜨고 주위를 둘러봄으로써 완전히 깨어날 수 있다…. 당신이 무언가에 반응할 필요가 있다면, 하면 된다…. 당신이 필요하다면 그것을 할 수 있다는 것을 알아두라…. 다시 긴장을 풀고 당신이 심상화한 내적 세계로 집중하라….

위와 같은 방식으로 당신의 등과 척추, 그리고 고관절부를 자유롭게 하고 이완하라…. 그리고 복부와 중앙부를…, 흉부와 늑골부를…, 어떤 노력이나 몸부림도 없이…, 자연스레 진행되도록 하되, 당신이 그렇게 하고 있다는 것을 의식하라….

역시 같은 방법으로 당신의 등과 척추를 부드럽게 하고 자유롭게 하라…. 허리 아래쪽을…, 허리 중앙부를…, 양측 날개뼈 사이를…, 목과 어깨를…, 팔 위쪽을…, 팔꿈치를…, 팔뚝을…, 손목과 손을 경유하여…, 손바닥을…, 손가락을…, 그리고 엄지손가락을….

얼굴이나 턱의 지능을 인식하고 그들을 이완시켜라…. 부드럽고 편하게 되도록…, 그리고 머리와 이마…, 양 눈…, 심지어 당신의 혀도 편할 수 있도록 하라….

이완이 됐을 때, 집중력을 평상의 외부 세계에서 당신의 내적인 세계라고 부르는 곳으로 옮겨라…. 당신만이 보고, 듣고, 냄새 맡고, 그리고 느낄 수 있는 내적인 세계…, 당신의 기억력, 당신의 꿈, 당신의 느낌, 당신의 계획 모두가 내재된 세계…, 당신이 어떤 것들과 연결되는 법을 배우는 세계…, 그곳은 당신이 치유 여행을 하는 동안 당신을 도와줄 것이다….

당신이 내부에서 발견한 아주 특별한 장소를 상상하라…. 당신이 편하게 느껴지고 긴장을 풀 수 있는 정말 아름다운 곳, 그러나 익히 잘 알고 있는 곳…. 이곳은 살면서 몇 번인가 실제로 가본 적이 있는 곳일지도 모른다…. 외부 세상에서, 또는 이곳 내적인 세상에서…, 또는 어느 곳에선가 본 적 있는 곳일지도 모른다…. 어쩌면 그곳은 전에 한번도 가본 적이 없는 새로운 곳일지도 모른다…. 아주 아름답고, 당신을 기꺼이 받아들이고, 그리고 안에서 좋은 기분을 느낄 수 있는 곳이라면 어디든 문제가 되지 않는다…. 안전하다고 느끼고, 치유된다고 느끼는 곳이라면….

이제 시간을 가지고 그 장소를 둘러보라…. 그리고 당신의 상상 속에서 본 것을 인식하라…. 당신이 본 모든 것…, 그것들이 어떻게 보이는지…, 그곳이 아름답고 편안하며 치유되는 것처럼 느껴진다면, 그곳을 어떻게 상상하느냐는 전혀 문제되지 않는다…. 당신의 상상 속에서 들리는 소리가 있는가…. 그렇지 않다면 단순히 정적만 흐르는가…. 당신의 상상 속에서 어떤 향기가 느껴지는가, 혹은 특별한 공기가 흐르는가…. 그런 것이 있든 없든, 당신이 그곳에서 치유됨을 느낀다면 전혀 문제없다…. 그곳은 상상할 때마다 조금씩 변할 수도, 같을 수도 있다…. 이는 큰 문제가 되지 않는다…. 조금씩 천천히 탐구를 계속하라.

그곳은 하루 중 언제인 것 같은가…? 일 년 중 언제인 것 같은가…?

기온은 어떤 것 같은가…? 당신의 옷차림은 어떤가…? 천천히 시간을 들여 당신이 안전하고 편안하게 느낄 만한 장소를 발견하라…. 그리고 그곳에 있는 당신을 상상하라…. 만일 다른 생각 때문에 집중이 안 된다면, 심호흡을 한두 번 한 후 다시 그곳으로 돌아가라…. 지금 이 순간만은…, 다른 모든 가야 할 곳, 해야 할 일을 접어두어라…. 지금 이 순간만은….

그리고 다시 한 번 당신 자신으로 하여금 당신에게 치유를 느끼게 하는 어떤 것을 인식하게 하라…. 그것은 아름다움일 수도 있고…, 평화로운 느낌일 수도 있고…, 쾌적한 기온 또는 향기 또는 모든 형질들이 조합되어 있는 것일 수도 있다…. 아마 당신은 당신에게 헌신적이고 당신 인생에 도움을 주는 무언가에 대한 느낌을 갖게 될 것이다…. 여기서 어떤 치유를 발견할지는 문제가 되지 않는다…. 또는 특별히 그것을 확인할 수 있을지 없을지도 문제가 되지 않는다…. 그러나 그곳에 어떤 치유가 있는지를 스스로 경험하게 하라…. 그리고 그곳에서 가볍게 이완하라…. 이완하는 동안, 당신의 자연치유 시스템이 최상으로 작용할 수 있다는 것을 깨달아라…. 흩어짐 없이…, 하고자 하는 것을 말할 필요 없이….

일생 동안 당신과 함께하면서 상처를 치유하고, 손상을 수선하고, 감염을 제거하고, 암 세포를 파괴하는 공통적인 고유의 능력은 이제 최대의 역량으로 기능할 수 있다…. 당신의 귀중한 에너지가 흩어짐 없이…, 그래서 이완하는 동안, 당신의 몸은 치유 능력을 가득 채울 시간을 벌 수 있다…. 근육이 이완되었을 때, 당신의 혈액이 모든 방향으로 흘러들어갈 것이다…. 불편함이나 통증을 쓸어가버리고…, 그곳에 부드러운 영양분을 공급해주고 회복켜줄 것이다….

당신이 더욱 더 이완됐을 때…, 아직 불편하다고 느끼는 곳에 주목하라…. 아직은 그것에 대해 무언가를 하려 하지 말고, 수분 간 단순히 관찰만 하라…. 통증은 0부터 10까지의 척도 상 어느 정도의 강도인가? 10은 최악의 통증을 말한다…. 통증이 모양을 갖는다면, 그것은 어떤 모양일 것 같은가…? 그것은 얼마나 큰 것 같은가…? 그것이 물을 품고 있다면 얼마나 많은 물을 품고 있는 것 같은가…? 한 컵…? 반 컵…? 한 스푼…? 바로 주목하라…. 그리고 그것에 색깔이 있다면 무슨 색일 것 같은가…? 당신의 숨이 잠시 동안 천천히 그 부위에 들어갔다 나왔다 하게 하라…. 그리고 그 부위가 당신의 숨으로 천천히 늘어났다 줄었다 하는 것을 연상하라…. 이제 4번 깊은 숨을 들이마시고, 당신의 숨이 직접 그 부위로 가는 것을 연상하라. 숨을 내쉴 때 숨과 함께 어떤 색깔이 나오는지를 연상하라…. 편안하게 숨을 쉬고, 그러나 조금씩 천천히 더 깊게….

4번 숨을 쉰 후, 다시 자연스럽게 호흡하면서 그 부위가 조절되게 하라…. 이제는 그것이 어떻게 느껴지는지를 인식하라…. 느낌이 같은가, 아니면 다른가…? 이제 그것은 얼마나 큰가…? 이제 물을 얼마큼 품고 있는가…? 그것은 0부터 10까지 중에서 어느 정도의 강도인가…? 그리고 이제 무슨 색깔인가…?

모든 숨이 그 부위를 편안하게 하는 것을 연상하라….

이완과 혈액의 순환에 따라, 몸은 뇌로부터 불편함과 통증을 완화시켜주는 강력한 화학물질들을 받을 수 있다…. 당신은 이제 머리의 중앙부에 있는 한 점에 집중할 수 있다…. 당신 뇌의 바닥에서 중앙부 쪽으로…, 두 눈 사이의 중앙점에서 바로 뒤쪽으로…. 그리고 그곳에 눈물방울 모양의 샘이 있다…. 당신의 뇌하수체…, 뇌 밑으로 늘어져 매달려 있고, 다량의 혈액에 잠기고 적셔져 있다…. 그리고 이 샘은 사람에게 알려진 가장 강한 통증 완화제인 강력한 화학물질을 만든다…. 이들 뇌 고유의 화학물질들은 모르핀보다 수천 배 강하다…. 그러므로 몇 방울이면 단번에 당신을 편안하고, 이완되고, 몇 시간 동안 무통 상태로 만들어줄 만큼 강력하다…. 그리고 당신은 이 강한 통증 완화제로 가득 찬 한 방울이 수도꼭지에 맺힌 물방울처럼 뇌하수체의 바닥에서 형성되는 것을 연상할 수 있다…. 통증 완화제가 풍부하게 혼합된 방울이 점점 무거워져서, 마침내 떨어져 혈액 속으로 녹아들어간다…. 그리고 혈액은 심장의 계속되는 박동에 의해 방출되어, 뇌에서 혈관을 따라 흘러내려간다…. 혈관을 따라 흘러 몸의 각 부위로 가서, 조직에서 자물쇠의 열쇠와 같은 수용체에 결합하게 된다…. 그들은 조직에게 통증 신호를 꺼버리고, 조용하고 편안하게 하라고 말한다…. 그리고 그것이 일어날 때, 당신은 자신을 아주 편안하고 이완된 상태로 점점 더 깊이 들어가도록 할 수 있다…. 당신은 통증 완화제가 혈액으로 주입되도록 계속 조절할 수 있고, 그것들은 당신 몸의 조직들을 가득 적신다. 특히 통증이나 불편을 경험한 적이 있는 부위에…. 그리고 그들이 그 부위를 가득 적셨을 때, 그 부위는 점점 더 편안하게 된다….

이제 당신이 바닥에 편하게 누워 맑은 푸른 하늘에 떠가는 한 점의 솜털구름을 쳐다보고 있는 것을 연상하라…. 그것이 당신의 시야 한쪽에서 와서 천천히 떠가는 것을 나른하게 쳐다보고 있는 스스로를 연상하라…. 더 이상 어느 것도 하지 않고…, 다른 어느 곳으로도 가지 않고…, 그것이 천천히 떠갈 때 그것이 갖고 있는 모양을 주시하라….

그것이 당신의 머리 위로 떠다닐 때, 그것이 서서히 채색된 불편함을 물들이기 시작하는 것을 연상하라…. 그것이 당신의 몸에서 불편함을 끌어내어 흡수하는 것처럼 천천히 변하는 것을 연상하라….

그것의 모양이 서서히 불편함의 모양과 똑같이 변하는 것을 연상하라…. 그리고 그 색깔이 변하는 것을 연상하라…. 그것이 할 수 있는 한 최대한 많이 흡수되는 것을 연상하라…. 앞으로 계속 떠가는 것을…, 서서히…, 이제 당신으로부터 멀리 떠내려가는 것을 연상하라…. 당신은 호기심을 갖고 그것을 계속 응시할 수 있다…. 그것이 점점 더 멀리 떠내려갈 때…, 그리고 그것이 겨우 보일 듯 말듯 할 때까지 계속 응시하는 것을 연상한다…. 그것이 보이는지 안 보이는지 바로 말할 수 없을 때까지….

아직도 불편함이 남아 있다면…, 다른 솜털구름을 시야로 떠내려오게 할 수 있다…. 그리고 그것의 모양과 색깔을 갖게 한다…. 그리고 서서히 시야에서 떠내려가게 한다…. 그것이 있는지 없는지 참으로 말할 수 없을 때까지…. 당신은 그것이 떠내려가는 것을 쳐다볼 수 있고, 당신이 원하는 한 오랜 동안 보다 편안함을 느낄 수 있다….

당신이 필요한 만큼의 시간을 가져라….

당신이 관심을 바깥세상으로 돌리려 할 때, 조용히 당신 안에 특별한 치유지를 가졌음을 인식하는 표현을 하라…. 이 방법으로 심상을 사용할 수 있음을 인식하는 표현을 하라…. 자연스럽게 당신 안에 만들어진 치유 능력을 인식하는 표현을 하라….

그리고 당신이 준비되었을 때, 모든 심상이 희미해지고 안으로 사라지게 하라…. 항상 당신 안에서는 치유가 계속 일어나고 있음을 알게 하라…. 그리고 당신의 관심을 당신 주변의 방으로, 현재의 시간과 장소로 조용히 돌아오게 하라…. 중요하고 흥미로운 것, 즉 편안함, 이완, 또는 치유와 같은 느낌을 가지고 돌아오라…. 그리고 완전히 돌아왔을 때, 천천히 기지개를 켜고 눈을 떠라….

당신의 경험에 관해 쓰고 그릴 몇 분간의 시간을 갖도록 하라.

### 당신의 경험을 보고하라

여느 때처럼 당신의 치유 일지에 쓰고 그릴 약간의 시간을 갖도록 하라. 아직 하지 않았다면, 당신의 경험에 관한 다음의 질문을 고려하라.

— 이 과정을 수련한 후 당신은 어떻게 느끼는가?

— 현재 당신의 편안함과 불편함의 단계는 어느 정도인가?

— 같은가 아니면 다른가?

— 1부터 10의 척도 중 당신의 불편함은 어느 정도의 강도인가?

— 시작할 때와 비교해서 어느 정도인가?

— 지금 가지고 있는 불편함은 무슨 특징을 가지고 있는가?

— 이것들은 전과 같은가 다른가?

— 통증과 그것에 대한 당신과의 관계에 관해 지금은 어떻게 느끼는가?

— 같다고 느끼는가, 아니면 다르다고 느끼는가?

— 이 과정에서 당신에게 가장 흥미롭고 중요한 것은 무엇이라고 여기는가?

— 무슨 형태가 가장 당신에게 효과적이라고 여기는가?

— 후에 당신은 이 과정을 어떻게 사용할 것인가?

만약 첫 번째에 약간의 성공을 거두었다면, 그것은 대단히 고무적인 현상이다. 그리고 그것은 누적되는 효과를 가지므로 이 과정을 자주 사용하기를 권한다. 첫 번째에서 통증 완화를 경험하지 못했다면 다음 과정을 시도하고, 하나 또는 다른 것을 최소한 여섯 번 사용하고, 어느 것이 도움되는지를 보라.

## 49. 통증과의 대화

다음 심상 과정은 통증의 의미와 감정적인 면을 탐구하고, 통증의 완화와 제거를 수행하는 강력한 방법이다. 내적 치유자와 교류할 때 사용하는 것과 같은 심상대화 기법을 사용한다, 그러나 여기에서는 떠오르는 이미지를 초대하여 통증이 왜 거기에 있는지를, 그리고 그것이 사라지게 하기 위해서는 무엇을 해야 하는지를 탐구함으로써 통증에 직접적으로 집중하게 할 것이다.

통증과 교류하기 원하는 것은 이상하게 보일 것이다. 그러나 통증은 몸으로부터 나오는 신호다. 차의 오일 표시등처럼 통증은 무언가 집중력이 필요하다는 신호를 보낸다. 오일 표시등처럼 집중력이 필요한 것이 무엇인지 모르고 그것을 없앤다는 것은 판단 착오일 것이다.

당신이 암과 싸우고 있다고 해서 당신이 겪고 있는 통증이 암에서 나온다는 의미는 아니다. 어느 누구에게나 마찬가지로 다른 부위에서도 통증은 나올 수 있다. 부언하자면, 많은 치료들로 인해 피곤하고, 아무리 잘 대처한다 하더라도 심리적인 스트레스가 진행되고 있으므로 당신은 보다 통증을 강하게 느끼기 쉬울 것이다. 그러므로 '주파수를 맞추어라'. 그러면 당신 몸이 당신에게 말하려고 하는 것이 다양한 감각을 만들어낸다는 것을 알게 될 것이다. 최악의 경우라도 당신은 더 이상 나빠질 것이 없고, 최상의 경우는 당신의 치유에 유용한 무언가를 배울 것이며, 또한 통증이 완화될 것이다.

이 대본은 통증의 감정적인 부분을 벗겨내고 해결하는 데 특별히 유용하다. 그리고 통증과 관련된 고통을 해결하는 데 유용하다. 이 과정을 통해 사람들이 얼마나 많은 통증 완화를 얻게 되는가를 보는 것은 참으로 놀랄 만하다. 통증이 생기는 명백한 육체적인 이유가 있을

지라도 마찬가지다.

나는 당신의 통증이 감정적인 요소가 없다고 느낄지라도, 이 과정을 마음을 열고 탐구하기를 권한다. 그것은 감정적인 요소가 없다 하더라도 종종 도움이 된다. 이 장에 있는, 당신에게 최상으로 작용할 2가지 방법 중 어느 것이든 좋으니 사용하라.

## 50. 통증과의 대화 심상

편안한 곳에 자리를 잡고 당신 나름의 방법으로 이완을 시작하라…. 당신의 호흡이 좀 더 깊어지게 하고 충만하게 하라…. 그러나 아직은 편안하게…, 숨을 들이마실 때마다 당신의 몸을 채울 신선한 공기, 신선한 산소, 신선한 에너지가 들어오는 것을 인식하라…. 숨을 내쉴 때마다 한 움큼의 긴장…, 한 움큼의 불편…, 한 움큼의 걱정을 내보낼 수 있음을 상상하라…. 신선한 에너지를 들이마시고 심호흡을 하여 긴장과 걱정을 내뱉음으로써 당신의 심신의 이완을 시작하도록 하라…. 편안하고 자연스러운 움직임이 되도록 하라…. 어떤 외부의 힘도 가하지 말라…. 인위적인 어떤 것도 만들지 마라…. 자연스럽게 일어나도록 하라…. 이제 숨을 마시고 이완을 하고…, 숨을 마시고 에너지를 채우고….

당신이 보다 깊게 이완하고자 한다면 몇 번 심호흡을 하라…. 그러나 지금은 자연스러운 횟수와 리듬으로 호흡하라…. 숨을 쉬는 당신의 몸이 부드럽게 움직이도록 하고, 편안하고, 자연스럽게 긴장을 풀라…. 의식하지 말고 편안하게 하라….

당신의 오른발이 이제 어떻게 느껴지는지를 인식하라…. 그리고 왼발이 어떻게 느껴지는지를…. 바로 직전에 아마 당신은 당신의 발을 전혀 느끼지 못했을 것이다…. 그러나 이제 당신은 그들에게 집중했기 때문에, 인지할 수 있고 그들이 어떻게 느껴지는지를 알 수 있을 것이다…. 당신의 발에 지능이 있다는 것을 인식하라…. 그리고 조용히 당신의 발을 이완하려 할 때 무슨 일이 일어나는지를 느껴라…. 부드럽고 편안하게 하라…. 같은 방법으로 당신의 양 다리에 지능이 있음을 인식하고, 그것들을 자유롭게 풀어주어라…. 그들이 나름대로 반응하도록 내버려두어라…. 그리고 어떤 긴장의 완화나 이완이 일어나는가를 인식하라…. 인위적인 어떤 노력도 가하지 말라…. 부드럽고 자유스럽게 내버려두어라…. 그리고 편안하고 즐거운 경험이 되도록 하라….

당신이 원한다면 보다 깊고 편안하게 이완할 수 있다…. 같은 방법으로 신체의 다른 부위들 역시 부드럽고 편안한 상태를 만들라…. 그리고 그들이 어떻게 이완이 되는지를 보라…. 이제 당신은 스스로의 이완 상태를 조절할 수 있으므로, 당신이 편안할 만큼만 깊게 이완한다…. 만일 당신이 바깥세상으로 의식을 돌리려 한다면, 눈을 뜨고 주위를 둘러봄으로써 완전히 깨어날 수 있다…. 당신이 무언가에 반응할 필요가 있다면, 하면 된다…. 당신이 필요하다면 그것을 할 수 있다는 것을 알아두라…. 다시 긴장을 풀고 당신이 심상화한 내적 세계로 집중하라….

위와 같은 방식으로 당신의 등과 척추, 그리고 고관절부를 자유롭게 하고 이완하라…. 그리고 복부와 중앙부를…, 흉부와 늑골부를…, 어떤 노력이나 몸부림도 없이…, 자연스레 진행되도록 하되, 그러나 당신이 그렇게 하고 있다는 것을 의식하라….

역시 같은 방법으로 당신의 등과 척추를 부드럽게 하고 자유롭게 하라…. 허리 아래쪽을…, 허리 중앙부를…, 양측 날개뼈 사이를…, 목과 어깨를…, 팔 위쪽을…, 팔꿈치를…, 팔뚝을…, 손목과 손을 경유하여…, 손바닥을…, 손가락을…, 그리고 엄지손가락을….

얼굴이나 턱의 지능을 인식하고 그들을 이완시켜라…. 부드럽고 편하게 되도록…. 그리고 머리와 이마…, 그리고 양 눈…, 심지어 당신의 혀도 편할 수 있도록 하라….

이완이 됐을 때, 집중력을 평상의 외부세계에서 당신의 내적인 세계라고 부르는 곳으로 옮겨라…. 당신만이 보고, 듣고, 냄새 맡고, 느낄 수 있는 내적인 세계…, 당신의 기억력, 당신의 꿈, 당신의 느낌, 당신의 계획 모두가 내재된 세계…, 당신이 어떤 것들과 연결되는 법을 배우는 세계…, 그곳은 당신이 치유여행을 하는 동안 당신을 도와줄 것이다….

당신이 내부에서 발견한 아주 특별한 장소를 상상하라…. 당신이 편하게 느끼고 긴장을 풀 수 있는 정말 아름다운 곳, 그러나 익히 잘 알고 있는 곳…. 이곳은 살면서 몇 번인가 실제로 가본 적 있는 곳일지도 모른다…. 외부 세상에서, 또는 이곳 내적인 세상에서…, 또는 어느 곳에선가 본 적 있는 곳일지도 모른다…. 어쩌면 그곳은 전에 한번도 가본 적이 없는 새로운 곳일지도 모른다…. 대단히 아름답고, 당신을 기꺼이 받아들이고, 그리고 안에서 좋은 기분을 느낄 수 있는 곳이라면, 어디든 문제가 되지 않는다…. 안전하다고 느끼고, 치유된다고 느끼는 곳이라면….

이제 시간을 가지고 그 장소를 둘러보라…. 그리고 당신의 상상 속에서 본 것을 인식하라…. 당신이 본 모든 것…, 그것들이 어떻게 보이는지…. 그곳이 아름답고 편안하며 치유되는 것처럼 느껴진다면, 그곳을 어떻게 상상하느냐는 전혀 문제되지 않는다…. 당신의 상상 속에서 들리는 소리가 있는가…. 그렇지 않다면 단순히 정적만 흐르는가…. 당신의 상상 속에서 어떤 향기가 느껴지는가, 혹은 특별한 공기가 흐르는가…. 그런 것이 있든 없든, 당신이 그곳에서 치유됨을 느낀다면 전혀 상관없다…. 그곳은 상상할 때마다 조금씩 변할 수도, 같을 수도 있다…. 이는 큰 문제가 되지 않는다…. 조금씩 천천히 탐구를 계속하라.

그곳은 하루 중 언제인 것 같은가…? 일 년 중 언제인 것 같은가…? 기온은 어떤 것 같은가…? 당신의 옷차림은 어떤가…? 천천히 시간을 들여 당신이 안전하고 편안하게 느낄 만한 장소를 발견하라…. 그리고 그곳에 있는 당신을 상상하라…. 만일 다른 생각 때문에 집중이 안 된다면, 심호흡을 한두 번 한 후 다시 그곳으로 돌아가라…. 지금 이 순간만은…, 다른 모든 가야 할 곳, 해야 할 일을 접어두어라…, 지금 이 순간만은….

다시 한번 당신 자신으로 하여금 당신에게 치유를 느끼게 하는 어떤 것을 인식하게 하라…. 그것은 아름다움일 수도 있고…, 평화로운 느낌일 수도 있고…, 쾌적한 기온 또는 향기 또는 모든 특질들이 조합되어 있는 것일 수도 있다…. 아마 당신은 당신에게 헌신적이고 당신 인생에 도움을 주는 무언가에 대한 느낌을 갖게 될 것이다…. 여기서 어떤 치유를 발견하는지는 문제되지 않는다…. 또는 특별히 그것을 확인할 수 있을지 없을지도 문제되지 않는다…. 그러나 그곳에 어떤 치유가 있는지를 스스로 경험하게 하라…. 그리고 그곳에서 가볍게 이완하라…. 이완하는 동안, 당신의 자연치유 시스템이 최상으로 작용할 수 있다는 것을 깨달아라…. 흩어짐 없이…, 하고자 하는 것을 말할 필요 없이….

당신이 이 특별한 곳에서 이완할 때, 당신은 그곳에서 당신과 함께 있도록 내적 치유자를 초대하기를 원할 것이다…. 그 존재와 치유 특성을 당신의 탐구에 가담시켜라…. 그리고 내적 치유자를 환영하라…. 그것이 어떤 형상으로 오든지간에 그곳에 있음에 감사하라….

당신이 준비되었을 때, 당신이 가지고 있고 보다 더 알기 원하는 통증에 초점을 맞추도록 하라…. 이제 당신의 관심을 그것에 맞추고, 지금은 그것에 관해 아무것도 하려고 하지 말라…. 그곳에서 그것이 당신에게 알려주고 싶은 것이 있다면, 그것을 이해하기 위해 당신이 여기에 있다는 것을, 그것으로 하여금 알게 하라. 이 통증을 나타낼 수 있는 형태의 이미지가 되게 하라…. 그리고 간단하게 이미지가 기억나게 하라…. 그리고 지금 당장은 그것이 무엇이든지 있는 그대로 있게 하라…. 그것이 당신이 인식하거나 이해하는 것이든 아니든…, 그것은 당신에게 친밀한 것일 수도 있고 새로운 것일 수도 있다…. 이제 그것이 무엇인지, 그 이미지를 주의 깊게 관찰할 시간을 가져라…. 그것은 어떻게 보이는가…? 얼마나 큰가…? 당신과 비교해서는 얼마나 큰가…? 특별히 어떤 모양으로 인식되는가…? 당신이 가장 편안한 각도나 거리에서 그것을 관찰하라…. 지금 당장은 그것을 변화시키려 하지 말라…. 바로 관찰만 하라…. 아무튼 그것은 무엇을 하고 있는가?….

그 이미지는 어떤 특징을 갖고 있는가…? 그것에서 감지되는 모든 특징의 이름을 불러보아라…. 그것의 존재를 어떻게 느끼는가…? 그것에 대해 가지고 있고 끌리는 모든 느낌들을 인식하라…. 그리고 그들이 그곳에 있게 하라…. 끌리거나 그것에 관해 가지고 있는 또 다른 느낌들이 있는가…?

당신이 준비되었을 때, 이미지가 오는 것에 감사하라…. 그리고 그것이 어떻게 반응하는지를 주시하라…. 이미지에게 당신이 어떻게 느끼고 어떻게 끌리는지를 말하라…. 당신의 마음속으로, 그것이 가져다주는 모든 느낌에 관해 솔직하고 직접적으로 말하라…. 그리고 그것의 반응을 보아라…. 그리고 당신이 이해할 수 있는 방법으로 그것과 교류할 수 있음을 연상하라…. 그것이 말을 하든지…, 또는 형태를 바꾸든지…, 또는 당신이 단순히 그것을 직접적으로 이해하든지….

당신이 알아야 할 중요한 것을 가지고 있는지를 그것에게 물어보아라…. 그리고 스스로 그것이 대답하게 하라…. 그것의 반응을 주의 깊게 들어보아라…. 당신의 통증에 그것이 어떻게 연결되는지를 물어보아라…. 그리고 그것이 당신에게 무엇을 말하는지 주의 깊게 들어보아라….

그것이 당신에게 무엇을 원하는지 물어보아라…. 그리고 그것이 어떻게 말하는지를 들어보아라…. 꼭 들어라…. 지금은 판단이나 논쟁하지 말고…, 당신으로부터 무엇이 필요한지를 그것에게 물어보아라…. 그리고 그것이 반응하게 하라…. 그것이 당신에게 무엇을 하려하는지를 그것에게 물어보아라…. 그리고 대답하게 하라…. 그것이 약해지고 없어지기 위해서는 무엇을 요구할 것인가…? 그것이 당신에게 말하고 보여주게 하라….

당신이 그 이미지로부터 무엇을 배웠는지를 생각해보아라…. 그것이 필요한 것은 무엇인지, 그리고 사라지기 위해서 무엇을 요구하는지를 생각해보아라…. 여기에 당신이 그것에게 주려고 하고, 줄 수 있는 무언가가 있는가…? 그렇다면, 지금 당장 줄 수 있는 내적인 것인가, 아니면 외적 세계에서 해야만 하는 것인가…?

그것이 원하고 필요로 하는 것을 주는 데 무슨 장애가 있는가…? 그렇다면, 당신은 어떻게 합의를 이룰 것인가…? 그것에게 방해되는 것이 무엇인지를 알게 하고, 그것과 합의를 성사시킬 수 있는지를 보아라….

지금 당장 통증을 줄여줄 수 있는지를 그것에게 물어보아라, 그리하면 그것이 진정으로 할 수 있는 힘을 가지고 있는지를 알 수 있을 것이다-심지어 일시적일지라도…. 하려는 의지가 있다면, 당신의 통증에 어떤 변화가 생기는지를 주시하라…. 그렇지 않다면, 통증을 제거할 능력을 무엇으로 보여줄 생각인지를 물어보아라…. 그리고 당신의 전부를 위해 일한다는 일치에 도달할 수 있는지를 보아라….

당신이 이미지와 일치를 이룬다면, 그것을 지키기 위해서 당신이 최선을 다할 것이라는 확신을 주어라…. 당신이 완전히 확신하지 않는다면, 그때는 양측에 좋은 일치감을 찾을 때까지 대화를 통해 심상과 협의를 계속하라…. 만약 곤경에 처한다면 내적 치유자에게 도움을 청해야 할 것이다…. 그리고 그것이 무엇을 더 추가하려고 하는지를 보아라….

당신이 내적으로 완벽하다고 할 수 있는 합의점에 도달했다면, 지금 그것을 하라…. 당신의 역할을 하고, 이미지가 어떻게 자신의 역할을 하는지를 주시하라…. 그리고 합의점에 외적인 구성 요소가 있다면, 자신이 총체적으로 이것을 수행하는 것을 연상하라….

그리고 이미지가 와준 것에 대해 감사하라…. 다시 한 번 그것을 관찰해보아라…. 그것은 똑같은가, 아니면 다른가, 다르다면 어떤 면에서 다른가…? 그것으로부터 당신은 무엇을 배우는가…? 지금 그것에 대해 어떻게 느끼는가…? 당신이 그것을 인식하고 있다는 것을 표현하라…. 그리고 더 논의할 것이 있다면, 나중에 합의점을 되돌릴 협의를 하도록 하라….

그리고 또한 내적 치유자에게 감사하라…. 이 경험에서 일어난 일들을 돌이켜볼 1분간의 시간을 가져라…. 그리고 당신이 깨어나 돌아왔을 때 확실히 기억하기 원하는 것을 특별히 주시하라….

당신이 필요한 충분한 시간을 가져라….

당신의 관심을 바깥세상으로 돌리려 할 때, 조용히 당신 안에 특별한 치유지를 가졌음을 인식하는 표현을 하라…. 그리고 이런 방법으로 당신의 심상을 이용할 수 있음을 인식하는 표현을 하라…. 자연적으로 당신 안에 만들어진 치유 능력을 인식하는 표현을 하라….

당신이 준비되었을 때, 모든 이미지가 희미해지고 안으로 사라지게 하라…. 항상 당신 안에서는 치유가 계속 일어나고 있음을 깨달아라…. 그리고 조용히 당신의 관심을 당신 주변의 방, 그리고 현재의 시간과 장소로 옮겨라…. 그리고 중요하고 흥미롭다고 여기는 것, 즉 안락함, 이완, 또는 치유감과 같은 것을 가지고 돌아오라…. 완전히 돌아왔을 때, 천천히 기지개를 켜고 눈을 떠라….

당신의 경험에 관해 쓰고 그릴 몇 분간의 시간을 가져라.

**당신의 경험을 보고하라**

여느 때처럼, 당신의 치유 일지에 쓰고 그릴 시간을 가져라. 당신이 아직 준비되지 않았다면, 당신의 경험에 관해 다음 질문을 고려하라.

— 이 과정을 수행한 후 당신은 어떠함을 느끼는가?

— 지금 당신의 편안함/불편함의 정도는 어느 정도인가?

— 그것이 같은가 다른가?

— 당신의 불편함은 1부터 10까지의 척도 중 어느 정도의 강도인가?

— 당신이 시작할 때와 비교해서 어떤가?

— 지금 어떤 특성의 불편함이 있는가?

— 이들은 전과 같은가, 다른가?

— 당신의 통증 이미지는 어떤 것인가? (당신은 그것을 그리기를 원할 것이다.)

— 그것은 당신으로부터 무엇을 원하고 필요로 하는가?

— 그것은 당신에게 무엇을 하려고 하는가?

— 당신은 그것과 합의점에 도달했는가?

— 그렇다면 당신의 홍정 목표는 무엇인가?

— 그것은 자신이 무엇을 할 것이라고 말하는가?

— 당신은 내적으로 홍정을 완료할 수 있는가? 또는 외적으로 무언가를 할 필요가 있는가?

— 그렇다면 이것을 언제, 어떻게 수행할 것인가?

— 지금 통증과 그것에 대한 당신의 유대관계에 관해 어떻게 느끼는가?

— 같다고 느끼는가 아니면 다르다고 느끼는가?

— 이 과정에서 가장 흥미롭고 중요한 것은 무엇이라고 생각하는가?

— 미래에 이 과정을 어떻게 사용할 것인가?

이들 통증 제거 과정들은 모두 필요한 만큼 사용할 수 있거나 사용되어야 한다. 그러나 통증과의 대화 기법을 사용한다면, 당신의 홍정을 고수하거나 좋은 믿음을 가지고 재교섭하라. 이 교류 라인을 개방함으로써 내적인 유대관계를 만들고, 심신의 유대관계를 개선한다. 당신이 갖게 될 다른 유대관계를 소중히 여기면서 이것을 치료하라. 당신의 합의를 잊어버리거나 반칙 행위를 한다면, 당신의 몸과 마음 사이에 불신을 낳게 될 것이다. 그래서 당신이 하려고 하는 것과 반대로 될 것이다. 무언가가 떠오른다면, 안으로 들어가서 당신의 의식 속으로 들어오는 이미지를 받아들이고, 재협의할 의지가 있는지를 그것에게 물어보아라. 그것이 그러하다면, 좋은 믿음을 가지고 그것을 하라. 그러나 당신을 속일 사람은 아무도 없다.

다음 장에서 우리는 치유에 중요할 수 있는 영성의 몇 가지 양상에 집중할 것이다, 그리고 당신의 치유 경로를 조명할 수 있는 당신 생명에 대한 중요한 예지력을 탐구할 것이다.

### 요약

- ㅁ 모두는 아니지만 암을 가진 사람들은 통증을 갖는다. 그러나 그것은 수술, 의학적 시술, 종양 효과와 동반되거나 다른 원인으로부터 온다.
- ☐ 모두는 아니나 암을 가진 사람의 통증은 실제적으로 암으로부터 나온다. 그러므로 잘 진단할 필요가 있다.
- ☐ 통증은 육체적인 감각과 감정적인 경험 모두 포함된다. 스트레스나 긴장, 감정은 통증을 증가시킬 수도, 경감시킬 수도 있다.
- ☐ 통증은 원천이 어떤 것인가에 따라 유도심상과 함께 약물, 물리치료, 침술에 의해 경감될 수 있다.
- ☐ 통증은 무엇인가에 관심이 필요하다는 중요한 안내자가 될 수 있다. 통증 경감은 적절한 방법으로 그것에 관심을 가짐으로써 일어날 수 있다.
- ☐ 유도심상은 통증 조절에서 육체적인 면과 감정적인 면 모두에 도움이 될 수 있다.

제11장

# 암과 치유에서의 영적인 양상

"암에 걸린다는 것은 새로운 생명의 시작이 될 수 있다는 것이다.
자신의 존재에 대한 탐구, 생존에 필요한 생명의 발견 등은
질병에 대한 강한 무기 중 하나가 될 수 있다."

— 로렌스 르샨(LAWRENCE LESHAN),

『당신은 당신의 생명을 위해 싸울 수 있다(YOU CAN FIGHT FOR YOUR LIFE)』—

당신이 운 좋게 당신보다 크고 훨씬 강한 무언가에 대한 굳건하고 확고부동한 믿음을 갖고 있다면, 그것은 무엇이든 믿을 수 있다는 것이다. 그런 믿음은 암 진단에 의해서도 흔들리지 않는다. 그것은 엄청난 정신적 능력을 갖고 있다는 의미이기도 하다.

많은 연구결과는 영적인 강한 믿음 체계는 건강과 행복에 많은 이점을 갖는다고 보고하고 있다.

샌프란시스코에 있는 California Pacific Medical Center 연구원으로 있는 엘리자베스 타그(Drs. Elizabeth Targ)와 엘렌 르바인(Ellen Levine)은 조기 유방암을 앓고 있는 여자의 건강, 기능적인 행복, 영적인 믿음 체계의 특성에 대한 연구를 했다. 그들은 육체적인 건강 평가를 포함한 강한 믿음 체계와 기능적 행복 사이에는 강한 상관관계가 있다는 것을 발견했다.

강한 영적 믿음을 가진 사람들은 유사한 믿음을 가진 사람들과 모이는 경향이 있기 때문에, 연구자들은 무언가 커다란 존재에 대한 믿음으로부터 사회적 지원 효과를 분리했다. 그 결과 영적인 믿음 그 자

체는 사회적 지원만을 동반한 경우보다 거의 2배 가량 강력한 것으로 판명되었다. 믿음에 부언하자면, 꽤 여러 연구에서 기도가 건강과 행복에 긍정적인 영향을 주는 것으로 보고되었다. 물론 기도는 당신에게 편안함과 마음의 평화를 가져다준다. 그러나 어떤 연구에서는 당신의 건강을 위한 기도가 그들이 가까이 있든 멀리 있든, 그들을 당신이 알든 모르든, 영향을 줄 수 있다고 말한다.

1988년에 로버트 브라이드(Robert Bryd)는 Sourthern Journal of Medicine에, 캘리포니아 샌프란시스코 대학교(University of California San Francisco) 부속병원 관상동맥 치료실에서 심장발작으로부터 회복한 사람들이 다른 사람들의 기도가 있을 때 더 회복이 잘되었다고 보고했다. 먼 곳에서, 그리고 알지도 못하는 사람들이 기도하고, 환자들은 누가 그들을 위해 기도하는지도 몰랐다. 이 환자들은 보다 짧은 시간에 증상이 완화되었고, 합병증도 적었으며, 아무도 기도해주지 않는 환자보다 관상동맥 기능이 좋아졌다. 논란의 여지는 있으나 이 연구는 한 번 이상 재현되었으며, 최근 Archives of Internal Medicine에 발표된 연구논문에서도 입증되었다.

정신과 의사인 엘리자베스 타그에 의한 다른 연구는, 먼 곳에서 모르는 사람들이 기도를 해준 HIV 환자들의 경우, 기도의 주목을 받지 않은 임의 추출된 대조군에 비해 면역 시스템 평가가 개선되고 훨씬 좋은 임상적 결과를 나타냈다고 보고하고 있다. 이 연구는 극히 잘 짜여 재현된다면, 증명을 필요로 하는 사람들에게 강한 증거를 공급하게 될 것이다.

당신이 수천 마일 밖에 떨어져서 알지도 못하는 누군가를 위해 기도한다면, 그들의 건강에 긍정적인 효과를 줄 수 있다. 같은 방법으로, 당신 자신의 건강에 영향을 줄 수 있는 것을 연상한다는 것은 그것을 훨씬 더 쉽게 만든다.

## 51. 심상과 기도

심상과 기도의 유일한 차이는 당신이 말하고 생각하는 자가 누구냐에 있다고 생각한다. 만약 당신의 몸에 영향을 주기 위해 뇌를 이용한다고 생각한다면, 그것은 심상이다. 만약 당신보다 커다란 힘에게 도움을 요청한다고 생각한다면, 그것은 기도이다.

심상은 강하고 잘 형성된 영적 믿음 체계가 없는 사람들이나 신을 믿지 않는 사람들에게는 중요하고 직접적이며 집중할 수 있는 인간과 같은 존재이다. 그것은 또한 생리적인 사고력에 기반을 두는 사람들에게도 중요하다. 왜냐하면 심상이 작용할 수 있는 많은 신경, 호르몬, 면역 기전을 잘 알고 있기 때문이다.

당신이 기도를 믿는다면, 심상은 기도하는 데 강한 길이 되어줄 수 있다. 성경에서는 신은 스스로 돕는 자를 돕는다고 말한다. 그러므로 스스로 돕는 방법과 기도에서 공통적으로 심상을 생각해야 한다.

어떤 신이건 당신이 신을 믿는다면, 그것은 당신이 믿음으로 받아들일 수 있을 것이고, 생명과 건강의 원천으로서 그 존재를 인식할 것이다. 그리고 이미지가 분명하게 나타나기를 요청할 것이고, 보다 효과적으로 기도에 도움을 줄 것을 요구할 것이다.

기도에는 많은 형태가 있다. 우리가 받은 선물에 대한 감사를 표현하는 하느님에 대한 감사의 기도가 있고, 우리를 창조한 절대자에 대한 찬양의 기도가 있고, 치유를 위한 요청, 자신이나 타인의 특별한 목적에 대해 도와줄 것을 요청하는 기도가 있고, 신의 의지와 조력자임을 깨닫기 위한 기도가 있다.

특별히 당신에게 의미 있는 모든 종교, 문화, 언어로 기술된 기도들이 있다. 우리가 깊은 묵상이나 두려움에 쌓이거나 직접적으로 신에게 집중할 때, 가슴에 치솟아 오르는 기도도 있다. 그러므로 기도를 하면 심상은 또 다른 차원의 깊이를 더해줄 것이다. 역으로 기도는 당신의 심상을 정화하고 축복해줄 것이다.

영성에 대한 종교적인 왜곡으로 흥미를 잃거나 믿음이 확실치 않다면, 도전뿐만 아니라 암으로부터도 기회가 온다. 이들 중 하나는 자신, 친척들, 그리고 생명에 대한 자신의 유연관계에 관해 실제적으로 진실이라고 믿었던 것을 명확히 하는 기회가 된다. 암을 동반하는 생생한 두려움과 불확실성은 또한 생명이 비롯된 곳, 사후에 가게 되는 곳, 그리고 여기 있는 동안 그것이 의미하는 것에 관한 믿음을 생각하게 하는 토양이 된다. 이 책에서 내가 제공하는 심상 방법들은 내가 숭배하는 신, 절대적인 힘, 생명, 그리고 당신의 믿음이 모든 것의 근원이라고 여기는, 불가사의라고 불리는 것들을 깨닫는 방법들과는 본질적으로 비교가 된다.

암이 사망선고의 의미는 아닐지라도, 그것은 종종 우리 인식에서 사망이나 죽음을 훨씬 많이 생각하게 한다. 이것은 스트레스를 주는 상황이다. 그러나 또한 놀랍게도 생명을 자극할 수도 있다. 생명력, 그리고 생명에 대한 감사함을 갖게 되는 데는 죽음에 대한 묵상보다 더 좋은 것이 없을 것이다.

치료자이고 목사이며 How, Then, Shall We Live?의 저자인 웨이네 뮬러(Wayne Muller)는 다음과 같이 기술했다.

"우리가 영원히 살 것이라는 환상을 갖는다면, 우리는 살 준비를 하기도 전에 세상에서 우리에게 주어진 모든 시간을 써버릴 수 있다…. 죽음에 대한 접근이 우리를 일깨우고…, 죽음을 받아들이는 것은 병적인 것이 아니며, 죽음을 부인하는 것이 병적이다. 우리가 죽으리라는 것을 안다면, 그때 우리가 살아 있다는 것을 알게 될 것이다. 이것을 염두에 둔 인식이 이 땅에서 우리에게 주어진 시간을 진지하게 해주고 풍성하게 해주는 다양한 실천을 용솟음치게 할 수 있다."

여기서 주안점은 당신이 암에 걸렸기 때문에 절박한 죽음을 단순하게 받아들이라는 말이 아니라, 당신이 그것에 걸렸다는 강화된 자각이 당신의 생명을 강력하게 풍성하게 해주고, 생명이 당신에게 가져다 준 체험에 대한 가치를 높이는 방법이 될 수 있는지 어떤지를 주시하라는 것이다.

전근대적인 많은 사회에서는 음식을 구하기 위해 사냥하고 가축을 도살한다. 그리고 전염병, 기근, 전쟁으로 인한 죽음이 만연하기도 한다. 그리 달갑진 않으나 죽음이란, 이런 생존 형태에서의 생명은 그것이 제한되어 있기 때문에 정말 귀중하다는 것을 우리에게 상기시켜주는 동맹체처럼 보인다.

## 52. 죽음이 주는 선물

많은 전근대적 사회에서 죽음은 일상화되어 있을 뿐 아니라, 전사나 영적인 심상을 형성하는 것을 돕는 길잡이로 이용되었다. 죽음의 존재는 무엇이 진정으로 중요하고, 무엇이 영속할 가치가 있는지, 무엇이 참으로 우리의 관심을 받을 만한지를 분류하는 데 도움을 준다. 많은 전통 사회에서는 이런 깨달음이 더 이상 소홀히 취급될 수 없을 때만 단지 직면하는 단순한 두려운 존재로서가 아니라, 평생 수련을 하도록 교화되었다.

죽음은 많은 의료 행위가 그것을 예방하는 데 목적을 두고 있을지라도, 의학적인 수련에서 다루어지지는 않는다. 어떤 심리학자들은 의학을 공부하는 학생들이 일반적인 사람들보다 죽음을 훨씬 더 두려워하는 것으로 믿는다. 그것이 사실이든 아니든 간에, 그에 관한 생각을 탐구하는 것은 치유자의 임무에 대한 올바른 인식을 깊게 해줄 수 있다.

저명한 의학 교육자인 리첼 네오미 리먼 박사는 의과대학 학생들을 위한 The Healer's Art라고 하는 과정을 만들었다. 이것은 그 지역의 많은 의과대학에서 지금도 가르치고 있다. 그 과정에서는 의료에 관한 어려운 논제들이 시험 대상이 된다. 경험 있는 의사들이 학생들을 소그룹으로 나누고, 그에 관한 관찰, 생각, 그리고 느낌을 그들이 평가하도록 격려한다. 가장 감동적인 강좌 중 하나는 죽음과 임종을 다루는 것이다. 내 소그룹에 속해 있는 의과 대학생 한 명은 이런 관찰 소견을 냈다.

"죽음이란 위선적인 겉치레와 걸치고 있는 겹겹이 싸인 역할의 막을 걷어내는 것처럼 보인다. 사람들은 임종이나 죽음에 직면하면 달리 행동한다. 그들은 평소에 말하지 않으려고 하던 것을 말하고, 평소에 하지 않으려고 하던 행동을 한다."

그는 남에게 결코 도움을 청하지 않던 성공하고 책임 있는 가족의 일원인 그의 아버지가 어떻게 파자마 단추를 끼우는 것과 같은 단순한 도움을 요청하게 되었는가 하는 이야기를 관련지어 말했다. 그는 그렇게 된 이유가 질병이 그것을 할 수 있는 능력을 감소시켰기 때문이라는 것이다. 그에게 도움을 청하는 아버지를 가진 아들로서 그것이 얼마나 깊은 의미를 갖는가를 말할 때, 이 젊은이의 눈에서는 눈물이 흘러내렸다. 그는 아버지가 자신의 정신적인 성숙함으로 그것을 받아들였다고 느꼈다.

우리는 종종 죽음이 임박했을 때, 사람들에게 진정한 것이 무엇인지를 본다. 그것은 아마 오랫동안 피하려고만 한다면 가장 무서운 것이 될 것이다.

리먼 박사(Dr. Reman)는 그녀의 반 의과대학 학생들에게 죽음에 대한 생각을 해독하는 과정의 출발로서, 죽음을 인지하는 것에 관한 다음과 같은 질문을 심사숙고하도록 요청했다. 이것을 할 시간을 갖는다는 것은 당신에게 우물을 제공해줄 것이다. 생명이 끝나버리는 절박한 위험이 있든지 없든지 간에 말이다.

이런 것을 숙고할 시간을 갖고 치유 일지에 당신의 반응을 기록하라. 각 질문이 생명에 대한 연관성에 관해 당신에게 무엇을 가르치려고 하는지를 주시하라.

○ 죽음에 대한 당신의 개인적인 정의는 무엇인가?

○ 죽음과 관련지어 당신이 알고 싶은 것이 무엇인가?

○ 당신이 죽은 사람에게 몇 가지 질문을 할 수 있다면, 그것은 어떤 질문이겠는가?

○ 딱 한 가지 질문만 할 수 있다면, 그것은 무엇이겠는가?

○ 그 사람이 무어라고 대답할 것이라고 연상되는가?

## 53. 죽음에 대한 흥미로운 견해

정상적인 인생에는 수많은 죽음과 부활이 있다. 유아는 소아로 성장할 때 죽고, 소아는 어른에게 길을 내준다. 독신은 결혼으로 사라지고, 부모는 조부에게 길을 내준다. 꿈, 능력, 유대관계, 그리고 책임감 모두 라이프 사이클을 갖는다. 하나의 사이클이 끝남은 새로운 사이클의 배움과 성장을 시작하게 한다. 인간의 육체적 소멸이 다른 사이클이 될 수 있는가?

나의 훌륭한 스승 중 한 분인 어빙 오일 박사(Dr. Irving Oyle)는 태아 때 의식할 수 있는 것이 무엇일 것 같은지를 연상해보라고 우리들에게 질문하곤 했다. 당신은 기본적으로는 수조 속에 있었고, 가느다란 줄로 어머니에게 붙어 있었고, 필요한 모든 영양소는 이 줄을 통해 받았다. 그곳은 어둡고, 조용하고, 따뜻하고, 배경은 항상 심장 고동소리가 들리는 편안한 곳이다. 할 일이라곤 아무것도 없고, 매 시간, 매일매일 아무런 변화 없이 지낸다.

어느 날 주변에서 움직이는 느낌이 시작된다. 벽이 당신을 조이는 것 같은 압박감이 종종 느껴진다. 처음에 당신은 그것이 아주 빠르게 사라지기 때문에 확인이 어렵다. 그리고 그것들 사이에는 긴 시간 간격이 있다. 그러나 그런 후 움직임은 규칙적이고 율동적이 된다. 당신 주변의 공간이 움츠러들고 불편해진다. 같은 방법대로 움직일 수가 없고, 무슨 일이 일어나는지도 모른다. 갑자기 물이 쏟아져나가고 압력이 강해지기 시작한다. 무언가 당신을 미는 것을 느낀다. 당신은 가고 싶지 않다. 이런 것을 요청한 적도 없다. 그리고 갈 곳도 없는 것 같다. 머리가 압박을 받는 것 같고, 조그만 구멍은 막히지는 않아서 빠져나가기에 충분할 만큼 커질 것 같다. 혈액 공급이 차단되는 것 같고, 압력이 더욱 강력해지는 것 같다. 당신은 무슨 일이 일어나는지도 모르고, 그것을 견뎌내는 것을 연상할 수 없다.

괴로운 기나긴 시간이 지난 후, 종국에는 압박이 풀리고, 차갑고, 너무 밝고, 시끄럽고, 혼란스러운 곳에 도착한다. 누군가 당신을 들어올리고 엉덩이를 찰싹 때리고, 또는 코와 입 속으로 흡입기 주둥이를 집어넣는다. 당신이 전에는 들어보지 못한 시끄러운 목소리나 음향이 들리고, 당신은 무슨 일이 일어나고 있는지 모른다. 그곳은 무섭고 불편하다, 그리고 그곳에 있고 싶지 않다. 그런 후 누군가 당신을 따뜻한 물로 씻기고, 따뜻한 담요로 포근하게 감싸준다. 당신의 어머니는 처음으로 그녀의 가슴에 당신을 안는다. 당신은 희미하게 그녀의 심장소리를 다시 듣고, 다시 한 번 편안함을 느낀다.

이 이야기의 요점은, 이 생명이 무엇이 되어갈지에 대해 아는 것보다, 죽음 후에 일어나는 것을 훨씬 더 모른다는 것이다. 그것이 올바르게 잘 진행되어갈 것이라는 것을 당신이 안다면, 그것은 당신이 그 과정을 보다 쉽게 수행해나가도록 도울 것인가? 태아도 탄생이 무엇으로 이끌지 아는 방법이 전혀 없다. 그리고 우리가 생각하는 죽음도 그와 똑같은 상황이다.

## 54. 미스터리의 의미

죽음에 대한 생각은 대부분의 사람들을 괴롭힌다. 크게 보면, 우리는 그것이 인생의 거대한 계획과 어떻게 맞아들어가는지를 이해하지 못한다는 것이다. 우리의 죽음이 새로운 치료법을 발견하도록, 정신적인 지도자가 되도록, 생명을 보다 더 존중하도록 다른 누군가에게 동기부여를 하지 않는다는 것을 어떻게 알 것인가?

노벨상 수상자인 커트 보네커트(Kurt Vonegut)는 우리에게 "이스트 세포의 생활을 생각해보아라. 그들 모두는 항상 먹고, 배설하고, 번식한다. 먹고, 배설하고, 번식. 그것은 자신이 샴페인을 만들 것이라는 것을 알지 못한다"는 것을 상기시켰다. 죽음이 우리에게 실제 무엇을 가져다줄지 모르는 것과 마찬가지로, 암이 우리에게 무엇을 갖다줄지, 또는 우리 주위의 다른 사람들에게 무엇을 줄지 우리는 알지 못한다.

내가 좋아하는 아저씨는 64세에 갑작스럽게 급성 백혈병에 걸렸다. 젊은 시절에 피를 보고 현기증을 일으킨 사실에도 불구하고, 그는 용감하게 수개월 동안 집중 화학치료를 받고, 많은 시간을 병원에서 보냈다. 직업이 회계사인 그는 예술을 대단히 사랑하는, 재능 있는 아마추어 화가였다. 그는 병원에 홀로 떨어져 있는 동안 우울하고 불안한 느낌을 가졌다, 나의 동료 의사는 그에게 시간을 보내고 마음을 다스리기 위해 그림을 그릴 것을 제안했다. 그의 딸들이 화구를 가져왔고, 그는 수채화 물감으로 그를 돌보는 사람들이나 병실을 만화로 그렸다. 그것은 그의 정신력을 높여주고, 직원들을 매혹시켰다. 그 직원들은 그를 특별히 좋아하게 되고, 그의 인상과 그림을 높게 평가했다.

그의 요구로 나는 유도심상 테이프 몇 개를 가져다주었는데, 그는 치료가 잘 작용하는 것을 연상할 수 있었다. 그가 내적 심상 경험을 시작했을 때, 그는 그것을 "내가 전에 경험한 적이 있는 어떤 것하고도 다르다"라고 기술했다. 그는 흥분했고, 내적 치유 심상을 그리기 시작했다. 그는 그의 치료에 무언가 기여할 수 있다는 뿌듯한 기분을 느꼈다. 공격적인 화학요법을 놀랍게도 잘 견뎠다. 미술 치료실뿐만 아니라 의사들도 그에게 일어난 일에 대해 대단한 관심을 갖게 되었다. 전에 그들은 미술 치료를 소아암 환자들에게만 사용했었다.

그들은 나의 삼촌이 그림 그린다는 것을 깨닫고, 그에게 일어난 효과가 다른 성인 환자들에게도 이용될 수 있다는 것을 깨달았다. 미술치료실에서는 그와 다른 환자들이 암 투병 동안 만든 미술과 음악으로 전시회를 열었다. 치유 심상의 핵심을 표현한 삼촌의 그림이 안내책자의 표지 그림이 되었다. 그리고 대강당에서 전 의료진에게 그의 경험을 강연하도록 초대받았다.

낙관적인 사고를 갖게 하고, 독한 치료의 다양한 부작용을 줄여준 나의 삼촌의 업적은, 통합치료 분야에 미술치료를 도입하게 함으로써, 미시건 대학의 암 치료센터를 의미 있게 개선하는 효과를 가져왔다. 그를 사랑하는 우리들 중 어느 누구도 그가 경험했던 것을 계속하기를 바라지 않는다. 그러나 그의 암 투병에서 얻은 선물에 대해서는 경외감을 갖는다.

이것이 거대한 계획의 일부이고 성취되어야 할 철학적인 목적의 한 부분인지, 아니면 단순히 나쁜 것으로부터 나온 선물인지 누가 알겠는가? 어느 경우건 간에, 암 경험에서 나오는 축복을 더욱 더 찾으려 할 때, 우리는 종종 그것들을 발견하고, 그것들은 우리에게 편안함을 가져다줄 수 있을 것이다.

빅터 프랭클(Viktor Frankl)은 홀로코스트 집단 수용소에서 살아남은 정신과 의사이다. 그의 저서 Men's Search for Meaning에서, 프랭클은 삶의 의미와 목적에 대한 믿음을 계속 지속하는 것이 기아, 고문, 수용소의 처절함에서 어떻게 해서든지 살아남으려는 많은 사람들을 지탱하게 해주었다고 그의 관찰 결과를 말했다. 그는 "삶이 우리에게 가져다주는 의미만큼, 우리는 인생에서 그 의미를 찾지 못한다"라고 썼다. 이 점에서 프랭클의 예측은 우리 중 많은 사람이 의미를 찾는 것에 대해 생각하는 방법과 대조적이다. 논점은 당신이 살 것인가 죽을 것인가가 아니다. 논점은 '당신이 어떻게 살 것인가?'이고, '당신의 생명이 다할 때 어떤 유산을 남겨놓을 것인가?'이다.

이것을 탐구하는 게 흥미롭다면, 당신의 치유 일지를 챙기고 다음 질문을 생각하라. 당신은 이완을 원하고, 치유지에 있는 자신에 집중하기를 원할 것이다. 그리고 이것을 할 때 당신과 함께할 내적 지원 시스템을 부르기 원할 것이다. 아니면 단순하게 각 질문에 반응할 약간의 조용한 시간을 갖기 원할 것이다. 여기에 정답은 없다. 이것은 개인적인 탐구이다. 각 질문에 필요한 만큼 충분한 시간을 할애하도록 하라.

○ 당신의 인생에서 당신에게 가장 중요한 능력과 가치는 무엇인가?

○ 당신보다 오래 살 사람들에게 전달하고 가르치고 싶은 어떤 교훈이 있는가?

○ 그들에게 어떤 메시지를 남기고 싶은가?

○ 당신이 죽을 때 당신에 관해 그들이 기억해주기 바라는 것은 무엇인가?

○ 당신의 장례식 때 그들이 당신에 관해 무어라고 말해주기를 바라는가?

○ 당신의 비석에 어떤 비문이 새겨지기를 바라는가?

○ 당신이 남기고 싶은 유산 중 이미 가지고 있던 것으로부터 만들어진 것은 무엇인가? (필요한 유산은 금전이나 물질이 아니다. 일반적으로 가장 가치 있는 것은 아니다.)

○ 당신이 가장 가치를 두는 유산과 교훈을 지키고 남기기 위해 지금 당장 당신은 무엇을 할 수 있는가?

만약 당신이 이 논점을 계속 탐구하기 원한다면, 여기에 당신의 인생에서 특별한 가능성을 찾도록 도울 수 있는 심상 과정이 있다. 당신은 이완을 하고, 당신의 치유지로 가도록 초대될 것이다. 그리고 당신의 의식 속으로 내적 치유자와 다른 자원의 원천을 초대할 것이다. 그런 후 당신이 이번 생애로 오기 직전의 생명을 영혼의 투시법으로 조망할 수 있음을 연상할 수 있을 것이다, 그 당시 당신의 야망, 현안, 근심들을 알게 될 것이다. 당신의 생에서 의미 있는 사건들을 되새겨볼 것이고, 당신이 현재 있는 곳과 관련하여 이 모든 것을 생각할 것이다.

이것은 궁극적으로 질병에 관한 연습이 아니다-그것은 당신 인생의 어떤 단계에서 진정으로 중요한 것에 당신의 눈이 뜨이도록 할 수 있는 것이다-그러므로 당신이 그것을 선택한다면, 두려움이나 공포를 갖고 하지 말라. 당신의 가치를 명확히 하고, 당신에게 중요한 것에 마음을 집중할 수 있는 방법으로서 그것을 하라.

## 55. 당신의 생명에 대한 조망

**your life in perspective**

편안한 곳에 자리를 잡고 당신 나름대로의 방법으로 이완을 시작하라…. 당신의 호흡이 좀 더 깊어지게 하고 충만하게 하라…. 그러나 아직은 편안하게…, 숨을 들이마실 때마다 당신의 몸을 채울 신선한 공기, 신선한 산소, 신선한 에너지가 들어오는 것을 인식하라…. 숨을 내쉴 때마다 한 움큼의 긴장…, 한 움큼의 불편…, 한 움큼의 걱정을 내보낼 수 있음을 이미지화하라…. 신선한 에너지를 들이마시고 심호흡을 하여 긴장과 걱정을 내뱉음으로써 당신의 심신의 이완을 시작하도록 하라…. 편안하고 자연스러운 움직임이 되도록 하라…. 어떤 외부의 힘도 가하지 말라…. 인위적인 어떤 것도 만들지 말라…. 자연스럽게 일어나도록 하라…. 이제 숨을 마시고 이완을 하고…, 숨을 마시고 에너지를 채우고….

당신이 보다 깊게 이완하고자 한다면 몇 번 심호흡을 하라…. 그러나 지금은 자연스러운 횟수와 리듬으로 호흡하라…. 숨을 쉬는 당신의 몸이 부드럽게 움직이게 하고, 편안하고 자연스럽게 긴장을 풀라…. 의식하지 말고 편안하게 하라….

당신의 오른발이 이제 어떻게 느껴지는지를 인식하라…. 그리고 왼발이 어떻게 느껴지는지를…. 바로 직전에 아마 당신은 당신의 발을 전혀 느끼지 못했을 것이다…. 그러나 이제 당신은 그것들에게 집중했기 때문에, 그것들을 인지할 수 있고, 그것들이 어떻게 느껴지는지를 알 수 있을 것이다…. 당신의 발에 지능이 있다는 것을 인식하라…. 그리고 당신이 조용히 당신의 발을 이완하려 할 때 무슨 일이 일어나는지를 느껴라…. 부드럽고 편안하게 하라…. 같은 방법으로 당신의 양 다리에 지능이 있음을 인식하고, 그들을 자유롭게 풀어주어라…. 그리고 그들이 나름대로 반응하도록 내버려두어라…. 그리고 어떤 긴장의 완화나 이완이 일어나는가를 인식하라…. 인위적인 어떤 노력도 가하지 말라…. 부드럽고 자유스럽게 내버려두어라…. 그리고 편안하고 즐거운 경험이 되도록 하라….

당신이 원한다면 보다 깊고 편안하게 이완할 수 있다…. 같은 방법으로 신체의 다른 부위들 역시 부드럽고 편안한 상태를 만들라…. 그리고 그들이 어떻게 이완되는지를 보라…. 이제 당신은 스스로의 이완 상태를 조절할 수 있으므로, 당신이 편안할 만큼만 깊게 이완한다…. 만일 당신이 바깥세상으로 의식을 돌리려 한다면, 눈을 뜨고 주위를 둘러봄으로써 완전히 깨어날 수 있다…. 당신이 무언가에 반응할 필요가 있다면, 하면 된다…. 당신이 필요하다면 그것을 할 수 있다는 것을 알아두라…. 다시 긴장을 풀고 당신이 심상화한 내적 세계로 집중하라….

위와 같은 방식으로 당신의 등과 척추, 고관절부를 자유롭게 하고 이완하라…. 복부와 중앙부를…, 흉부와 늑골부를…, 어떤 노력이나 몸부림도 없이…, 자연스레 진행되도록 하되, 그러나 당신이 그렇게 하고 있다는 것을 의식하라….

역시 같은 방법으로 당신의 등과 척추를 부드럽게 하고 자유롭게 하라…. 허리 아래쪽을…, 허리 중앙부를…, 양측 날개뼈 사이를…, 목과 어깨를…, 팔 위쪽을…, 팔꿈치를…, 팔뚝을…, 손목과 손을 경유하여…, 손바닥을…, 손가락을…, 그리고 엄지손가락을….

얼굴이나 턱의 지능을 인식하고 그들을 이완시켜라…. 부드럽고 편하게 되도록…, 그리고 머리와 이마…, 양 눈…, 심지어 당신의 혀도 편할 수 있도록 하라….

이완이 됐을 때, 집중력을 평상의 외부 세계에서 당신의 내적인 세계라고 부르는 곳으로 옮겨라…. 당신만이 보고, 듣고, 냄새 맡고, 느낄 수 있는 내적인 세계…, 당신의 기억력, 당신의 꿈, 당신의 느낌, 당신의 계획 모두가 내재된 세계…, 당신이 어떤 것들과 연결되는 법을 배우는 세계…, 그곳은 당신이 치유 여행을 하는 동안 당신을 도와줄 것이다….

당신이 내부에서 발견한 대단히 특별한 장소를 상상하라…. 당신이 편하게 느껴지고 긴장을 풀 수 있는 대단히 아름다운 곳, 그러나 대단히 잘 알고 있는 곳…. 이곳은 살면서 몇 번인가 실제로 가본 적 있는 곳일지도 모른다…. 외부 세상에서, 또는 이곳 내적인 세상에서…, 또는 어느 곳에선가 본 적이 있는 곳일지도 모른다…. 어쩌면 그곳은 전에 한번도 가본 적 없는 새로운 곳일지도 모른다…. 대단히 아름답고, 당신을 기꺼이 받아들이고, 안에서 좋은 기분을 느낄 수 있는 곳이라면, 어디든 문제되지 않는다…. 안전하다고 느끼고, 치유된다고 느끼는 곳이라면….

이제 시간을 가지고 그 장소를 둘러보라…. 그리고 당신의 상상 속에서 본 것을 인식하라…. 당신이 본 모든 것…, 그것들이 어떻게 보이는지…, 그곳이 아름답고 편안하며 치유되는 것처럼 느껴진다면, 그 곳을 어떻게 상상하느냐는 전혀 문제되지 않는다…. 당신의 상상 속에서 들리는 소리가 있는가…. 그렇지 않다면 단순히 정적만 흐르는가…. 당신의 상상 속에서 어떤 향기가 느껴지는가, 혹은 특별한 공기가 흐르는가…. 그런 것이 있든 없든, 당신이 그곳에서 치유됨을 느낀다면 전혀 문제없다…. 그곳은 상상할 때마다 조금씩 변할 수도, 같을 수도 있다…. 이는 큰 문제가 되지 않는다…. 조금씩 조금씩 탐구를 계속하라.

그곳은 하루 중 언제인 것 같은가…? 일 년 중 언제인 것 같은가…? 기온은 어떤 것 같은가…? 당신의 옷차림은 어떤가…? 천천히 시간을 들여 당신이 안전하고 편안하게 느낄 만한 장소를 발견하라…. 그리고 그곳에 있는 당신을 상상하라…. 만일 다른 생각 때문에 집중이 안 된다면, 심호흡을 한두 번 한 후 다시 그곳으로 돌아가라…. 지금 이 순간만은…, 다른 모든 가야 할 곳, 해야 할 일을 접어두어라…, 지금 이 순간만은….

당신이 원한다면, 치유지로 도움과 지원을 요청하라…. 당신을 사랑하고 지원하고자 하며 당신이 원하는 누군가나 어떤 것…, 그리고 당신이 믿는 어떤 영적인 힘이나 에너지…, 그곳에서 당신과 함께하도록 그 존재를 초대하라…. 그리고 그 존재가 어떻게 느껴지는가를 주시하라….

그리고 준비되었을 때, 당신과 함께하도록 내적 치유자를 초대하라…. 그리고 그 형상이 대단히 슬기롭고 강하다고 상상하라…. 그리고 과거로 돌아가서 내 인생을 회고할 수 있음을 상상하라…. 먼저, 당신이 어제 했던 것을 주시하라…. 그런 후에는 지난주 것…, 계속 진행하여 1년 전의 것…, 그리고 기억에 남는 것만 관찰하고 그냥 시간이 흘러가게 하라…. 5년 전의 것…, 20년 전의 것….

과거로 계속 돌아갔을 때, 기억에 남는 것을 자신으로 하여금 조용히 묵시하게끔 하라. 이제는 10대 때의 것을 주시하라…. 그 때에 당신은 어떠했는가…. 그리고 이제는 어린 시절의 것…, 그리고 유아기….

계속해서 과거로 계속 진행할 수 있음을 연상하고, 자궁 안에 있는 자신을 관찰하라…. 당신이 그곳에서 어떻게 있는가를 주시하라…. 그런 후 당신 아버지의 정자와 어머니의 난자가 수정되는 순간으로 돌아가라….

당신의 이번 생명이 시작되기 직전으로 돌아갈 때 당신의 의식은 계속된다는 것을 연상하라…. 그리고 그곳에서 당신의 내적 치유자와 같이 있는 것을 연상하라…. 그리고 이번 생명으로 태어나는 것을 숙고하고 있는 것을 연상하라…. 당신이 어떻게 느끼는가를 주시하라…. 당신은 열정적인가…? 내키지 않는가…? 호기심이 있는가…? 두려운가…? 당신은 어떻게 느끼는가…? 당신이 이 생명으로 태어나는 것을 숙고할 때 당신은 무슨 생각을 하는지 주시하라…. 당신은 무슨 희망을 갖는가…? 무엇을 걱정하는가…? 당신 안으로 들어올 때 무슨 특징을 가지고 오는가…? 그리고 당신이 하고자 희망하는 것은 무엇인가…?

이번 생명에 대하여 내적 치유자에게 조언을 구할 수 있음을 연상하라…. 그리고 내적 치유자가 당신이 이해할 수 있는 방법으로 당신에게 답하는 것을 연상하라…. 당신은 무엇을 물어볼 것인가…? 그리고 그 반응은 무엇인가…? 당신의 내적 치유자가 이번 생애에서 무엇보다도 당신이 기억해주기를 원하는 것이 있는지를 알아보아라…. 그 조언에 주의 깊게 귀를 기울여라….

그런 후 당신이 생명이 시작되는 것을 연상하라…. 수정이 일어나고…, 다시 한 번 자궁에 있는 것을 연상하라…. 시간이 다시 앞으로 흘러간다…. 그리고 당신은 어린아이이다…. 당신이 무언가 도전을 겪고 있을 어느 때를 기억하라…. 당신이 이겨내려고 하는 것이 무엇인가를 주시하라…. 이제 10대…, 그리고 어른…, 그리고 의미 있는 시간을 기억하라…. 그리고 그것을 어떻게 해냈는지를 …, 그리고 무엇을 배웠는지를…, 그리고 이제 수년 전…, 항상 당신과 함께 있을 것으로 여겨지는 특징을 주시하라…. 살아가는 도중에 당신이 획득한 것들…, 그리고 이제 현재의 시간으로 돌아오는 것을 연상하라…. 그리고 지금 이 순간에, 당신에게 특별히 도움이 될 만한 무엇을 배우고 가져왔는지를 생각해보아라….

그리고 이 경험으로 당신의 치유에 도움될 수 있는 무언가를 배웠는지 어떤지를 주시하라….

당신이 원한다면, 당신의 내적 치유자에게 지금 길잡이가 되어줄 것을 요청할 수 있다…. 당신이 미래를 숙고할 때, 당신이 어떻게 느끼는지를 주시하라…. 무엇이 당신의 생각인가…. 앞으로 나아갈 때 당신이 특별히 기억하기 원하고 당신이 알고 있는 것이 있는지를….

필요한 충분한 시간을 가져라….

당신이 바깥세상으로 당신의 관심을 돌리려 할 때, 당신 안에 특별한 치유지를 가지고 있음을 인식하는 표현을 조용히 하라…. 당신의 내적 치유자를…, 그리고 이런 방법으로 심상을 이용할 수 있음을…, 그리고 저절로 당신 안에 만들어진 치유 능력을…, 당신이 항상 고맙게 느끼는 것들을….

당신이 바깥세상으로 관심을 돌리려 할 때, 무엇을 가지고 나가고 싶은지를 검토할 1분간의 시간을 가져라….

당신이 그것을 알았을 때…, 모든 이미지들을 희미해지고 안으로 사라지게 하라…. 그리고 조용히 당신의 관심을 당신 주변의 방, 현재의 시간 그리고 장소로 돌아오라…. 중요하고 흥미롭다고 여기는 것들을 가지고 돌아오라…. 그리고 당신이 완전히 돌아왔을 때, 천천히 기지개를 켜고 눈을 떠라….

그리고 당신의 경험에 관해 쓰고 그릴 몇 분간의 시간을 가져라.

### 당신의 경험을 보고하라

일반적으로, 이 경험이 당신에게 의미 있고 흥미롭다고 여기는 것을 쓰거나 그려라. 그런 후 당신이 아직 준비되지 않았다면, 다음의 질문에 답하라.

— 이것을 한 후 당신은 어떤 느낌을 갖는가?

— 시간에 맞춰 과거로 돌아가는 것을 연상할 때, 당신은 무엇을 주시하는가?

— 당신이 태어나기 전 그 당시의 당신 자신을 어떻게 감지하는가?

— 그 경험은 무엇과 비슷한가?

— 이번 생애에서 당신의 희망은 무엇인가? 당신의 두려움이나 근심은?

— 당신의 내적 치유자에게 무엇을 요구할 것인가?

— 그것은 어떻게 반응하는가?

— 당신의 내적 치유자가 당신이 무엇보다도 기억해주기를 원하는 것은 무엇인가?

— 당신이 이번 생애로 와서 미래로 나아갈 때, 당신은 무엇을 주시하는가?

— 이제 당신은 당신의 인생에서 다시 미래로 나아갈 때 중요한 무엇을 배우는가?

### 요약

- 강한 정신적 믿음 체계는 암과 싸우는 데 도움이 된다.
- 과학적인 연구에서, 기도는 암 환자의 삶의 질을 개선하는 것으로 증명되었다.
- 심상과 기도는 많은 유사성을 가지고 있다. 심상은 당신에게 맞는 어떤 방법으로든 당신이 기도하게끔 한다.
- 전생에 올 수 있는, 그리고 내세에 올지 모르는 무언가에 대한 숙고가 죽음의 문제로 인한 두려움을 경감시켜줄 수 있다.
- 유도심상 과정은 당신으로 하여금 이런 문제에서 다른 예측을 하게 할 것이다.

## 제12장
# 암으로부터의 해방

"대부분의 사람들은 열심히 치료의 종점을 향하여 앞을 주시한다.
그들은 고통에서 해방되는 느낌을, 그리고 치료가 종결됐다는 것으로
흥분하기를 기대한다. 그러나 치료가 끝났을 때,
그들의 반응은 종종 놀랍게도 기대한 것과는 다르다."
— 어네스트 로젠바움 박사(ERENEST ROSENBAUM, M.D.) —

"회복된 사람은 '좋은 것보다 더 좋아짐'이라고 한다."
— 칼 사이먼튼 박사(O. CARL SIMONTON, M.D. THE HEALING JOURNEY) —

치료가 막 끝난 시기에는 많은 암 환자들의 관리가 종종 소홀해진다. 의사, 치유자, 후원자의 집중적인 치료에 대한 관심으로부터 수주, 수개월, 심지어 수년이 지난 후, 당신은 완화되고 완치되었다는 통보를 받는다. 그리고 당신이 암 진단을 받기 전에 어떠했는가에 따라 사람들은 당신이 거의 정상으로 돌아온 것처럼 여긴다.

이는 하나의 문제점을 갖고 있다. 당신이 이전과 같은지 아닌지 하는 것이다. 어떤 사람들, 즉 암을 'bump-in-the-roaders(비포장도로의 장애물로 여기는 사람들)'은 그들의 성격이나 철학에 의미 있는 변화 없이 암을 경험하고 지나간다. 마치 전쟁을 다녀온 누군가가 그들이 떠날 때 그 생활로 복귀하는 것처럼 말이다. 그러나 대부분의 사람들은 변해서 돌아온다. 그들이 경험한 것들은 인생, 그들 자신, 그리고 다른 어떤 것에 대한 인식을 영원히 바꾸어놓는다. 어떤 경우에는 부서지고, 더불어서 우울증, 불안증, 또는 음주나 약물 같은 일반적인 민간요법

에 빠지게 된다. 다른 사람들은 그들이 전에 생각했던 것보다 훨씬 더 많은 것을 할 수 있다는 것을 배운다. 그리고 그들이 믿었던 것보다 두렵고 무서울 때 용기를 불러일으킬 수 있다는 것을 배운다.

암 생존자들은 노련한 전사와 같다. 어떤 사람들은 인생이 가져다 줄 수 있는 거대한 도전을 이겨냈다고 느낄 것이다. 나태해지고 쉽게 얻을 수 있는 것에만 몰두하고, 다가올 때만 기다리는 이들이 있는 반면, 어떤 사람들은 무언가 한 가지 이유가 있어서 생존했다고 느끼고, 그들에게 중요한 무언가에 생명을 다시 헌신하고자 한다.

어떤 사람들은 전쟁 기간이나 암이라는 위기 기간 동안 만들어진 특별한 친밀감과 우정을 잃는 것을 슬퍼한다. 반면에 다른 사람들은 이 기간 동안 만들어진 관계를 어렵사리 유지한다. 많은 사람들은 그들이 이런 경험을 겪을 때, 그들의 삶의 질을 위해 다른 사람에게 그렇게 사랑받고, 돌봄을 받고, 의지했다는 것을 느끼지 못한다. 그리고 강하지는 않으나 보다 안전한 곳으로 돌아오는 데 변화가 있었다는 것에 놀란다.

만성질환의 생존자인 레이첼 네오미 리먼 박사는 급성 질환으로 스트레스가 생길지라도, 일반적으로 정체성 전환을 촉진하지는 않는다고 말한다. 그러나 암이 해당되는 만성 질환은 종종 그것을 요구한다. 충격, 감각 마비, 부정, 분노 후에 당신은 당신이 암을 가진 사람, 또는 암 환자임을 받아들일 것이다. 당신은 그 역할을 받아들이고, 그것에 칼자루를 맡긴다. 최상의 보살핌을 찾고, 다양한 의견을 듣고, 치료와 부작용에 용감히 대처하고, 불확실성을 조절하고, 기다리고, 당신의 모든 재능을 사용하고, 전쟁에 당신을 완전히 맡기면서. 이제 당신의 치료는 끝났다. 이제 당신은 누구인가? 아직도 암을 가진 사람인가? 암을 가졌던 사람인가? 이제 당신 자신을 어떻게 정의할 것인가?

암으로부터의 감정적 회복은 육체적인 회복보다 오랜 시간이 걸린다. 그리고 그것은 육체적인 회복 후까지 시작되지 않을지도 모른다. 암과 싸우는 사람들은 정상적인 생활 영역 밖에서 그것을 경험한다. 전쟁에 나간 군인이나 폭행의 희생자들처럼 말이다.

그것은 상처(trauma)라 불린다. 일 년에 2천만 명의 미국인이 다양한 유형의 암 진단을 받고, 2천만 명 이상의 미국인이 암을 가졌거나 가진 적이 있는 채 살아가고 있을지라도, 그것은 대부분의 사람들이 아직까지 가져보지 않은 경험이다. (그로 인한) 손상은 두려움을 모르는 호기를 상실하게 할 수 있고, 우리 자신이 상처받기 쉬움을 깨닫고 인정하게 한다. 몇 년 후에 우리는 전에 우리가 가졌던 것보다 훨씬 더 조심스러워지고, 보다 불안해할 수 있고, 통증 또는 한바탕의 소화불량이 암의 재발을 의미하는 게 아닌가 하며 보다 걱정스러워할 수 있다.

암 생존자는 배신감을 느낄 수 있고, 자신의 육체나 생명에 대한 불신감을 느낄 수 있다. 그러나 이 단계에서는 치료를 견디고, 불편을 조절하고, 다시 한 번 치유시키는 육체의 능력에 진심 어린 감사와 경외를 느끼는 것 또한 공히 가능하다. 그 경험은 상처받기 쉬움을 깨닫는 것과 더불어, 생명의 위협을 견뎌내고 생존할 수 있는 용기와 능력을 인식하게 할 수 있다-자신에 대한 믿음을 증가시킬 수 있는 강한 신념, 그리고 생명에 대한 당신의 연결은 모두 거기에 있다-당신은 그것을 모두 껴안을 수 있는가? 그리고 당신은 에너지를 충만하게 하기 위해 어느 것을 선택할 것인가?

당신은 생존자이고 암은 사라졌다. 축하한다!

이제 당신은 새 삶을 시작할 수 있다. 또 암으로 인해 좋은 것이 하나 있다면, 당신이 이전에 가졌던 것보다 훨씬 좋은 방법으로 인생을 재설계할 기회를 제공받을 수 있다는 것이다. 당신이 항상 하고 싶었으나 결코 하지 못했던 것들이 있다면, 지금이 그것을 추구할 시기이다(무언가 다른 때가 있는가?).

당신의 우선순위가 암을 경험하는 동안 변했다면, 이때가 우선순위를 재조정하여 생활에 변화를 줄 시기이다. 우선순위가 변하지 않는다면, 그것은 당신의 기회가 다시 한 번 당신의 일, 일상적 관계, 그리고 매일의 활동 범위로 돌아가 버린다는 뜻이다.

암을 가졌다는 것, 당신은 그것을 매우 잠시 동안 뒤로 제쳐놓을지 모른다. 당신은 아마 머지않아 재발되지 않았는지 확인하기 위해 검사를 할 것이다. 매달 3개월 간격, 그리고 수년 동안 6개월 간격으로 종양의사를 방문할 것이다. 의사들, 병원, 검사실, X-ray나 MRI 영상을 접하는 것은 진단과 치료를 겪으면서 느꼈을 것 같은 기억과 느낌들을 상기시키게 한다. 마음의 도구를 사용하여 이와 관련해 당신을 도울 수 있다.

이제 당신의 치료는 끝났다. 당신은 암을 가지고 있는 사람인가, 아니면 암을 가졌던 사람인가? 당신은 과거의 당신과 같은 사람인가, 다른 사람인가? 당신은 당신이 하곤 했던 것과 같은 것이기를 원하는가, 다른 것이기를 원하는가?

예기치 않은 방법으로, 당신은 미지의 세계로 다시 밀려들어가는 것을 발견할지도 모른다. 그리고 스스로 또 다시 혼란스럽고, 낯선 곳에서 이방인이 되어 있고, 처음 진단을 받았을 때와 많은 부분에서 유사한 상황에 처해 있는 것을 발견할지도 모른다. 당신이 전에 했을 때처럼, 이것이 새로운 상황이고, 그것을 탐구하고 주변에서 방법을 찾을 시간을 자신에게 주어야 함을 깨달아라. 이것 또한 지원이 중요할 수 있는 때이다. 대화할 가까운 친구나 친척이 없다면, 지원 그룹에서 계속하기를 원할 것이다. 특히 생존자 중 한 사람(또는 출발하려는 사람)을 발견할 수 있다면. 다른 방도로 목회자 카운슬러, 심리치료사, 또는 이 문제에 경험이 많은 의사가 도움이 될 수 있다. 이는 내적 지원이 가치가 없을 때이자 심상이 큰 도움이 될 수 있을 때이다.

암과 싸우기 위해 배웠던 그 기술들이 이제는 자신에 대한 정의를 다시 하고, 재건하고, 재생하는 데 도움을 줄 수 있다. 치유지는 아름답고, 편하고, 강하고, 치유 능력을 가지고 있는 곳이다. 당신의 치유지는 이 단계에서 변할지도 모른다. 또는 지금 당신이 가장 소중히 여기는 에너지와 특질을 가져다주는 새로운 곳에서 인생의 새로운 단계를 시작하기 원할지도 모른다. 지금 현재 가장 건강하게 느끼는 것에 관한 당신의 직관을 믿어라. 우리는 매일 도전에 직면하고, 에너지를 소비하고, 육체가 아니라면 기분이라도 손상 받을지 모르기 때문에, 굳이 치유가 필요한 병을 가질 필요는 없다. 우리는 우리가 하고자 하는 것을 하면서 삶을 살고, 매일 치유지로 가서 치유 에너지에서 나오는 원천으로 당신의 건강한 기운을 뻗쳐 나오게 하여 새롭게 회복할 수 있다.

내적 치유자가 당신의 암 투병에 도움이 됐다면, 그것은 현명하고 충실한 인생을 사는 데 지금보다 더 도움이 될 수 있다. 이처럼 멀리까지 당신을 돕는 내적 치유자와 함께 계속할지도 모른다. 아니면 인생의 다음 여정을 함께할 새로운 안내자를 발견할지도 모른다.

이 시점에서 치유지와 내적 치유자가 바뀐다면, 과거의 치유지와 내적 치유자에게 그들이 당신에게 가져다준 것에 대한 감사를 틀림없이 하라. 당신이 그들을 간직했음에 대한 인식을 표현하고, 당신이 그들을 필요로 할 때 다시 부를 수 있는지를 물어보아라. 당신이 이 이미지들과 같이 머물기 원하는 느낌이라면, 그때는 내적 치유자에게 지금 당신에게 무엇이 가장 도움될 것인가를 물어보아라.

당신이 재발에 대해 많은 걱정을 한다는 것을 깨달으면, 2장에 있는 걱정과 싸우는 전사(Worry Warrier)대본을 이용하라. 1주일 안에 사라지지 않는 증상이나 걱정이 생긴다면, 의사에게 전체적으로 검진을 받아야 한다는 것을 꼭 기억하라. 그러나 만약 그렇지 않으면, 당신의 두려움을 주시하고, 당신이 가지고 있는 이미지(아니면 조급하게 만들었을) 대신에 가장 건강한 자신과 가장 이상적이라고 상상되는 자신을 불러내라. 이것이 걱정을 의지로 전환시킬 수 있고, 두려움을 행동으로 전환시킬 수 있다.

가진 암이 무슨 유형이고 단계냐에 따라, 육체적 변화가 없을 수도 있고, 신체의 일부나 그것의 기능을 잃을지도 모른다. 그리고 그것을 새로운 인생으로 통합할 필요가 있을 것이다. 세포 독성 치료를 받는다면, 체력이나 회복력을 기르는 데 상당한 시간이 걸릴 것이다. 이것이 1년 이상 걸리는 것은 특별한 일이 아니다. 많은 경우에서 좋은 영양, 피곤할 때의 휴식, 그리고 적당한 활동과 운동이 그 시간을 줄여줄 수 있다. 이상적인 건강한 자신을 만들도록 도와줄 수 있는 힘과 능력을 만들기 위해 3장에서 배운 유발 심상을 사용하라. 그리고 스스로 목표를 써가는 것을 계속하라. 당신은 새로운 일지, 아마도 건강하게 사는 일지, 또는 행복하게 사는 일지, 아니면 당신이 부르고 싶은 아무 이름으로 불러도 좋은 일지를 쓰기 원할 것이다. 이런 전력을 다하는 동안 자신 안에서 발견되고 배양되는 힘과 기술을 기억하라-그것들은 평생 동안 친구로 남아 있을 수 있고, 스스로 좋아하는 인생을 만들도록 당신을 도울 수 있다.

다음 심상 과정은 치료 동안 당신을 지탱해준 치유지, 내적 치유자, 그리고 다른 내적 지원에 다시 방문할 기회를 줄 것이다. 그것은 암 이

전의 당신 자신, 현재의 자신, 이상적으로 되고 싶은 미래의 자신으로부터 생기는 이미지가 되도록 당신을 안내할 것이다. 그것은 이 여정에서 결실을 맺을 기회를 줄 것이고, 암이 없고 지금 가고 싶은 곳에 시선을 기울일 기회를 줄 것이다.

## 56. 건강하고 행복하게 살기

편안한 곳에 자리를 잡고 당신 나름대로의 방법으로 이완을 시작하라…. 당신의 호흡이 좀 더 깊어지게 하고 충만하게 하라…. 그러나 아직은 편안하게…, 숨을 들이마실 때마다 당신의 몸을 채울 신선한 공기, 신선한 산소, 신선한 에너지가 들어오는 것을 인식하라…. 숨을 내쉴 때마다 한 움큼의 긴장…, 한 움큼의 불편…, 한 움큼의 걱정을 내보낼 수 있음을 이미지화하라…. 신선한 에너지를 들이마시고 심호흡을 하여 긴장과 걱정을 내뱉음으로써 당신의 심신의 이완을 시작하도록 하라…. 편안하고 자연스러운 움직임이 되도록 하라…. 어떤 외부의 힘도 가하지 말라…. 인위적인 어떤 것도 만들지 말라…. 자연스럽게 일어나도록 하라…. 이제 숨을 마시고 이완을 하고…, 숨을 마시고 에너지를 채우고….

당신이 보다 깊게 이완하고자 한다면 몇 번 심호흡을 하라…. 그러나 지금은 자연스러운 횟수와 리듬으로 호흡하라…. 숨을 쉬는 당신의 몸이 부드럽게 움직이게 하고, 편안하고 자연스럽게 긴장을 풀라…. 의식하지 말고 편안하게 하라….

당신의 오른발이 이제 어떻게 느껴지는지를 인식하라…. 그리고 왼발이 어떻게 느껴지는지를…, 바로 직전에는 아마 당신은 당신의 발을 전혀 느끼지 못했을 것이다…. 그러나 이제 당신은 그들에게 집중했기 때문에, 그들을 인지할 수 있고 그들이 어떻게 느껴지는지를 알 수 있을 것이다…. 당신의 발에 지능이 있다는 것을 인식하라…. 그리고 당신이 조용히 당신의 발을 이완하려 할 때 무슨 일이 일어나는지를 느껴라…. 부드럽고 편안하게 하라…. 같은 방법으로 당신의 양 다리에 지능이 있음을 인식하고, 그들을 자유롭게 풀어주어라…. 그리고 그들이 나름대로 반응하도록 내버려두어라…. 그리고 어떤 긴장의 완화나 이완이 일어나는가를 인식하라…. 인위적인 어떤 노력도 가하지 말라…. 부드럽고 자유스럽게 내버려두어라…. 그리고 편안하고 즐거운 경험이 되도록 하라….

당신이 원한다면 보다 깊고 편안하게 이완할 수 있다…. 같은 방법으로 신체의 다른 부위들 역시 부드럽고 편안한 상태를 만들라…. 그리고 그들이 어떻게 이완되는지를 보라…. 이제 당신은 스스로의 이완 상태를 조절할 수 있으므로, 당신이 편안할 만큼만 깊게 이완한다…. 만일 당신이 바깥세상으로 의식을 돌리려 한다면, 눈을 뜨고 주위를 둘러봄으로써 완전히 깨어날 수 있다…. 당신이 무언가에 반응할 필요가 있다면, 하면 된다…. 당신이 필요하다면 그것을 할 수 있다는 것을 알아두라…. 다시 긴장을 풀고 당신이 심상화한 내적 세계로 집중하라….

위와 같은 방식으로 당신의 등과 척추, 그리고 고관절부를 자유롭게 하고 이완하라…. 그리고 복부와 중앙부를…, 흉부와 늑골부를…, 어떤 노력이나 몸부림도 없이…, 자연스레 진행되도록 하되, 그러나 당신이 그렇게 하고 있다는 것을 의식하라….

역시 같은 방법으로 당신의 등과 척추를 부드럽게 하고 자유롭게 하라…. 허리 아래쪽을…, 허리 중앙부를…, 양측 날개뼈 사이를…, 목과 어깨를…, 팔 위쪽을…, 팔꿈치를…, 팔뚝을…, 손목과 손을 경유하여…, 손바닥을…, 손가락을…, 그리고 엄지손가락을….

얼굴이나 턱의 지능을 인식하고 그들을 이완시켜라…. 부드럽고 편하게 되도록…, 그리고 머리와 이마…, 양 눈…, 심지어 당신의 혀도 편할 수 있도록 하라….

이완이 됐을 때, 집중력을 평상의 외부 세계에서 당신의 내적인 세계라고 부르는 곳으로 옮겨라…. 당신만이 보고, 듣고, 냄새 맡고, 느낄 수 있는 내적인 세계…, 당신의 기억력, 당신의 꿈, 당신의 느낌, 당신의 계획 모두가 내재된 세계…, 당신이 어떤 것들과 연결되는 법을 배우는 세계…, 그곳은 당신이 치유 여행을 하는 동안 당신을 도와줄 것이다….

당신이 내부에서 발견한 대단히 특별한 장소를 상상하라…. 당신이 편하게 느껴지고 긴장을 풀 수 있는 대단히 아름다운 곳, 그러나 대단히 잘 알고 있는 곳…, 이곳은 살면서 몇 번인가 실제로 가본 적이 있는 곳일지도 모른다…. 외부 세상에서, 또는 이곳 내적인 세상에서…, 또는 어느 곳에선가 본 적이 있는 곳일지도 모른다…. 어쩌면 그곳은 전에 한 번도 가본 적이 없는 새로운 곳일지도 모른다…. 대단히 아름답고, 당신을 기꺼이 받아들이고, 그리고 안에서 좋은 기분을 느낄 수 있는 곳이라면 어디든 문제가 되지 않는다…. 안전하다고 느끼고, 치유된다고 느끼는 곳이라면….

이제 시간을 가지고 그 장소를 둘러보라…. 그리고 당신의 상상 속에서 본 것을 인식하라…. 당신이 본 모든 것…, 그것들이 어떻게 보이는지…, 그곳이 아름답고 편안하며 치유되는 것처럼 느껴진다면, 그곳을 어떻게 상상하느냐는 전혀 문제되지 않는다…. 당신의 상상 속에서 들리는 소리가 있는가…. 그렇지 않다면 단순히 정적만 흐르는가…. 당신의 상상 속에서 어떤 향기가 느껴지는가, 혹은 특별한 공기가 흐르는가…. 그런 것이 있든 없든, 당신이 그곳에서 치유됨을 느낀다면 전혀 문제없다…. 그곳은 상상할 때마다 조금씩 변할 수도, 같을 수도 있다…. 이는 큰 문제가 되지 않는다…. 조금씩 조금씩 탐구를 계속하라.

그곳은 하루 중 언제인 것 같은가…? 일년 중 언제인 것 같은가…? 기온은 어떤 것 같은가…? 당신의 옷차림은 어떤가…? 천천히 시간을 들여 당신이 안전하고 편안하게 느낄 만한 장소를 발견하라…. 그리고 그곳에 있는 당신을 상상하라…. 만일 다른 생각 때문에 집중이 안 된다면, 심호흡을 한두 번 한 후 다시 그곳으로 돌아가라…. 지금 이 순간만은…, 다른 모든 가야 할 곳, 해야 할 일을 접어두어라…, 지금 이 순간만은….

당신에게 치유를 느끼게 해주는 무언가가 있음을 당신 자신이 의식하게 하라…. 그것은 아름다움일 것이다…. 그것은 평화로운 느낌일 것이다…. 그것은 쾌적한 날씨일 것이다. 아니면 향기나 여기에 있는 모든 특성의 조합일 것이다…. 아마 당신은 당신에게 무언가 헌신하는 느낌과 무언가 당신의 생명에 지원을 하는 느낌을 가질 것이다…. 당신이 여기서 무언가 치유를 찾지 못하는 것은 문제가 되지 않는다…, 또는 특별히 그것을 찾아낼 수 있을지라도…. 그러나 당신을 위한 어떤 치유가 그곳에 있는지를 당신 스스로 경험하게 하라…. 그리고 간단히 그곳에서 이완하라…. 그리고 당신이 이완하는 동안, 당신의 몸은 자연치유가 되고 방어 체계가 고효율로 작용하고 있음을 알아라…. 마음의 혼란이 없이…, 무엇을 할 것인가 말할 필요 없이….

당신이 이 이완과 치유감을 느끼는 편안한 상황을 즐기고 있을 때, 당신과 같이 있어야만 하는 내적 지원에 대한 이미지를 불러내라….

즉 내적 치유자…, 또는 진정으로 당신의 치유를 도와주는 사람들의 이미지…, 또는 무언가 당신을 지원하고 인도하는 영적인 힘…. 암 이전의 당신 자신, 현재의 자신, 그리고 가까운 미래에 이상적으로 되고 싶은 자신을 연상하는 것을 시작하는 데 그들의 도움을 요청하라….

첫 번째, 당신이 암 진단을 받기 전에 어떠했는가를 상기시키는 이미지를 떠올려라…. 이것은 당신을 닮아 보이거나 또는 당신이 걸어왔던 길에 중요하게 주시할 만한 것을 나타내주는 상징일 것이다…. 그리고 약간의 시간을 갖고 이 이미지를 관찰하라…. 그것은 무엇처럼 보이는가…? 그것의 생명력은 어떤가…? 무엇이 당신의 눈에 띄는가…? 이 사람이 현재 보이는 상태에서 암에 취약할 것이라는 어떤 실마리가 있는가…? 당신은 취약성을 의도하는 것으로 무엇을 주시하는가…? 당신이 가치를 부여한 이 이미지에 관해 당신은 무엇을 주시하는가…? 당신은 이 이미지에 대해 어떻게 느끼는가…? 그리고 그것에 관한 당신의 생각은 무엇인가…? 거기에 당신이 알고 싶은 것이 있는가…? 그렇다면, 직접적으로 그것을 표현하라…. 그리고 그것이 당신에게 반응하게 하라…. 그것은 당신에게 무엇을 알리기를 원하는가…? 당신이 끔찍이 사랑하고 유지하기를 원하는 그것은 무엇을 가지고 있는가…? 그리고 형태를 부여하여 뒤에 남겨두고 싶은 것이 있는가…?

이제 현재를 표현하는 다른 이미지가 나타나게 하라…. 다시 이것은 당신이 알아야 할 중요한 것을 교류할 수 있는 자신의 이미지나 상징일 것이다…. 기억하라, 이것은 그저 현재의 당신이다…. 변화나 발전 과정의 한 시점에 있다…. 그러므로 그것이 존재하는 대로 있게 하라…. 그리고 그것을 주의 깊게 관찰할 시간을 가져라….

그것은 무엇처럼 보이는가…? 그것의 생명력은 어떤가…? 무엇이 당신의 눈에 띄는가…? 그것이 다른 이미지와 무엇이 다르다고 인식되는가…? 이 이미지에는 어떤 가치가 부여되었다고 인식되는가…? 당신이 이 이미지에 대해 어떻게 느끼는가…? 그리고 그것에 대한 당신의 생각은 무엇인가…? 그곳에는 당신이 알고 싶어 하는 것이 있는가…? 그렇다면, 그것에게 직접적으로 표현하라…. 그리고 그것이 당신에게 반응하게 하라…. 그것이 당신에게 알리고자 하는 것이 무엇인가…? 그 안에는 당신이 끔찍이 사랑하고 유지하기 원하는 무엇이 들어 있는가…? 그리고 형태를 부여하여 뒤에 남겨두고 싶은 것이 있는가…?

이제 자신이 완벽하고 만족스러운 이미지로 연상되게 하라…. 모든 에너지로 가득한 자신을 연상할 수 있다…. 당신이 가장 가치를 두는 재능을 모든 몸짓, 설명, 행동으로 표현하라…. 당신에게 이것은 무엇처럼 보이는지 주시하라…. 이 눈부시게 건강한 당신 육체의 모습을 주시하라…. 당신은 어떤 옷을 입었는가…. 당신이 가장 입고 싶어 하는 옷을 입고 있는 것을 연상하라…. 진정으로 당신의 본성과 빠지고 싶을 정도로 좋은 느낌을 표현하는 옷을…. 당신이 어떻게 움직이는지를 주시하고, 이 훌륭한 건강과 생명력을 표명할 때, 당신의 눈과 얼굴에서 무엇이 보이는가를 주시하라…. 이 이미지가 실체적이게 하라…. 좋은 건강에 대한 이미지가 그 과정에 내내 깊어지고…, 당신이 가치를 부여한 건강한 생명력과 특징이 골수 속으로 깊숙이 침투해 들어가는 것을 연상하고…, 뼈로…, 근육과 인대로…, 골반 내 장기로…, 복부로…, 가슴으로…, 당신의 얼굴과 두개골을 통해…, 당신의 뇌로…, 척수와 신경으로…, 혈액 세포와 면역 세포로…, 피부의 가장 바깥층에까지…, 그것이 당신에게 좋은 느낌을 준다면, 이 에너지가 당신 주변의 모든 공간으로 몇 피트 가량 스며들어가는 것을 연상하라…. 어느 정도의 거리가 당신에게 이상적일지는 모르지만…, 발산과 흡수 사이에 이상적인 균형을 이룸을 연상하라….

가장 건강한 자신이 어떻게 다른 사람과 상호작용하는지를 주시하라…. 함께 서로 상호작용이 쉬운 사람들…, 보다 어려운 사람들…, 그것은 편견 없이 '예 아니면 아니오'라고 말할 수 있음을 연상하라…. 그리고 그것은 자신의 필요와 다른 사람의 필요를 어떻게 해서든지 쉽게 균형을 맞출 수 있음을…, 그리고 이것을 하는 데 있어서는 품위있고 확고하게 하라…. 소비되는 에너지와 흡수하는 에너지를 균형을 맞추는 방법으로 그것이 살아갈 것이라는 것을 연상하라…. 이 현상을 만드는 대화에 누가 포함되는지를 연상하라…. 어떻게 성공적으로 될 수 있는지를….

당신은 이 이미지로 들어가서 잠시 동안 그것이 되는 것을 연상할 것이다…. 당신이 이 건강한 이미지를 만들려고 할 때, 당신의 몸에서 무엇이 느껴지는가를 주시하라…. 당신이 외관을 맞추려 할 때…, 그것이 규격에 맞는지를 보라…. 그리고 그것을 자유롭게 조절하고 더 좋다고 느끼는 것들을 거기에 추가하라…. 그것이 지금 당신한테 맞는지, 아니면 그것이 되기 위해 무언가 더 키워야 되는지를 주시하라…. 어느 방법도 좋다….

그것이 지금 당신에게 맞는다면, 이 이미지가 지금 건강한 당신을 확신하는 이미지로 자리매김하도록 스스로에게 기억시켜라…. 아직도 치유해야 하고 강화해야 할 일이 남아 있다면, 당신이 이 쾌적한 건강을 완전히, 그리고 곧 즐기도록 어떻게 지원할 것인가를 상상하라….

암이 사라짐에 대한 확신을 어떻게 느끼는지를 주시하라…. 그리고 건강과 생명력을 회복하는 것을…, 그리고 이 경험으로 들어갈 때보다 훨씬 더 강하고 건강하게 되어 나올 수 있다는 것을…, 그리고 지금 당신 몸의 치유와 방어력을 강화시키는 방법을 배웠다는 것을…, 그리고 미래에 당신의 건강에 위협이 있을 때 경각심을 갖고, 인식하고, 제거할 수 있음을….

그리고 삶의 귀중함과 가치에 대해 전보다 지금이 훨씬 더 잘 인식하고 있음을…, 그것은 매일매일을 전에 당신이 갖지 못했던 호기심, 즐거움, 감사함으로 채우고 있다는 것을…, 그리고 매일매일을 충만하게 살도록 하고…, 즐길 수 있으며…, 그리고 당신이 줄 수 있는 모든 사랑과 지혜를 다하여….

필요한 만큼 충분한 시간을 가져라….

당신이 외부 세계로 당신의 관심을 돌리려 할 때, 조용히 당신 안에 특별한 치유지를 가지고 있음을 인식하는 표현을 하라…. 이 방법으로 당신의 심상화를 사용할 수 있음을…, 자연적으로 당신에게 만들어지는 치유 능력을…, 당신이 암을 제거하는 데 도움되는 치료법들을…, 그리고 당신이 준비되었을 때, 모든 이미지들이 희미해지고 안으로 사라지게 하라…. 항상 당신 안에서는 치유가 계속되고 있음을 알아라…. 그리고 조용히 당신 주변의 방, 현재의 시간과 장소로 당신의 관심을 돌려라…. 중요하고 흥미롭다고 여기는 것을 당신과 함께 가지고 돌아오라, 편안함, 이완된 느낌, 그리고 치유된 느낌을 포함하여…, 당신이 완전히 돌아왔을 때, 천천히 기지개를 켜고 눈을 떠라….

그리고 당신의 경험에 관해 쓰고 그릴 몇 분간의 시간을 가져라.

### 당신의 경험을 보고하라

일반적으로, 이 경험에 관해 당신에게 의미 있고 흥미롭다고 여기는 것을 쓰고 그려라. 그런 후 당신이 아직 하지 않았다면 다음 질문에 답하라.

— 당신은 이 과정을 마친 후 어떻게 느끼는가?

— 암이 있기 전의 당신을 어떻게 연상하는가?

— 당신은 이 심상으로 그때의 당신 자신에 관해 무엇을 주시하고 배우는가?

— 당신은 그때 당신이 가치를 부여한 어떤 재능을 가지고 있는가?

— 만약 당신이 뒤에 남기고 싶은 것이 있다면, 무엇인가?

— 현재의 당신 자신을 어떻게 연상할 것인가?

— 이 심상으로 현재의 당신 자신에 관해 주시하고 배우는 것은 무엇인가?

— 당신은 당신이 가치를 부여한 어떤 재능을 가지고 있는가?

— 만약 당신이 뒤에 남기고 싶은 것이 있다면, 무엇인가?

— 당신은 당신의 이상적이고 건강한 자신을 어떻게 연상하는가?

— 당신은 당신이 가치를 부여한 어떤 재능을 가지고 있는가?

— 그것은 이런 이상적인 자신이 되는 것을 어떻게 느끼는가?

— 이런 느낌이 당신은 얼마나 가깝게, 아니면 멀리 느껴지는가?

— 이 방법이 실제로 일어나도록 매일의 생활에서 당신은 무엇을 할 수 있는가?

— 지금 당신의 심상에 관해 당신에게 가장 중요하고 흥미로운 것은 무엇인가?

— 당신이 전에는 알지 못했지만, 현재는 알고 있는 당신 자신에 관한 것은 무엇인가?

— 결국 당신은 이 암 경험을 통해 무엇을 기억하기 원하는가?

— 미래에 건강한 당신을 지키기 위해 당신은 특별히 무엇을 배우는가?

자발적으로 암을 다루고 없애는 데 성공하면, 종종 전보다 건강하고, 강하고, 행복하고, 보다 철학적으로 고취된다. 육체적인 힘과 지구

력은 보다 시간이 걸리겠지만. 그곳에 더 이상 당신에게 중요한 것이 없다면, 이제 당신의 시야를 좋은 건강과 행복에 맞추어라. 그런 후 시야를 그들에게 맞추어 당신이 생존하도록 돕는 것을 수련하면, 당신이 전에는 꿈도 꾸지 못했을 단계로 삶의 질을 올릴 수 있을 것이다.

요약

- 치료 후 기간은 암이 없을 때일지라도 그 자신의 의욕이 과하게 표현된다.
- 암과 싸우는 것을 돕기 위해 배웠던 같은 기술은 당신의 인생과 생명력을 재건하는 데 도움이 될 수 있고, 이 경험이 당신을 전보다 강하고 현명하게 할 수 있다.
- 암은 당신이 되고자 하는 대로 당신의 인생을 만들 기회를 제공해줄 것이다.

## 번역을 마치며

### 문창식(임상통합의학 암학회 회장)

암 환자를 치료하는 의사로서 많은 환자들이 암 투병을 하는 동안 육체적 고통보다는 암을 가지고 있다는 것에 대한 심리적 고통이 훨씬 심하다는 것을 그동안 많이 보아 왔습니다. 육체적인 고통은 진통제를 먹고, 안 되면 마약 진통제나 주사를 맞으면 한동안은 고통을 멈출 수 있습니다. 그러나 정신적, 심리적인 고통은 간단히 약으로 해결할 수 있는 문제가 아닙니다. 암이라는 진단을 받은 날부터 암을 가진 사람은 트라우마를 안은 채 평생을 살아야 합니다. 암의 정도에 따라 받아들이는 강도는 다르지만 두려워하는 것은 같습니다.

암을 진단 받은 환자가 받는 심리적 변화는 일단 처음에는 강력한 부정을 합니다. 한동안 부정을 한 후 환자는 분노를 느낍니다. '내가 왜?'라는 생각을 많이 합니다. 자신이 암에 걸렸다는 것을 죄의식으로 받아들이는 환자가 많이 있습니다. 그리고 그 죄에 대한 부분을 강력히 부인합니다. 자신은 죄가 없다는 것입니다.

실제 환자를 상담하면서 느낀 건, 암 환자들 대부분이 남을 위한 희생을 하고 자신의 욕망이나 열정을 억압한 사람들이 많다는 것입니다. 이런 희생이 자신에게 암이라는 절망을 안겨준 것에 대한 분노를 표출하는 것이지요.

환자들의 마음에 응어리진 억압은 쉽게 풀리지 않습니다. 이러한 억압은 심리적인 불안감, 우울증, 절망감 등을 불러일으키고 결국 면역을 억제하여 치료를 어렵게 만드는 요소로 작용하게 됩니다.

암 투병을 하는 동안에 자신이 암을 이기지 못하리라고 생각하는 환자와 자신이 암에 지지 않는다고 자신하는 환자의 예후는 자신감의 정도에 비례하는 것으로 여겨집니다. 환자들과 대화를 나누면서 자신감에 대한 부분을 자주 물어보았는데, 역자의 경험에 의하면 자신감을 갖는 사람이 암 완치율이 높았습니다. 이렇듯 환자의 심리적 상태가 암의 치료와 예후에 미치는 영향은 지대합니다.

그러나 우리나라의 경우 암 환자 치료에 있어 심리적인 부분에 대한 접근은 아주 열악한 상태이며 전문가도 많이 부족한 상황입니다. 그래서 본 역자는 암 환자의 심리적 부담을 줄이고, 자신을 긍정적으로 만들고, 이 긍정적인 힘을 바탕으로 면역을 올리고 결과적으로 암을 완치하는 방법을 찾고자 하였습니다. 이러한 노력 끝에 찾은 것이 칼 사이먼튼의 유도심상요법입니다.

칼 사이먼튼의 유도심상요법은 환자들의 마인드 컨트롤에 많은 도움을 주고 특히 암 환자를 대상으로 하는 치료법으로써 수많은 임상 연구와 과학적 근거를 제시하는 치료법이라는 생각을 하게 되었습니다.

이 방법은 환자의 상황에 따라 만들어진 대본을 스스로 낭독을 하거나 미리 준비된 녹음을 통하여 수련을 할 수 있습니다. 이러한 수련을 통하여 내적자아를 만들고 이렇게 만들어진 내적 자아는 자신의 무의식에 해당합니다. 즉 의식의 자아와 무의식의 자아 간의 소통을 통하여 의식의 자아가 안고 있는 문제를 내적 자아인 무의식이 깨달아 스스로 자신의 문제를 해결하도록 하는 치료법입니다.

'Fighting Cancer from Within'은 칼 사이먼튼의 유도심상요법에 관한 실제적인 트레이닝 방법과 분석에 관한 상세한 내용을 서술하여 놓아 처음 유도심상요법에 입문하는 사람도 쉽게 접하고 수련할 수 있도록 안내를 하고 있습니다.

이 책 'Fighting Cancer from Within'을 저술한 저자 Dr. Rossman은 칼 사이먼튼과 같이 근무한 동료로서, 유도심상에 관한 수많은 임상을 경험하고 이에 관한 심도 깊은 이해를 한 의사입니다. 그리고 그간 쌓아온 수많은 자료와 경험 그리고 연구를 바탕으로 이 책을 발간하였습니다.

이 책을 번역하면서 가장 힘들었던 부분은 유도심상 대본에 나타난 내용의 의미를 왜곡하지 않고 우리의 정서에 맞추는 부분이었습니다. 그래서 감수하는 과정에서 심리학자의 도움을 받았으며 최대한 독자가 쉽게 이를 이해하고 받아들일 수 있도록 하고자 노력하였습니다.

이 책이 암을 치료하고자 하는 환자들의 닫힌 마음을 열고 치료하고자 하는 의욕을 되살릴 수 있는 지침서가 되었으면 하는 바람입니다. 그리고 이 책을 발간하는데 있어서 노력하여 주신 공동번역자인 상형철 원장님, 심리학자이신 장석우 선생님, 감수에 도움을 주신 최지향 선생님께 깊은 감사를 드립니다.

## 번역을 마치며

상형철(더필잎병원 바디버든힐링센터 병원장)

이 책의 저자 Dr. Rossman은 1969년에 미시건 의대를 졸업하고 30년 넘게 이미지요법으로 자연치유를 하고 있는 심신의학의 개척자이다.

그는 미국에서 제일 바쁜 응급실들에서 의사로 재직하던 당시 동양의학에 관심을 갖게 되었고, 이를 통해 세상에는 학교에서 배운 것 이상의 다양한 의학이 존재함을 알게 된다.

심신의학과 영양의학 그리고 한의학에 몰두하면서 1975년 샌프란시스코에 개인병원을 개원하는데, 바로 심신요법으로 암과 난치병을 치유하기 위한 것이었다.

그 후 오랜 세월에 거친 그의 경험과 심신요법에 대한 통찰력은 전인적 건강의 한 모델이 되었고, Andrew Weil, Dean Ornish, Rachel Remen 등 많은 이들에게 지대한 영향을 미치게 되었다.

그는 현재 심신요법으로 암을 치유하는 Collaborative Medicine의 창립자 및 책임자이며, 캘리포니아 주립대, 샌프란시스코 의대에서 지도하고 있다. 또한 칼 사이먼튼의 암치유 명상센터, 콜롬비아 의과대학교 Rosenthal Center의 자문 위원으로 활동하고 있다.

DR. Rossman의 대표적인 저서로는 『The Worry Solution』, 『Fighting Cancer from Within』, 『Guided Imagery for Self-Healing』 등이 있다. 또한 그가 만든 오디오 프로그램은 미국의 대학병원에서 성공적으로 암을 치료하는데 사용되고 있다.

그 중 심신요법을 통한 암치유의 필요성과 과정을 자세히 설명한 『Fighting Cancer from Within』을 소개하고자 한다.

암은 국소의 질병이 아니라 몸과 마음에 영향을 받는 전신 질환이다.

스트레스가 만병의 근원이라는 것은 이제 의사뿐만 아니라 누구나 다 아는 사실이며, 암의 발병 또한 마찬가지라는 것은 널리 알려져 있다. 때문에 스트레스로 인한 질병인 암의 치료에 있어서는 우리의 정신, 사고, 마음이 도움을 줄 수도, 방해가 될 수도 있다.

이 책에서 설명하는 것이 바로 우리의 정신, 마음이 치료에 도움이 되도록 하는 방법이다. 내면의 힘을 이용해 인체의 자연치유력을 높이고 스트레스와 질병을 해소하도록 하는 과정인 것이다.

이 책이 중요한 이유는 그동안 소개되었던 칼 사이먼튼의 이완·이미지요법이 혼자서 배우고 실행하기 쉽지 않았던 데 비해, 이 책에는 모든 기법과 절차가 상세히 설명돼 있어 혼자서도 배우고 실행할 수 있다는 것이다.

암이나 난치병을 앓고 있는 이들에게 병을 완치하는 것만큼 중요한 문제는 삶의 질을 높이는 일이다. 이 책의 이완·이미지요법이 삶의 질을 향상시키는데 많은 도움을 준다는 근거는 다양하게 존재한다.

때문에 병원에서 실행하는 표준치료(항암요법, 방사선요법, 수술요법 등)와 함께 스트레스를 극복하는 이완·이미지요법은 병행하면 암 치지뿐 아니라 많은 질환에 도움이 되리라 확신한다.

그동안 아우토겐 이완요법, 칼 사이먼튼의 이완·이미지요법, 명상이완 호흡 등 스트레스를 해소하는 다양한 이완요법으로 암과 난치병을 치유하는 방법을 고민한 의료인으로서, Dr. Rossman의 심신의학을 소개할 수 있게 된 것을 감사하게 생각한다.

이 책을 소개해 주고 번역 작업에 동참하게 배려해 주신 임상통합의학 암학회 문창식 회장님에게 깊은 감사를 드린다. 그리고 5년여 동안 녹색뇌 해독코드 프로그램으로 치유명상을 묵묵히 지원해 주신 '깊은 산속 옹달샘 명상센터' 고도원 이사장님, 나의 동료이자 더필잎 바디버든힐링센터를 함께 꾸려가며 감수를 맡아준 심리학 전문가인 장석우 박사, 최지향 심리학 작가, 안수정 작가에게도 깊은 감사를 표한다.

— 치유의 기운 넘치는 더필잎 바디버든힐링센터에서

# 암과 싸워서 이기는 방법


발행일 2018년 4월 6일

지은이 마틴 로스먼 번역 문창식, 상형철
펴낸이 장 석 우
펴낸곳 도서출판 한국심리훈련연구소

출판등록 2017. 3. 3(제2017-000015호)


주소 인천 부평구 충선로 209번길 41, 주영이레타운 702호
홈페이지 www.ptsd.co.kr
이메일 mindtraining@naver.com
전화번호 1577-9219 팩스 (032)514-1275


ISBN 978-89-957832-1-4 93510(종이책)

잘못된 책은 구입한 곳에서 교환해 드립니다.